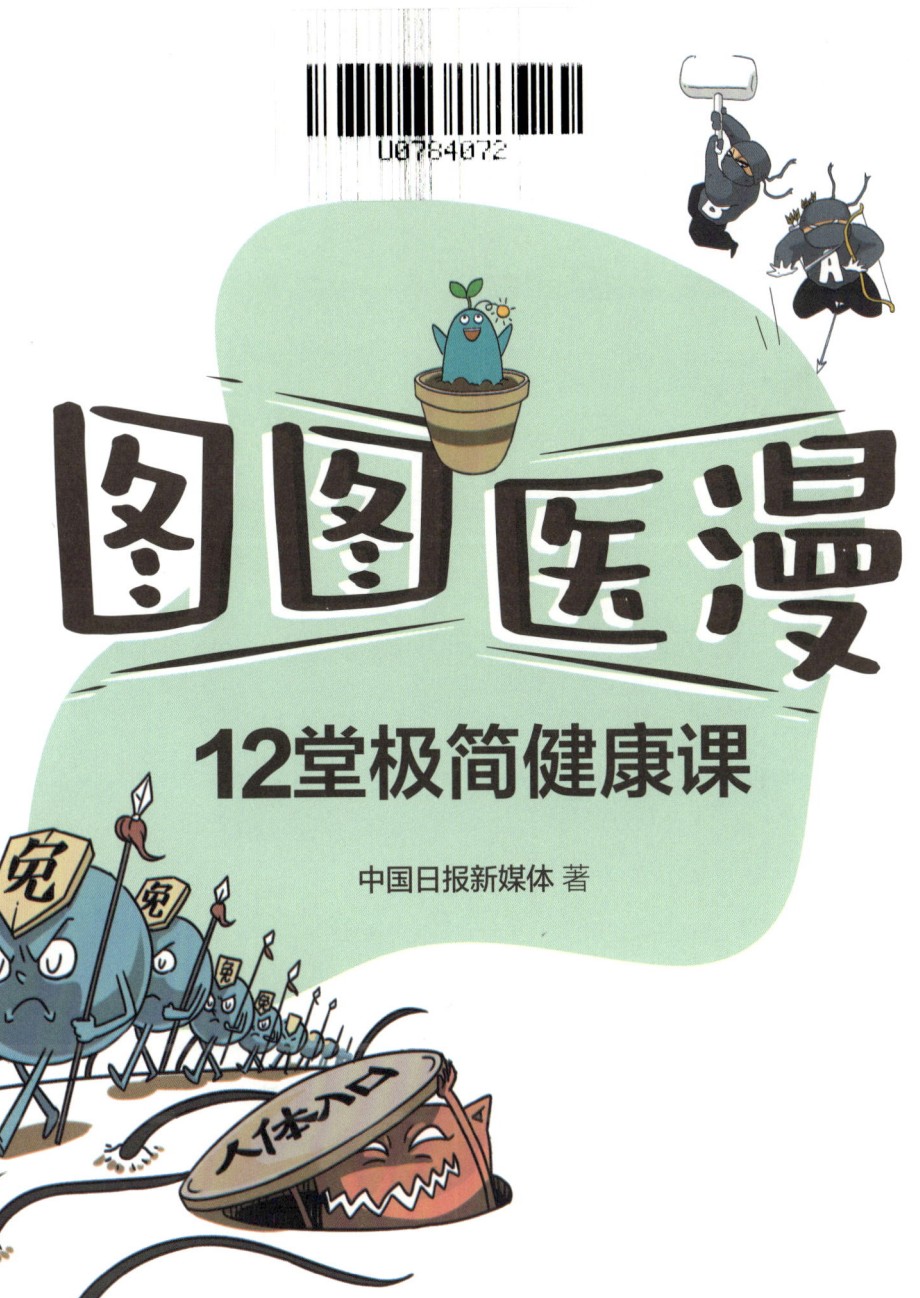

图图医漫

12堂极简健康课

中国日报新媒体 著

CTS 湖南科学技术出版社

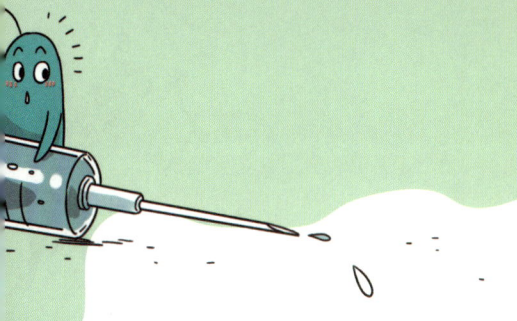

目录 Contents

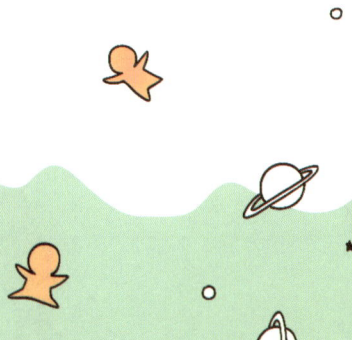

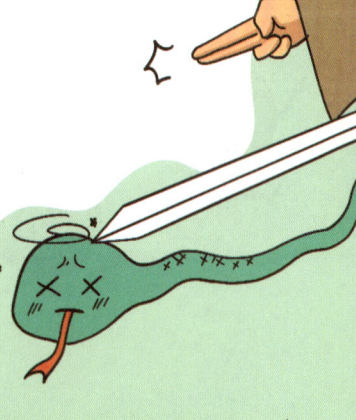

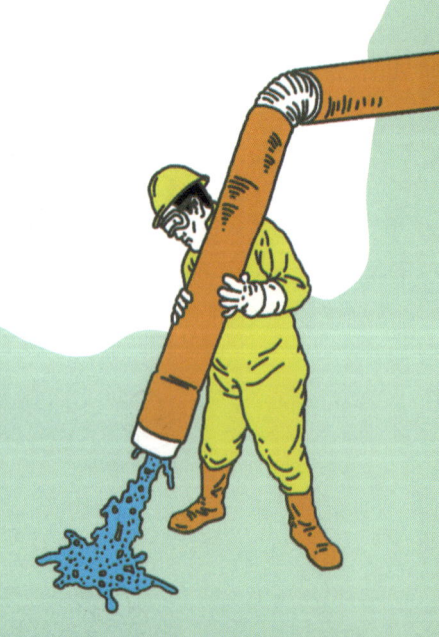

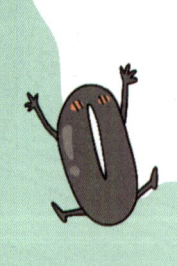

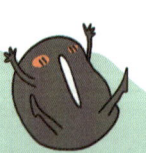

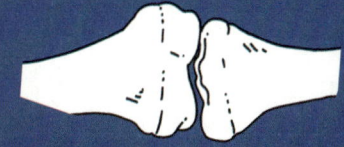

1 成年人想长高，还有机会吗？

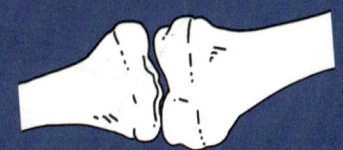

医生说

先天遗传、后天营养和锻炼等因素都会影响人体身高发育。但成年后再长高并不符合自然规律，能保持身体高度不随着年龄增大而下降、身材不走形才是重点，坚持运动、保持乐观的心态是诀窍。

——航天中心医院骨科　韦兴

2019 年，
医学杂志《柳叶刀》发表一项重磅消息：
中国 19 岁男女的平均身高达到：
男性 175.7 cm、女性 163.5 cm，
跃居东亚第一！

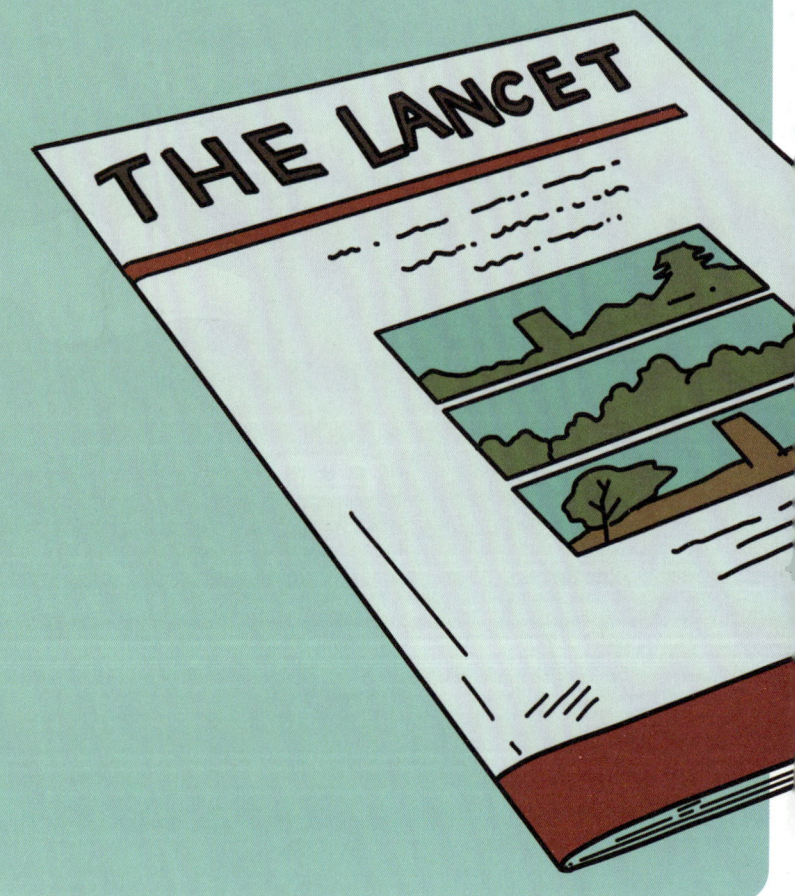

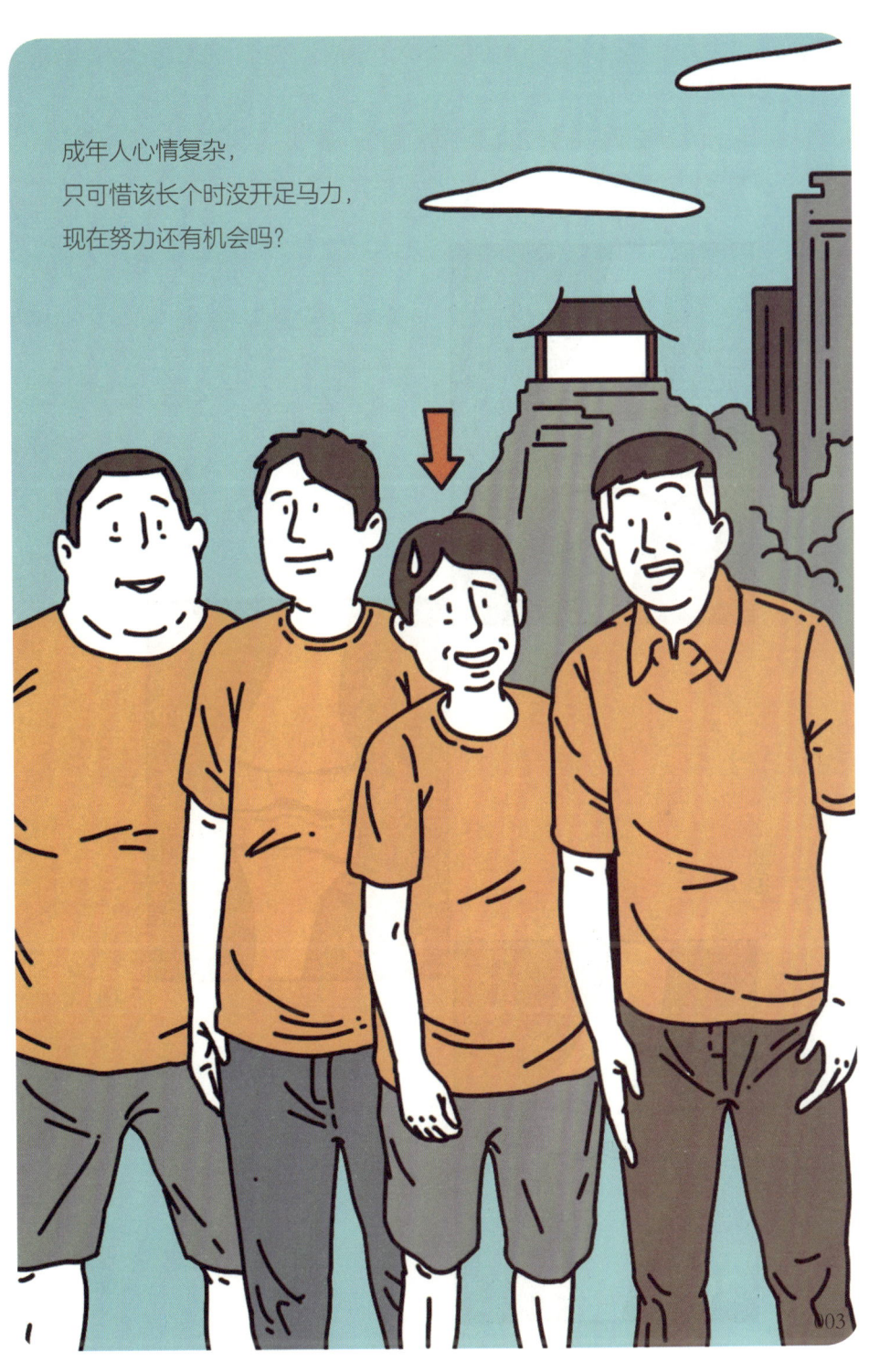

成年人心情复杂，
只可惜该长个时没开足马力，
现在努力还有机会吗？

003

长高主要靠长骨头。

骨头的两端有一层被称为骺板的**软骨**，

通过骺板内细胞的分裂、骨化，骨头就会向两端生长、变长。

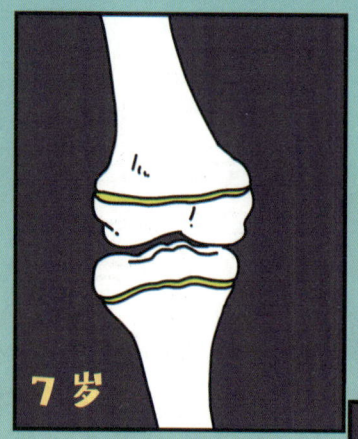

骺板在**医学影像**上

呈一条透光带，

这就是骨骺线。

骺板完全骨化后骨头不再生长，

骨骺线也随之闭合。

所以，能不能长高得看骨骺线。

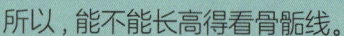

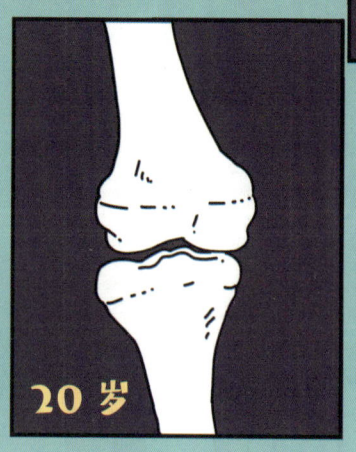

一般来说，

与身高相关的骨骺线，

在 20 岁左右就基本闭合了，

女孩大概要比男孩早 2 年。

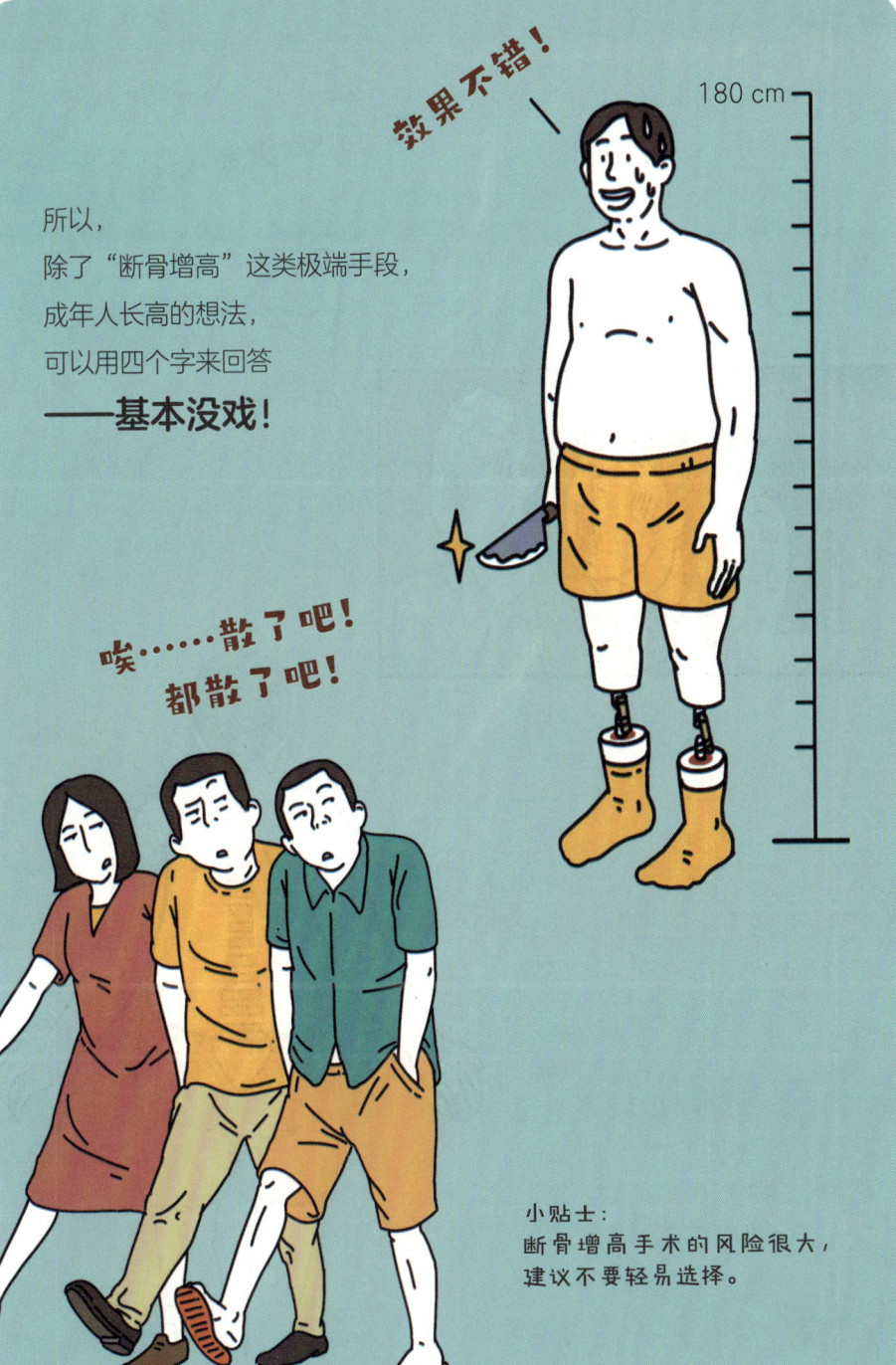

所以，
除了"断骨增高"这类极端手段，
成年人长高的想法，
可以用四个字来回答
——**基本没戏！**

小贴士：
断骨增高手术的风险很大，
建议不要轻易选择。

不过，
虽然个子不能再变高了，

但是它可以变矮啊！

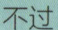

什么？？

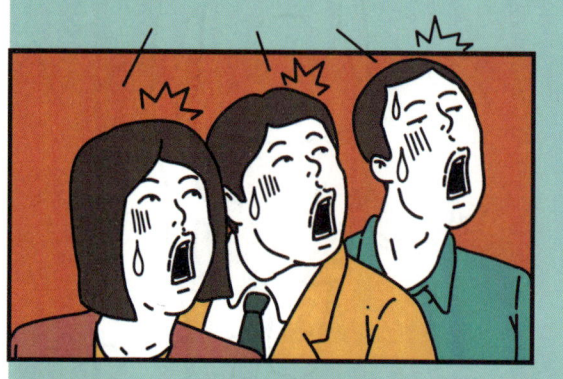

问题出在**脊柱**上。
成人的脊柱有 24 块椎骨，
包括颈椎、胸椎、腰椎，
还有 1 块骶骨和 1 块尾骨。
正常情况下从后面看脊柱应该是一条直线。

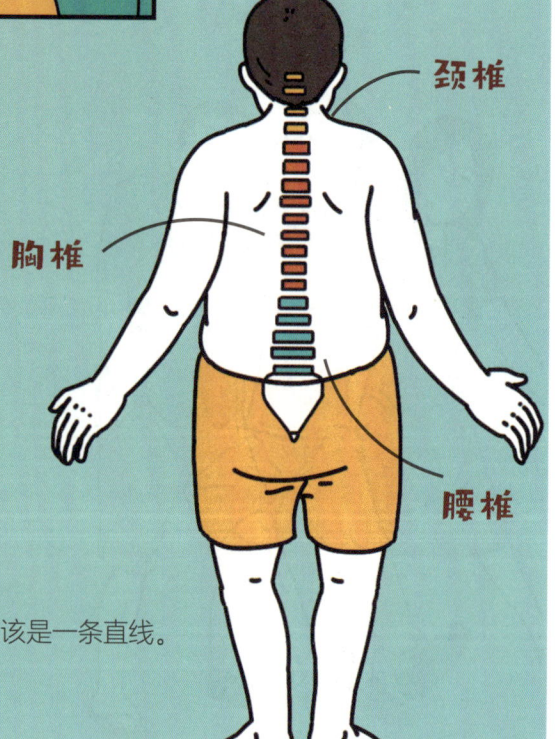

颈椎

胸椎

腰椎

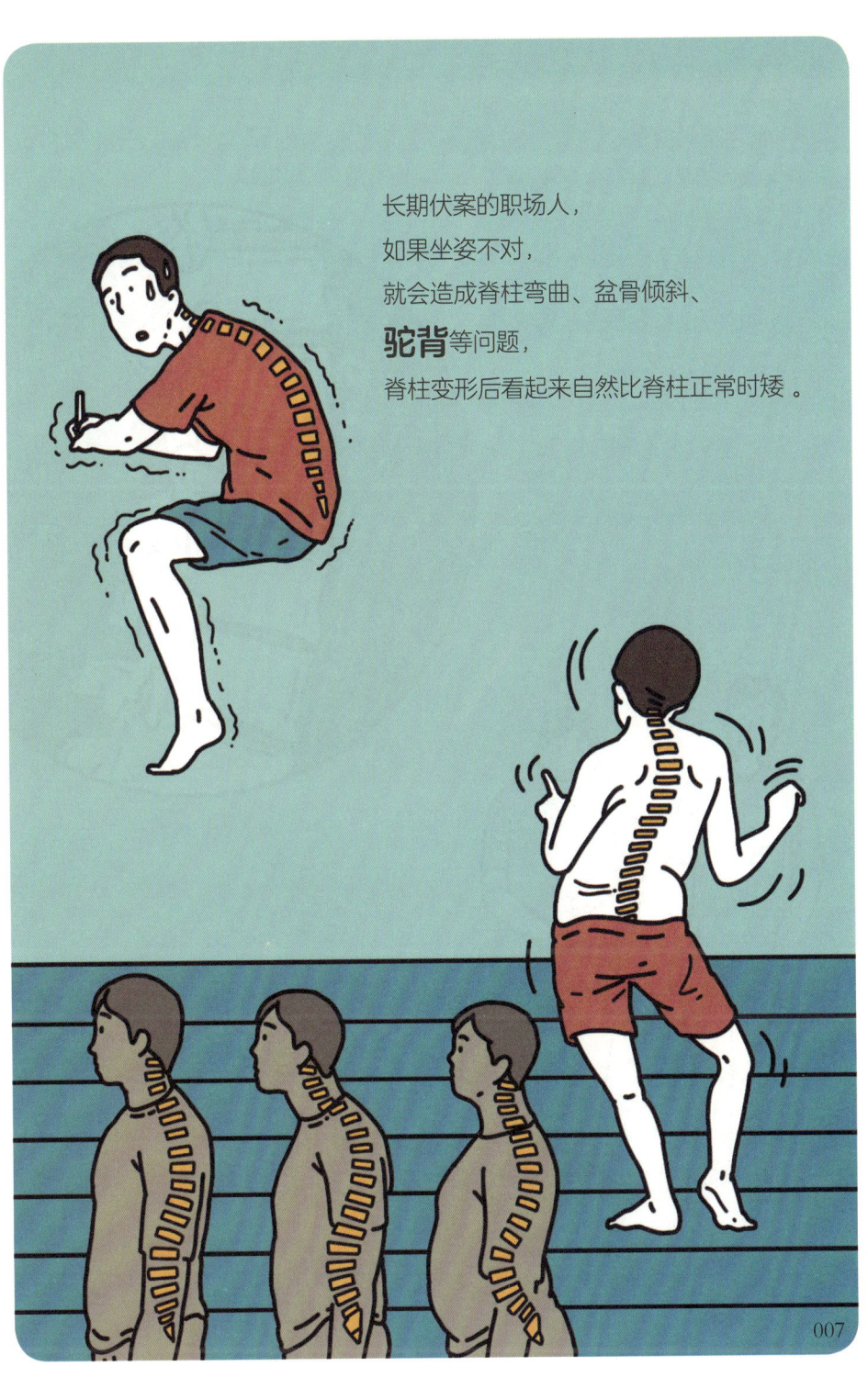

长期伏案的职场人，
如果坐姿不对，
就会造成脊柱弯曲、盆骨倾斜、
驼背等问题，
脊柱变形后看起来自然比脊柱正常时矮 。

除了脊柱变形，
腰椎退化也是身高"大敌"。
随着年龄增长，

椎间盘

会慢慢压缩而丧失原有高度，
身高就会逐渐变矮。

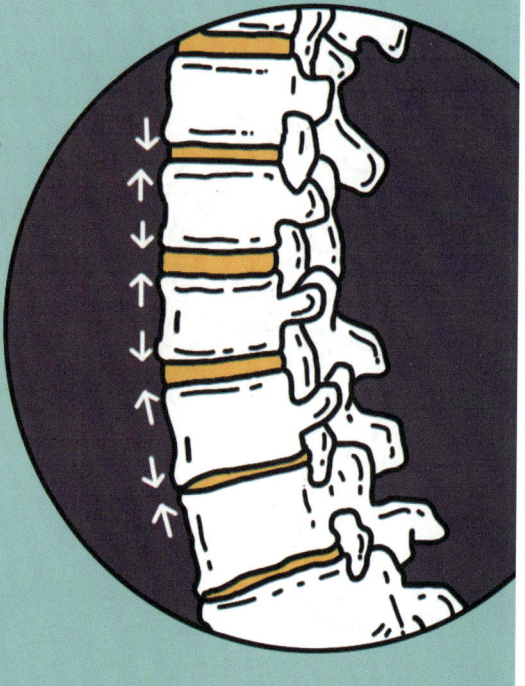

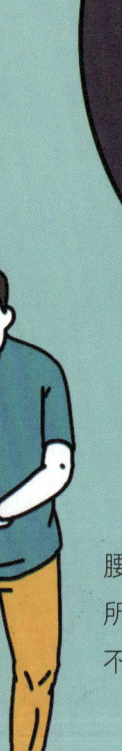

腰椎退化无法避免，
所以人到老年常常比年轻时矮上几厘米，
不过良好的生活方式可以延缓这一过程。

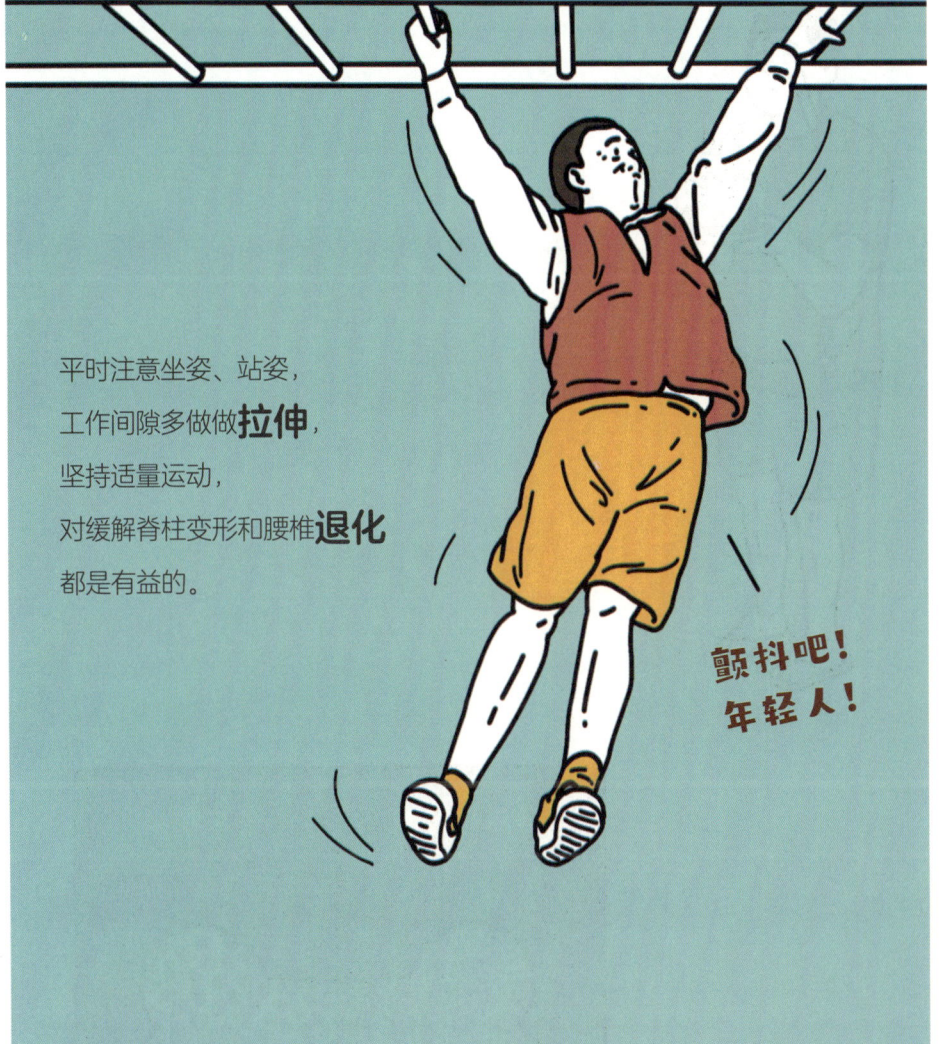

平时注意坐姿、站姿，
工作间隙多做做**拉伸**，
坚持适量运动，
对缓解脊柱变形和腰椎**退化**
都是有益的。

颤抖吧！
年轻人！

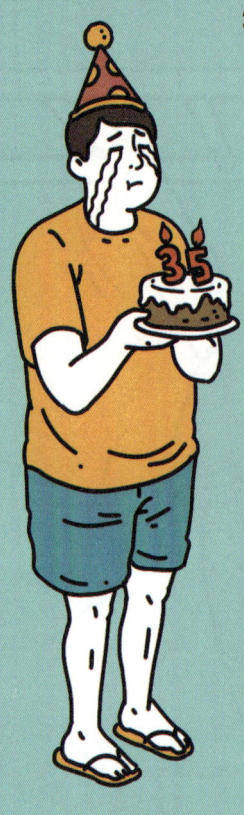

这就是人到中年的感觉么……

此外，
成年人还尤其要小心骨质流失。
大约从 35 岁起，
人的**骨密度**（BMD）
开始下降，骨头会越来越脆弱。
到一定程度就成了**骨质疏松**。
这时骨骼变脆，不易承重，
甚至会引发**骨折**。

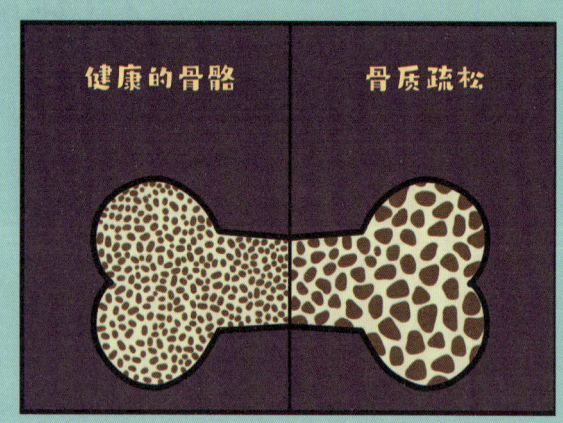

健康的骨骼　　骨质疏松

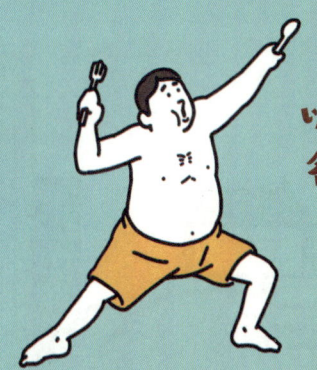

**以补钙的
名义吃啊！**

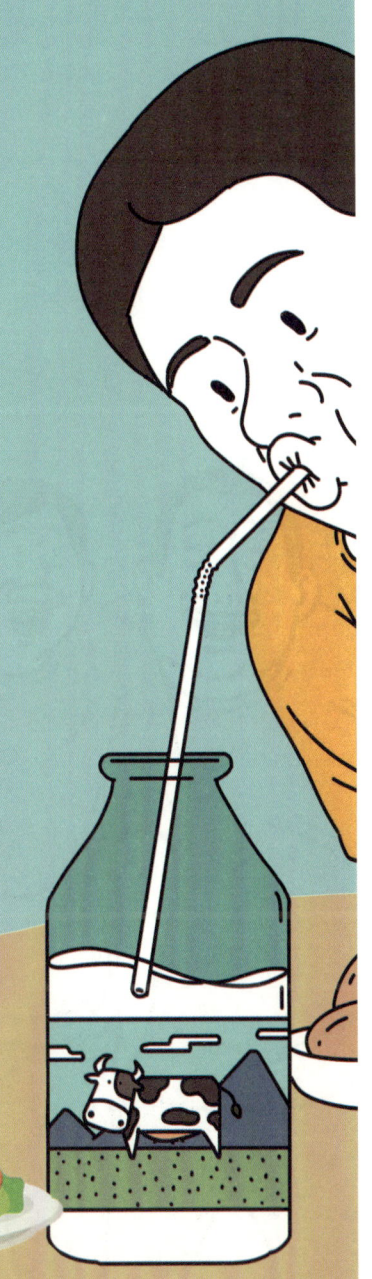

骨质流失同样是无法避免的自然过程，
要减缓它补钙是关键。

多吃高钙食物如牛奶、鱼虾，
配合补充维生素 D，
可以积累"钙资本"，延缓骨质流失。

小贴士：缺钙者还需遵医嘱服用钙片。

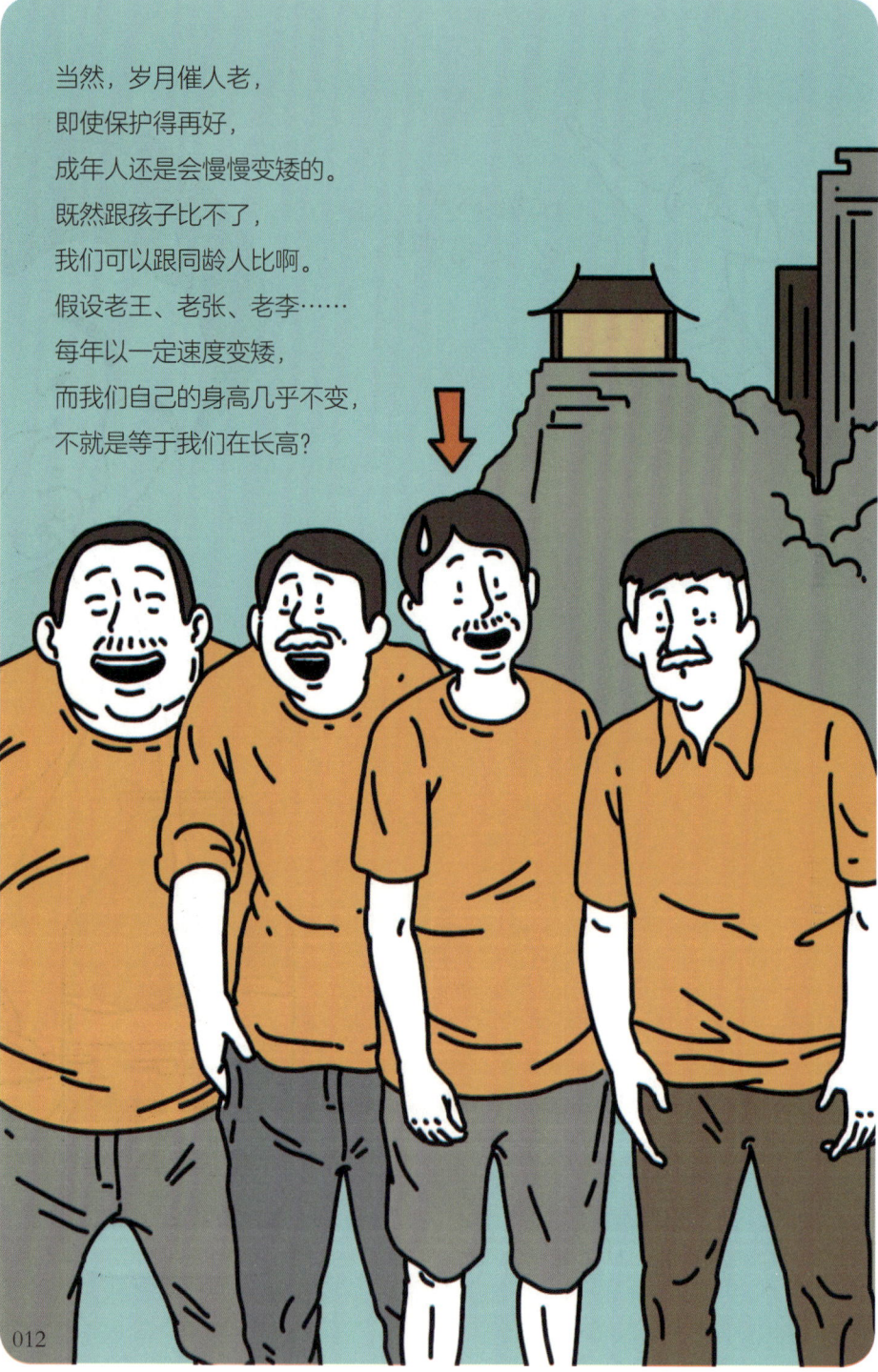

当然，岁月催人老，
即使保护得再好，
成年人还是会慢慢变矮的。
既然跟孩子比不了，
我们可以跟同龄人比啊。
假设老王、老张、老李……
每年以一定速度变矮，
而我们自己的身高几乎不变，
不就是等于我们在长高？

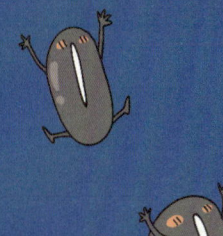
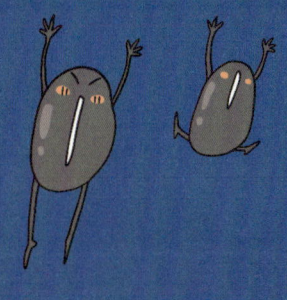

2 人各有"痣"，怎么判断去留？

医生说

　　几乎每个人都有痣。它们或源自天生，或后天形成，形态不一，各具特色，甚至可以说是每个人的独有标志。痣亦是色素细胞形成的小音符，它的生长变化关系到我们的身体健康与否。当痣威胁到我们的健康时，就到了请它离开的时候。

——南方医科大学深圳医院皮肤科　谭帅

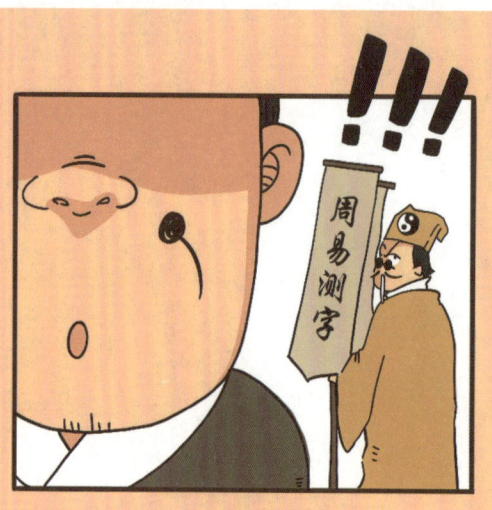

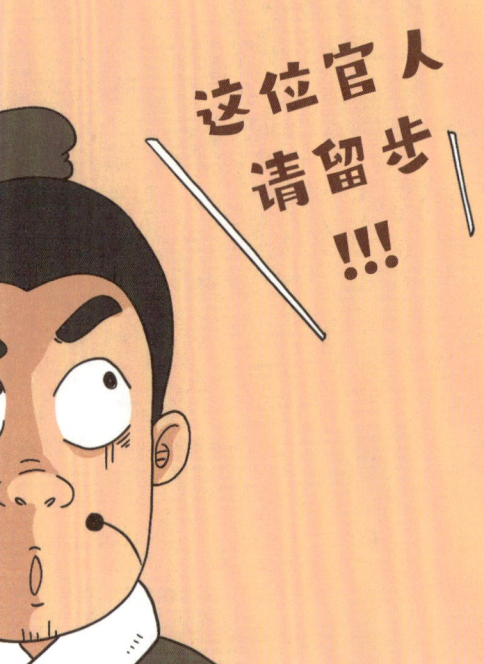

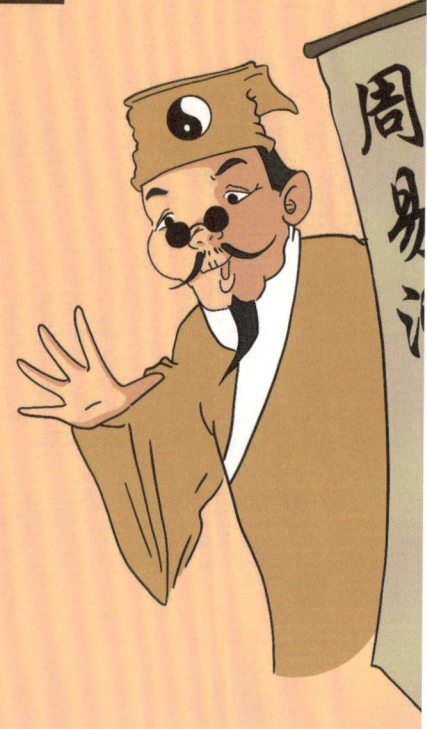

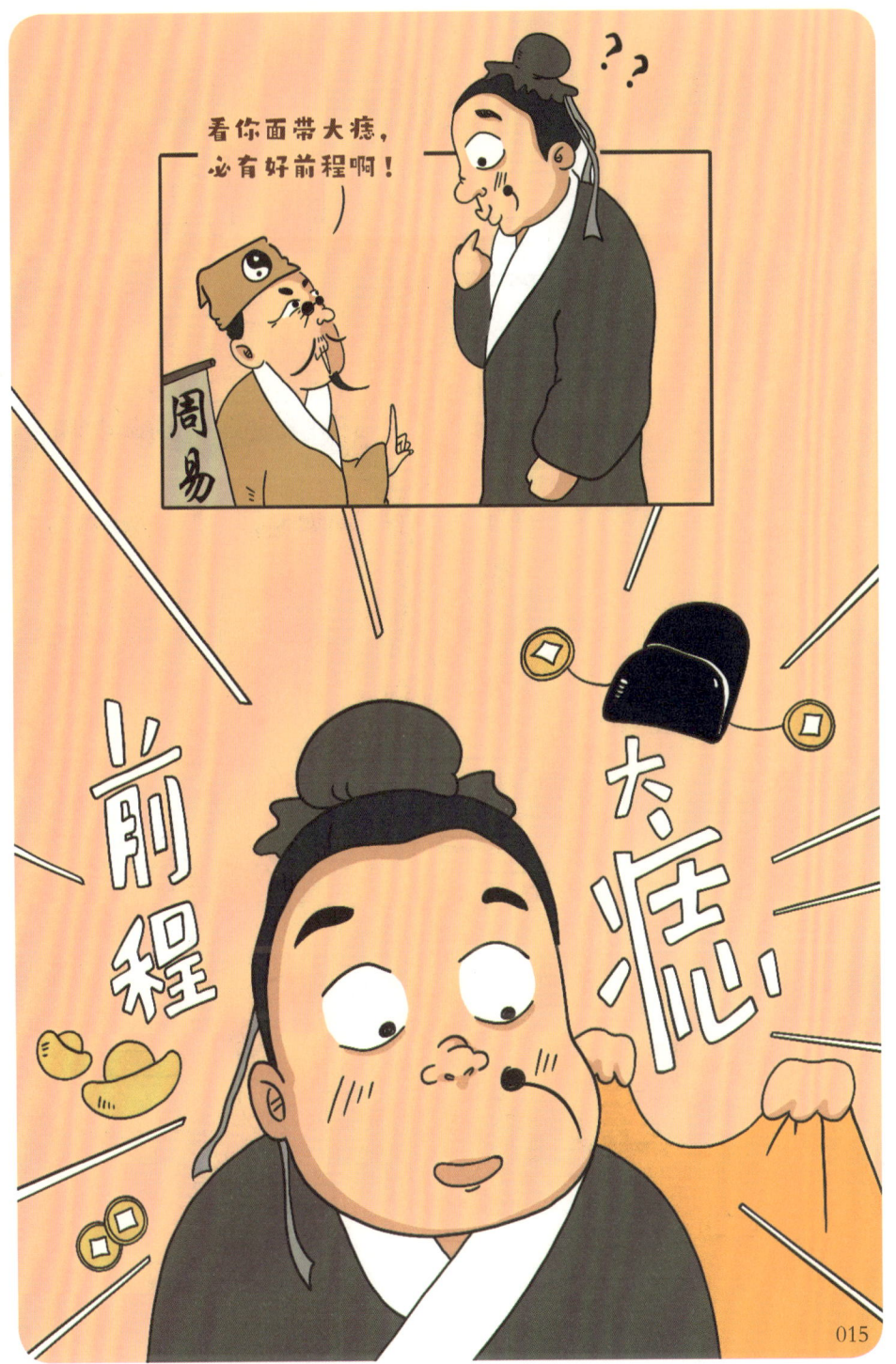

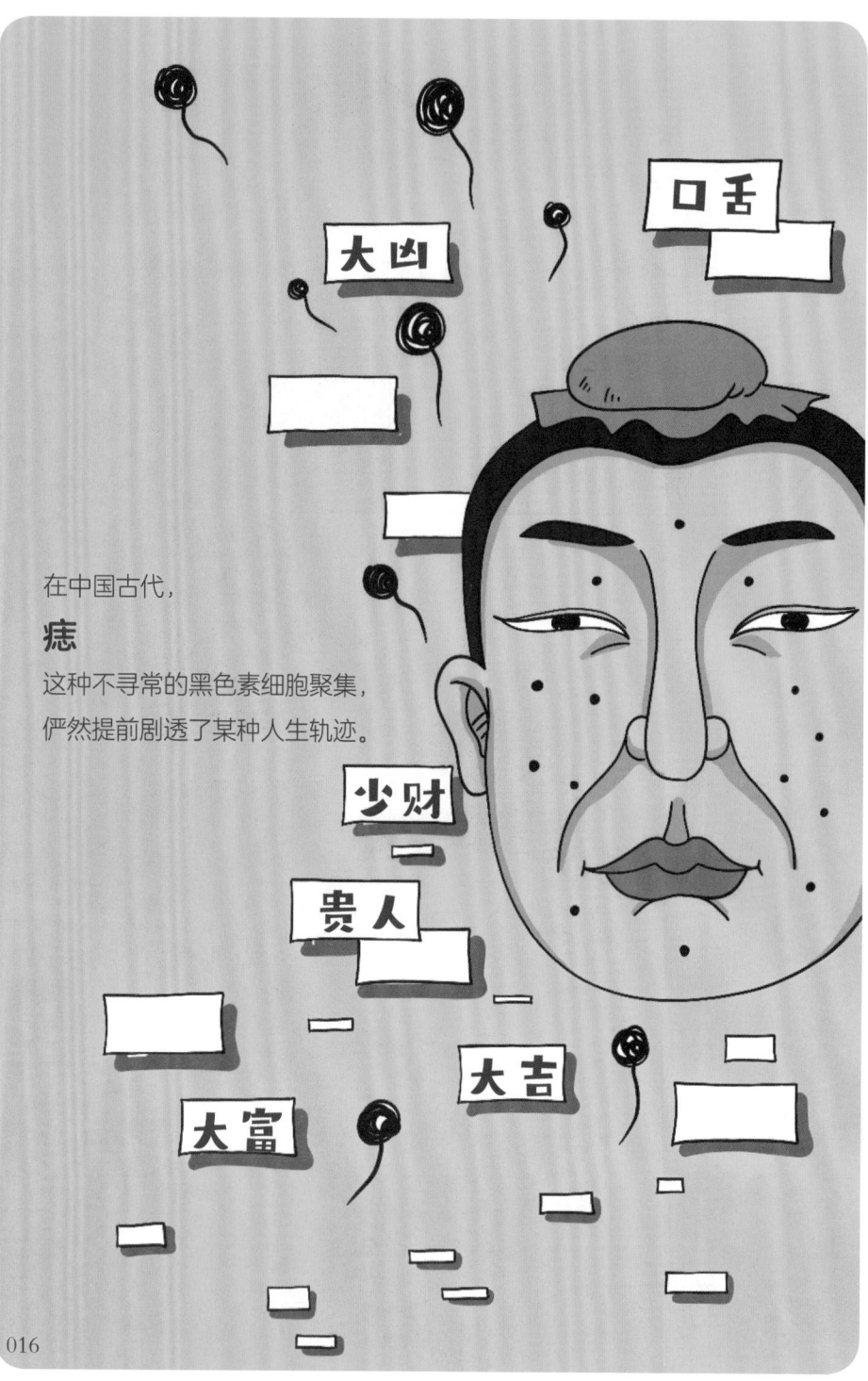

在中国古代，

痣

这种不寻常的黑色素细胞聚集，
俨然提前剧透了某种人生轨迹。

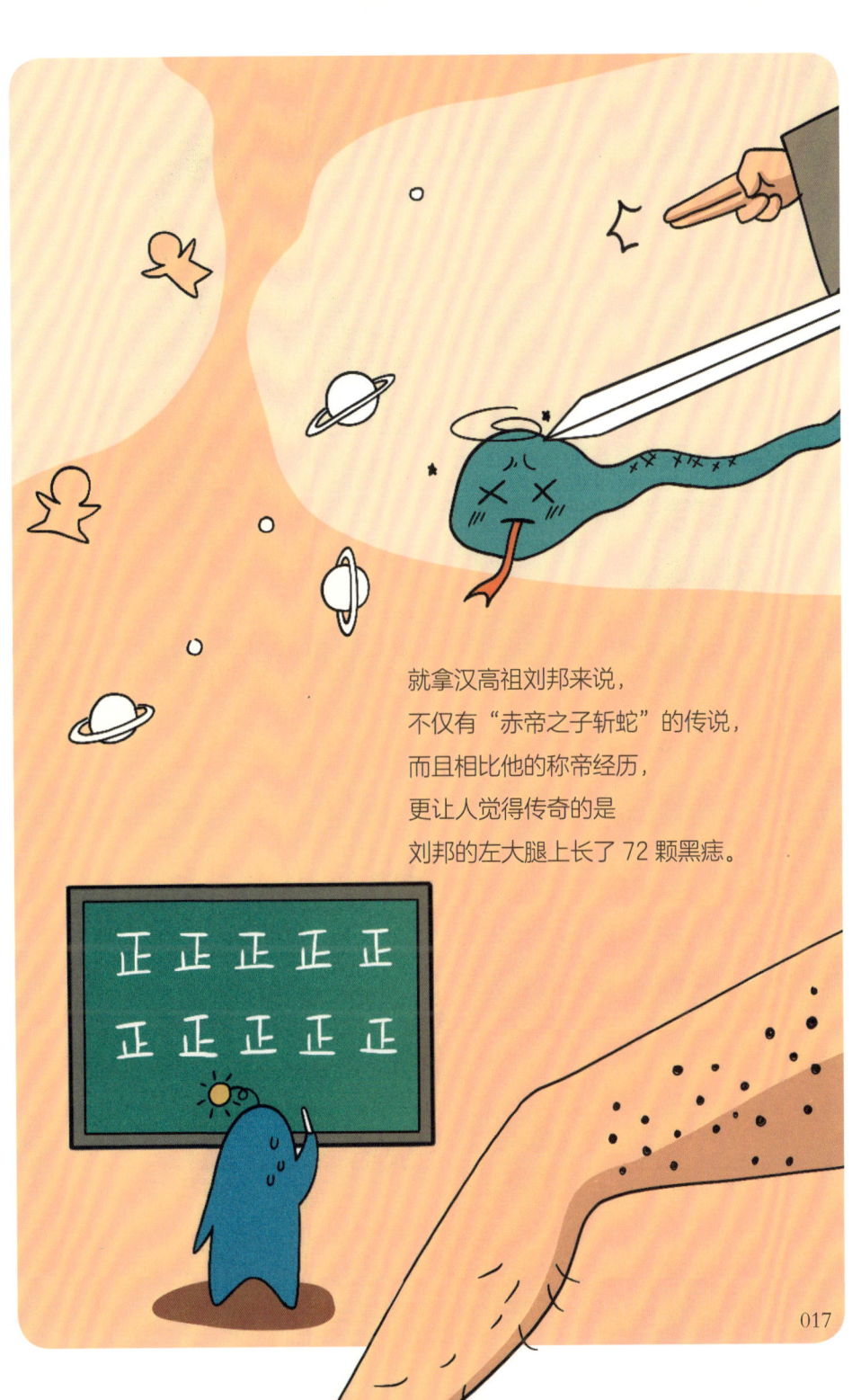

就拿汉高祖刘邦来说，
不仅有"赤帝之子斩蛇"的传说，
而且相比他的称帝经历，
更让人觉得传奇的是
刘邦的左大腿上长了 72 颗黑痣。

高祖为人，隆准而龙颜，
美须髯，左股有七十二黑子。
——《史记·高祖本纪》

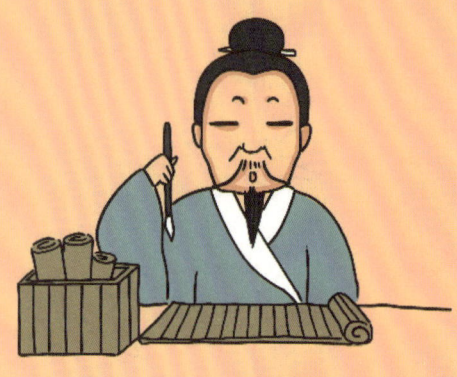

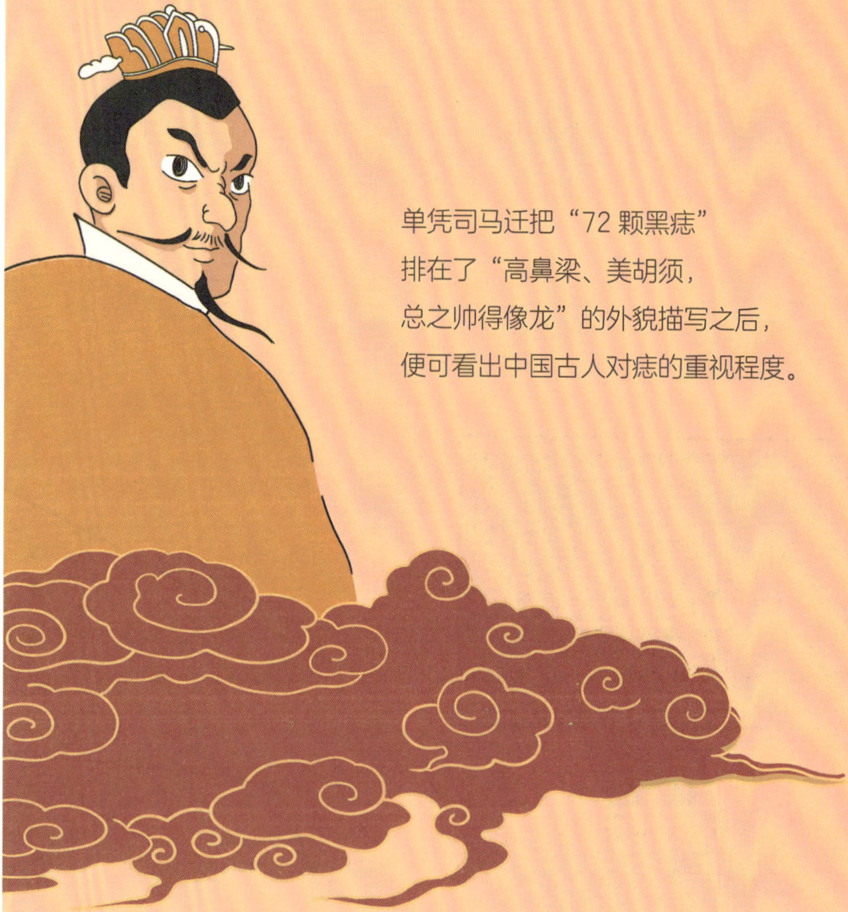

单凭司马迁把"72 颗黑痣"
排在了"高鼻梁、美胡须，
总之帅得像龙"的外貌描写之后，
便可看出中国古人对痣的重视程度。

还有明太祖朱元璋脚底长了 7 颗痣，
虽然相比刘邦的 72 颗黑痣而言，
朱元璋脚底的 7 颗痣略显"寒酸"。

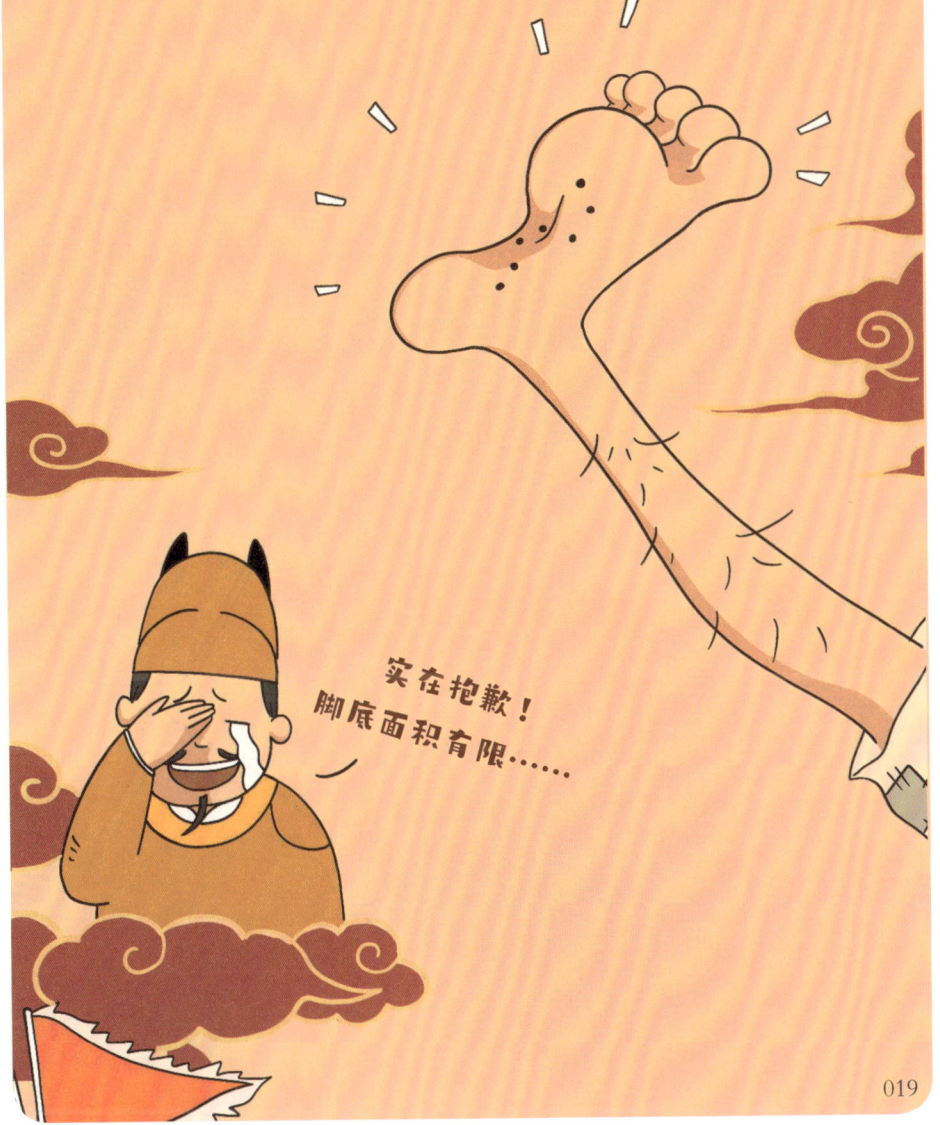

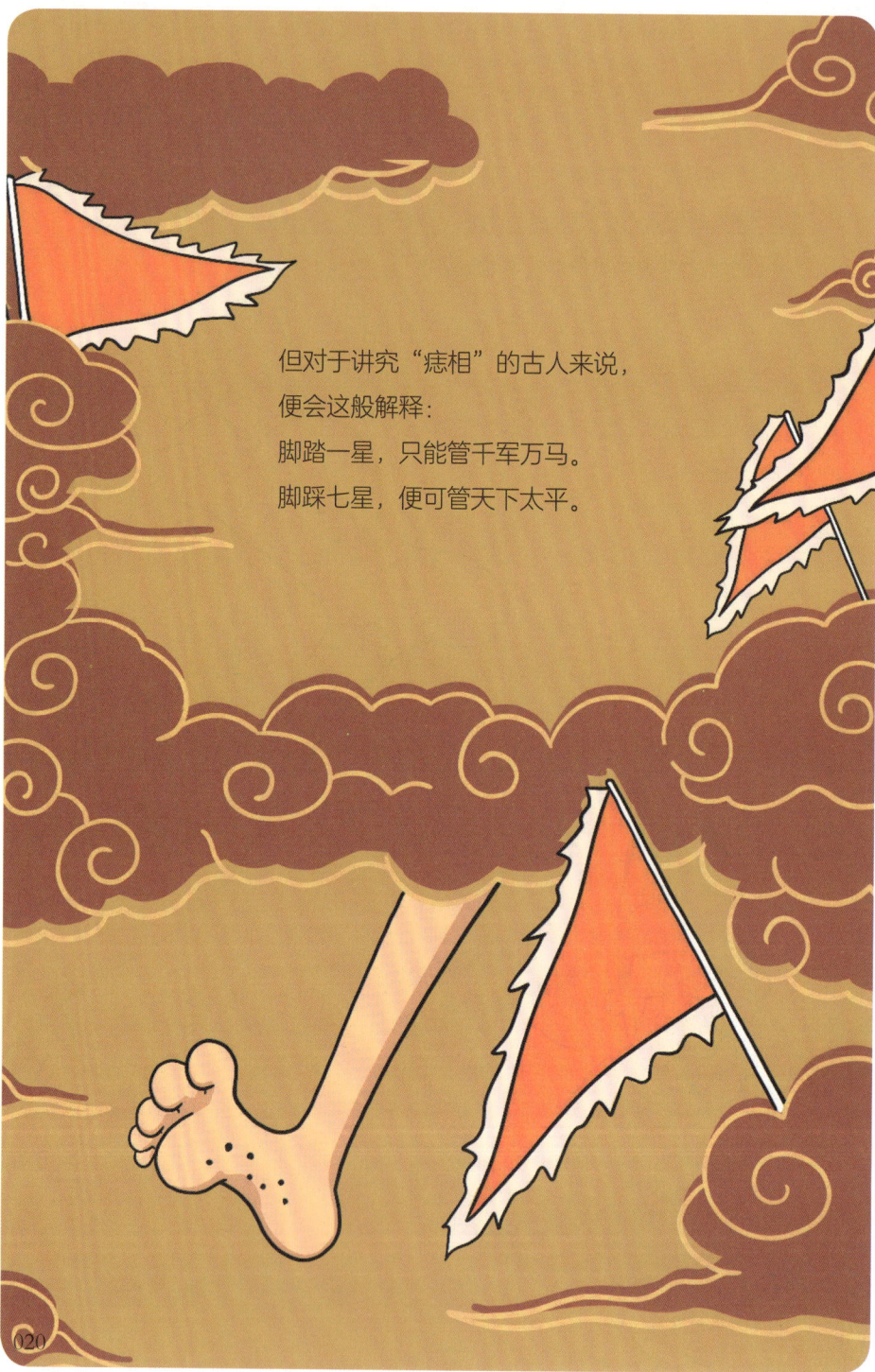

但对于讲究"痣相"的古人来说，
便会这般解释：
脚踏一星，只能管千军万马。
脚踩七星，便可管天下太平。

封建迷信不可信，
痣也并没有改变命运的作用。
它其实就是一颗 **"肿瘤"**，
是人类最为常见的良性皮肤肿瘤。

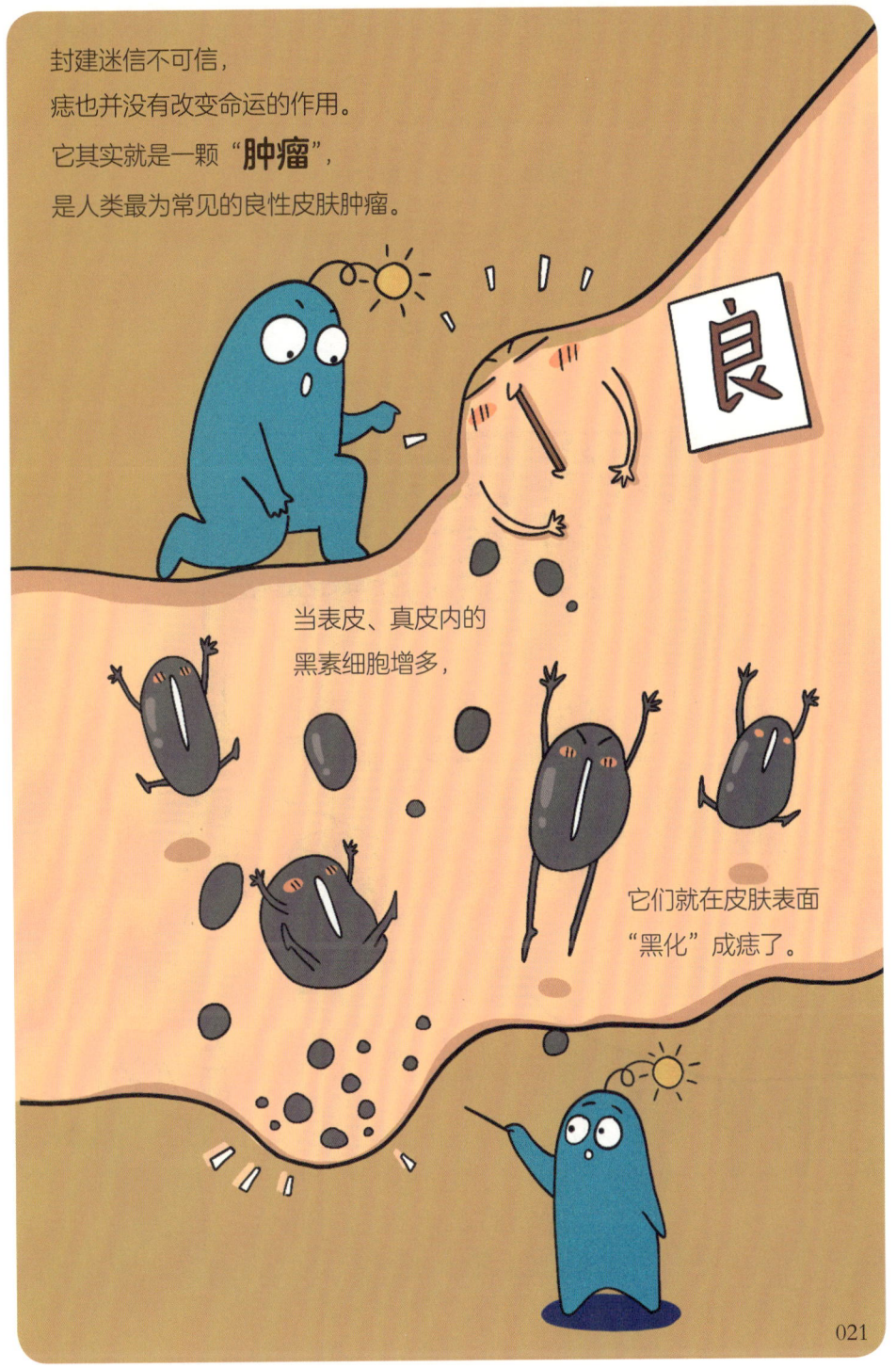

当表皮、真皮内的
黑素细胞增多，

它们就在皮肤表面
"黑化" 成痣了。

根据痣选择安家（沉淀）的位置，
痣也分三种：
交界痣、皮内痣、复合痣。

交 界 痣

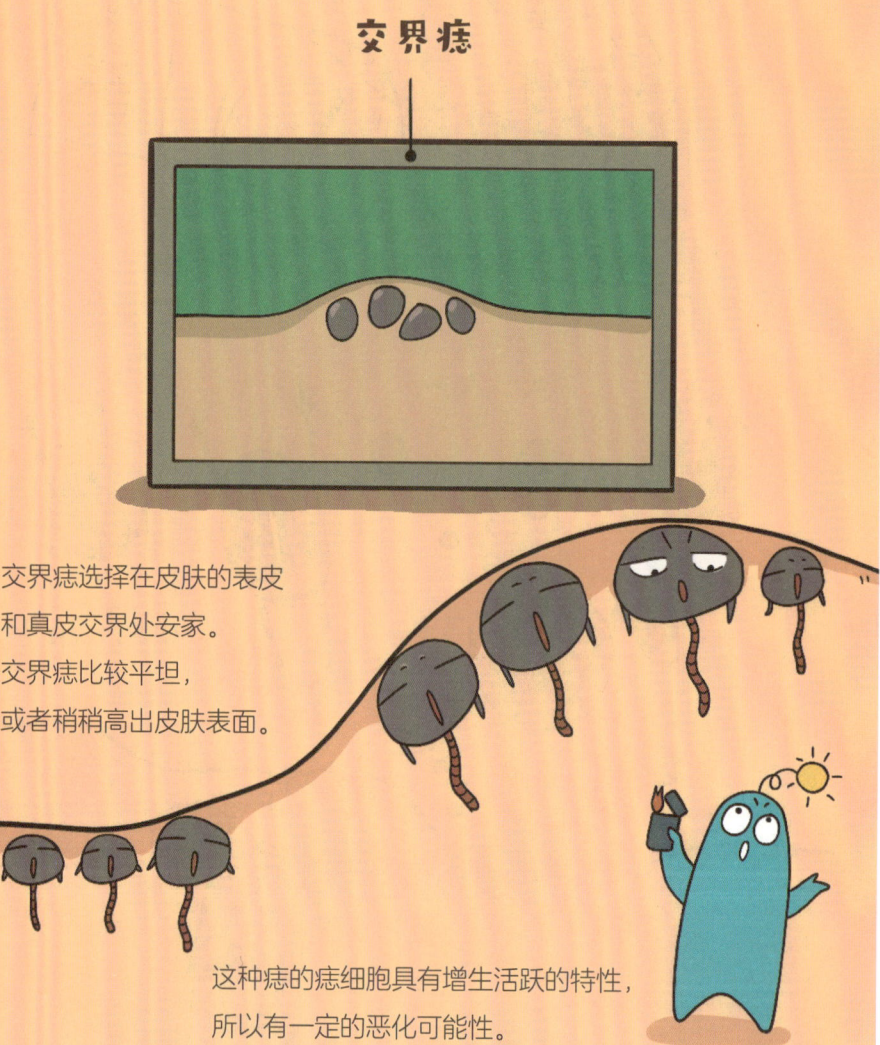

交界痣选择在皮肤的表皮
和真皮交界处安家。
交界痣比较平坦，
或者稍稍高出皮肤表面。

这种痣的痣细胞具有增生活跃的特性，
所以有一定的恶化可能性。

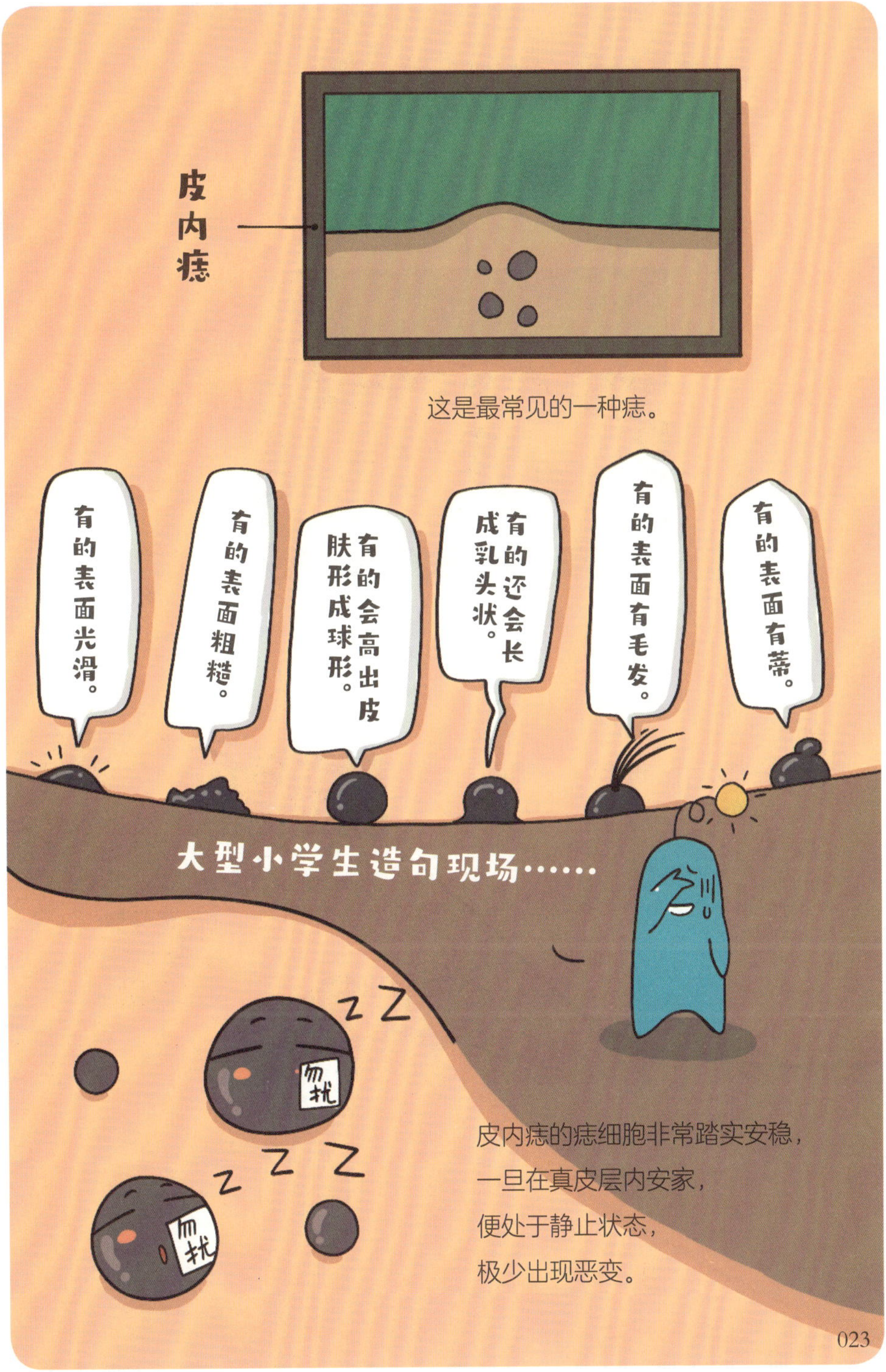

皮内痣

这是最常见的一种痣。

有的表面光滑。

有的表面粗糙。

有的会高出皮肤形成球形。

有的还会长成乳头状。

有的表面有毛发。

有的表面有蒂。

大型小学生造句现场……

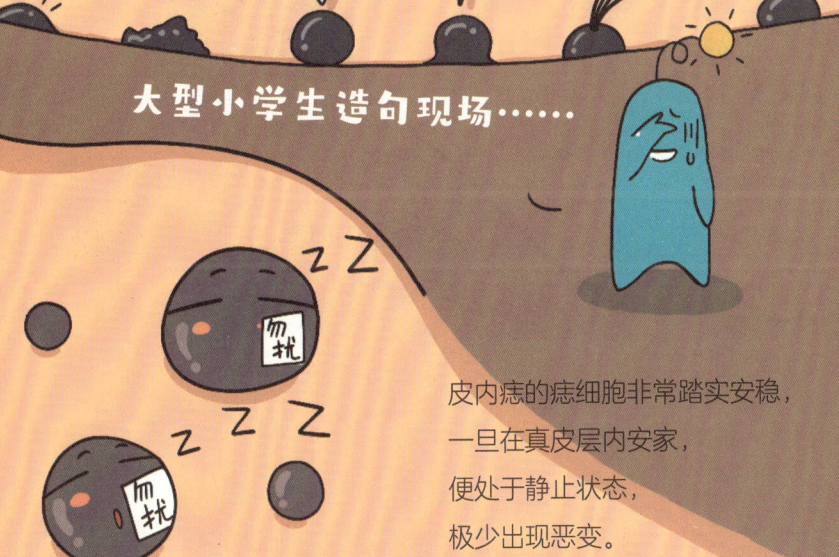

皮内痣的痣细胞非常踏实安稳，
一旦在真皮层内安家，
便处于静止状态，
极少出现恶变。

复合痣

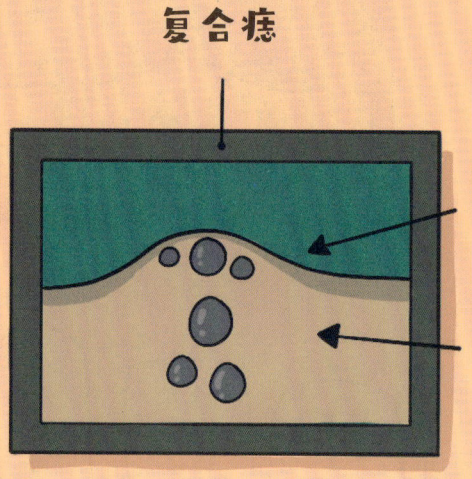

这是皮内痣和交界痣的混合形式。
它的痣细胞会在进入真皮层的过程中
随心所欲地"安家"。

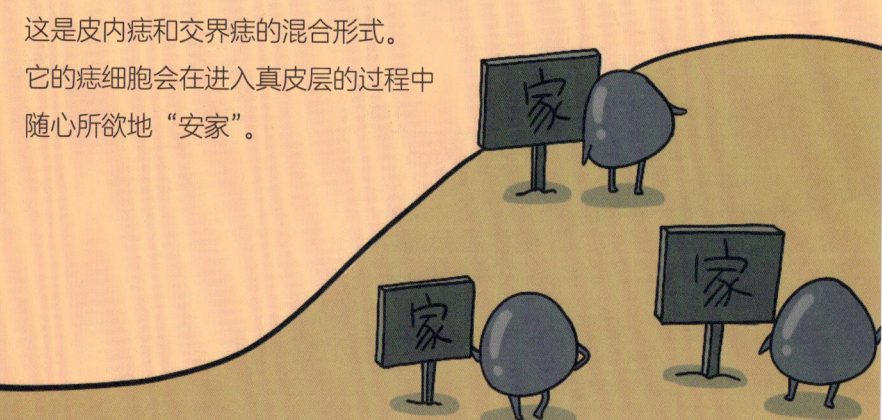

虽然复合痣相对良性，
但一些不良的习惯，
比如摩擦、拨弄、揉捏等动作，
依然可能诱发其往不好的方向发展，
甚至癌变。

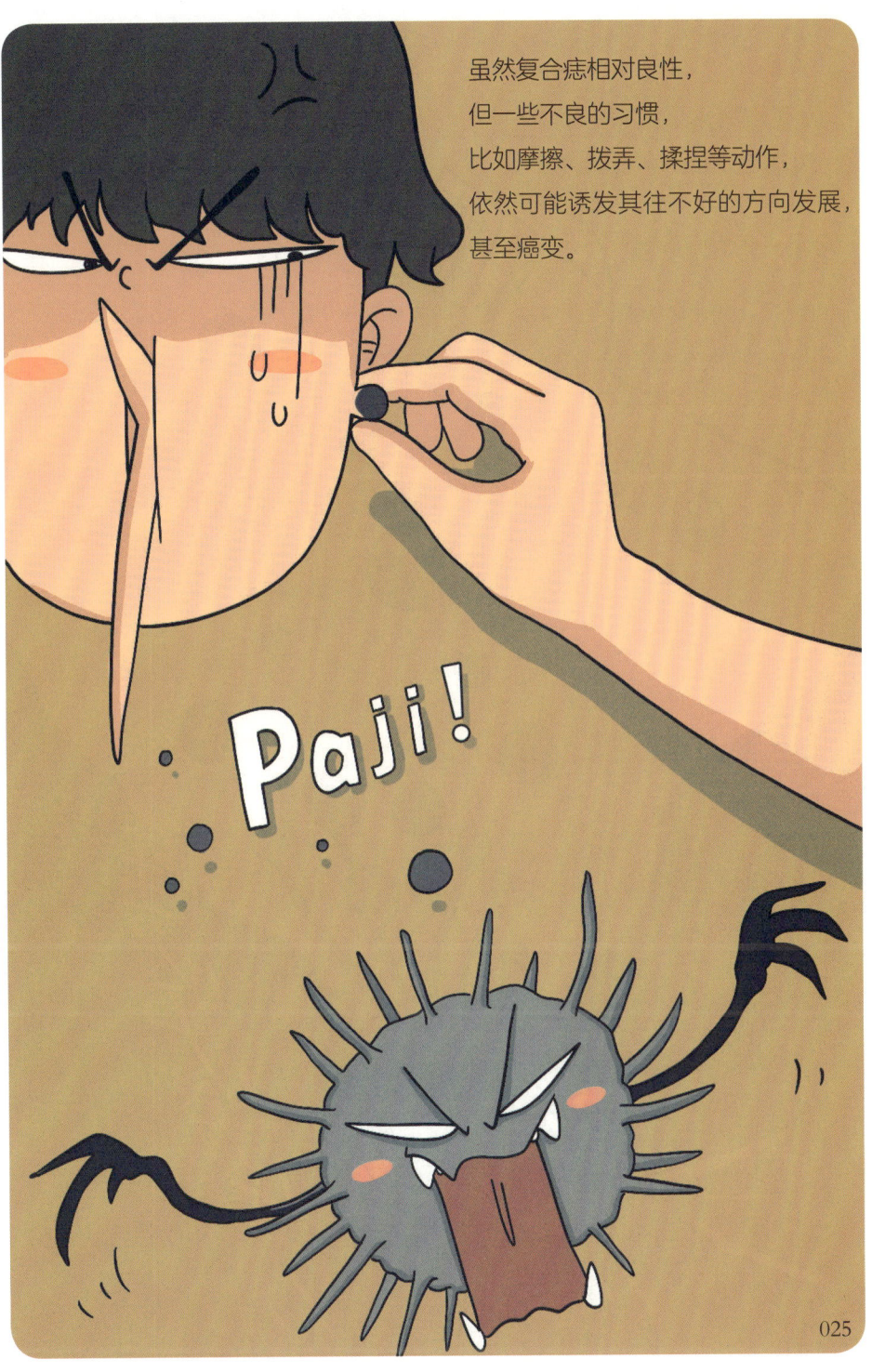

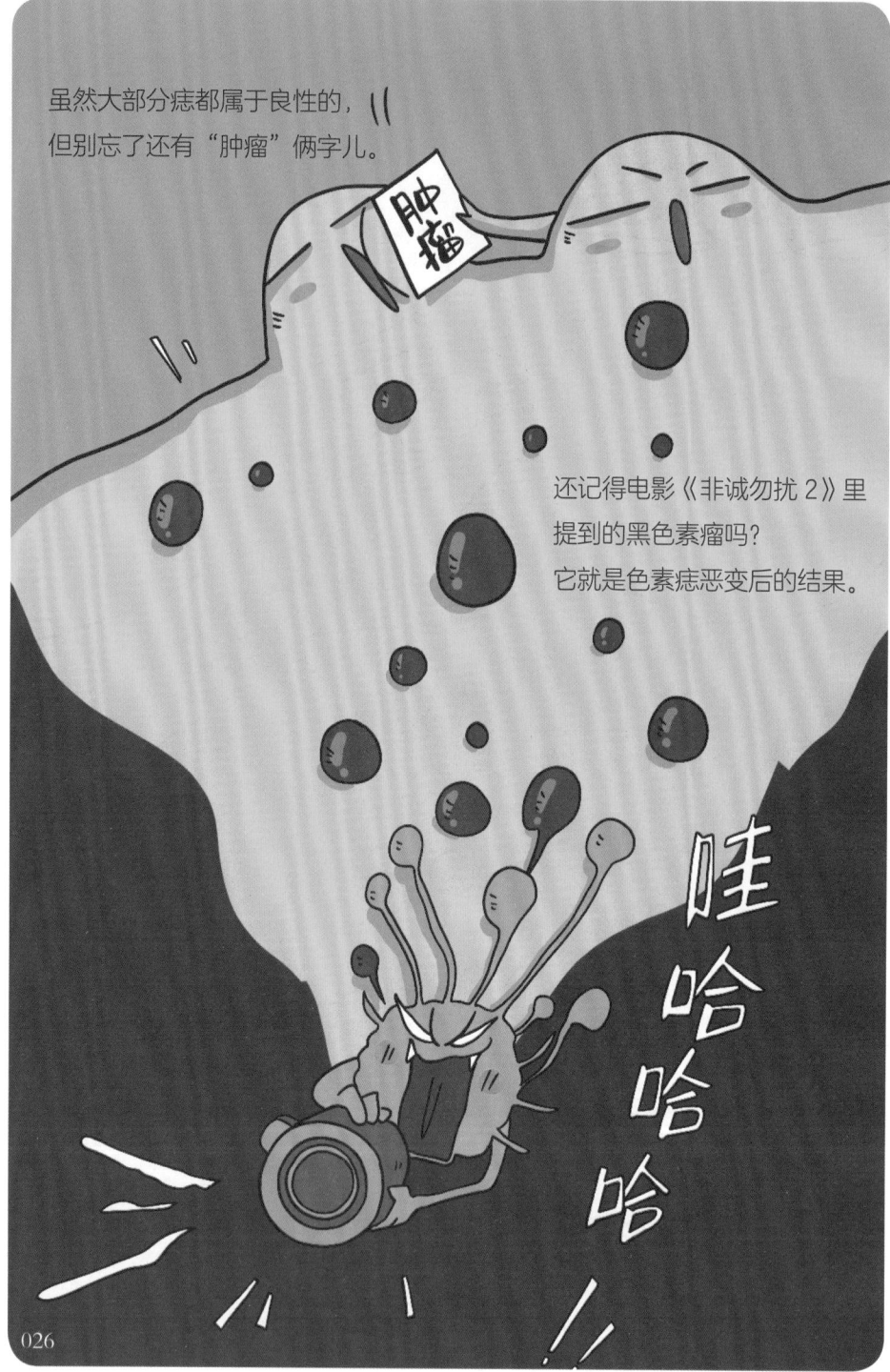

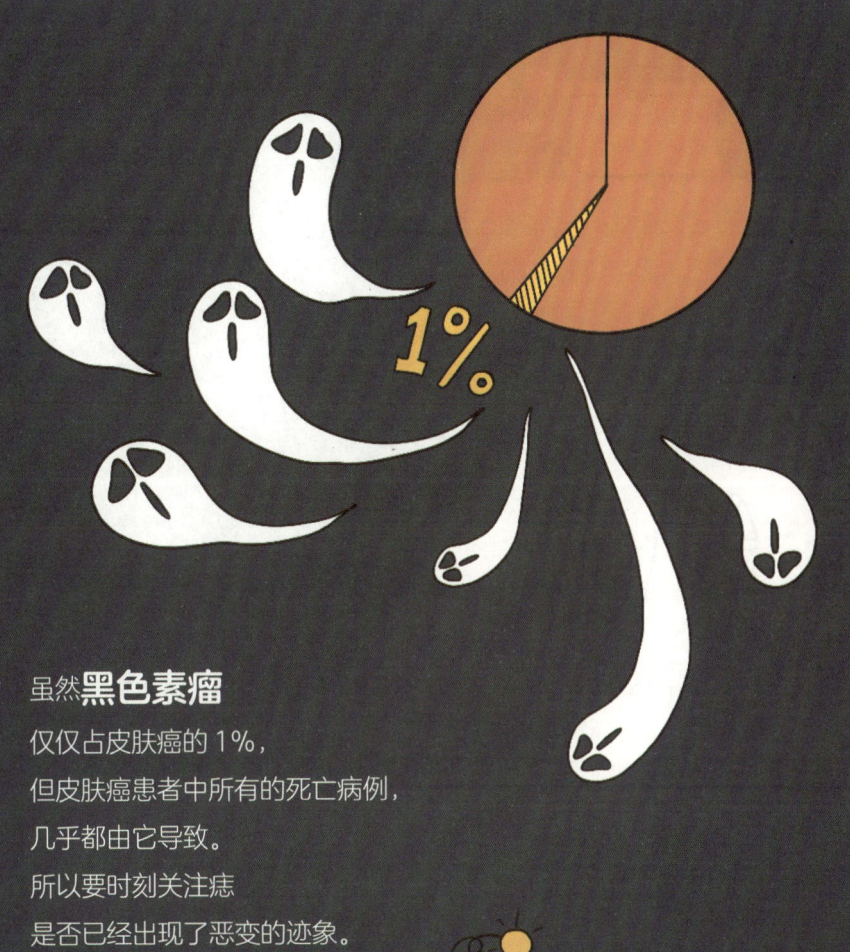

虽然**黑色素瘤**
仅仅占皮肤癌的 1%，
但皮肤癌患者中所有的死亡病例，
几乎都由它导致。
所以要时刻关注痣
是否已经出现了恶变的迹象。

别一天天
盯着我看！

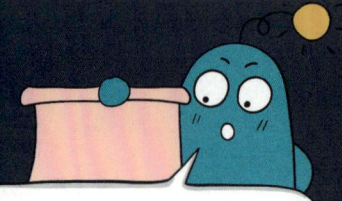

美国国立癌症研究所提出了
黑色素瘤与普通黑痣的
"ABCDE"鉴别法：

Asymmetry
形状不对称

良性的痣，看上去很规矩。
要么圆滚滚，要么形状对称。

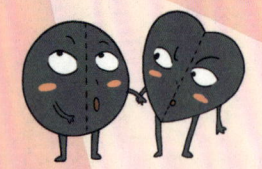

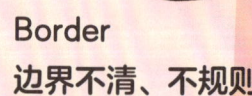
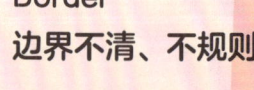

Border
边界不清、不规则

良性的痣边缘整齐且规则，
杜绝一切从边缘开始变模糊的"出界"行为。

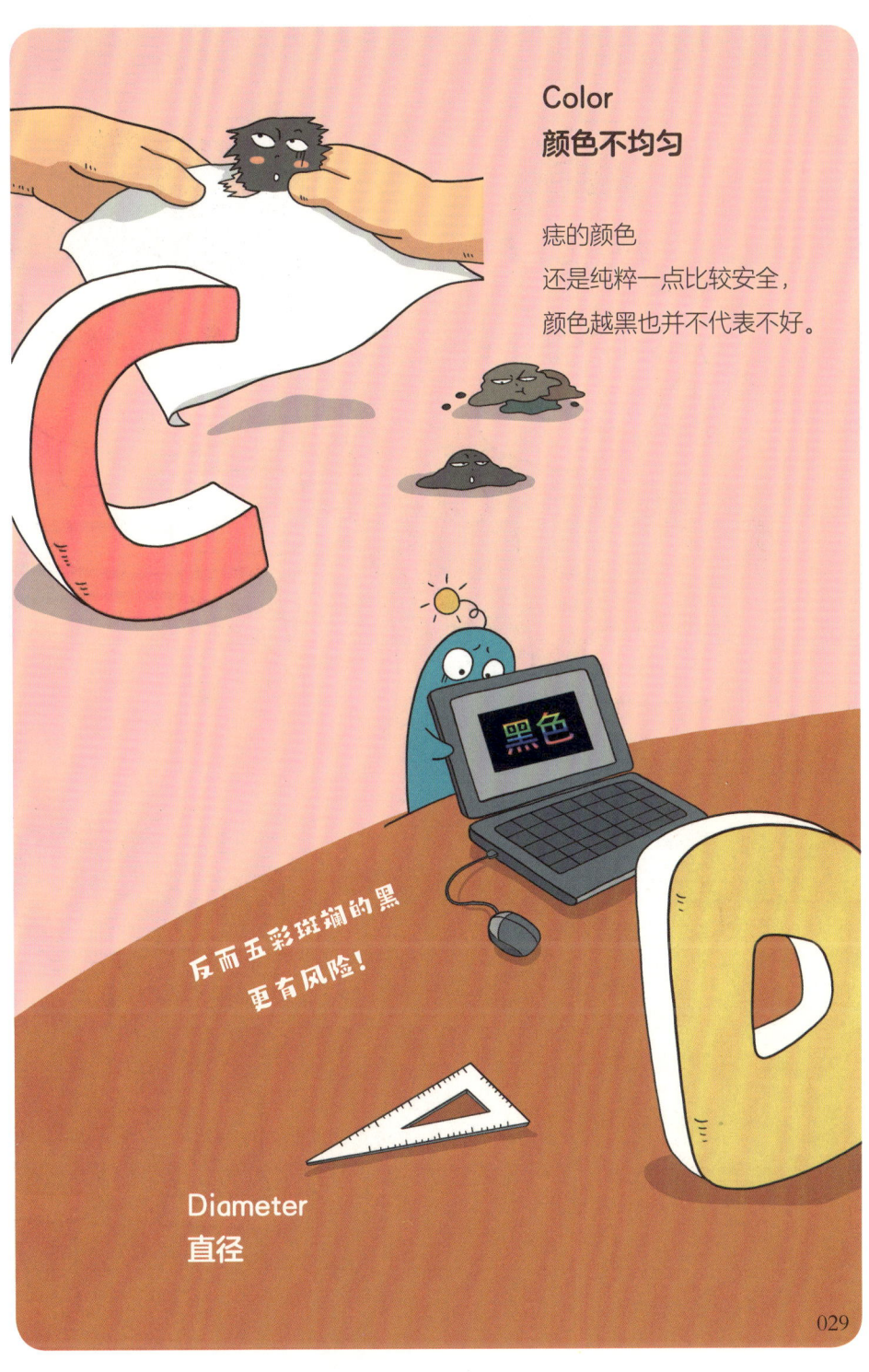

Color
颜色不均匀

痣的颜色
还是纯粹一点比较安全，
颜色越黑也并不代表不好。

反而五彩斑斓的黑
更有风险！

Diameter
直径

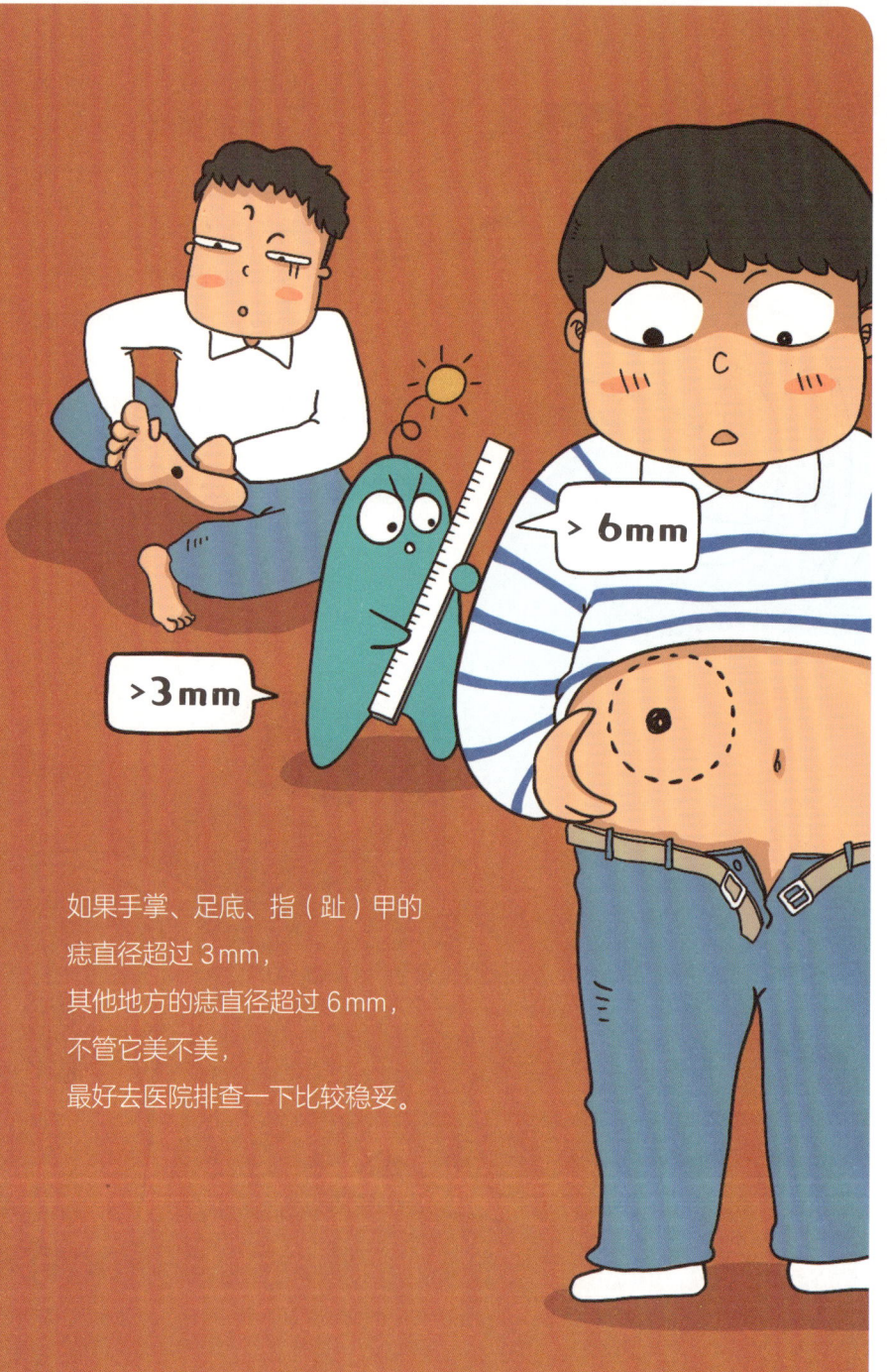

如果手掌、足底、指（趾）甲的
痣直径超过 3 mm，
其他地方的痣直径超过 6 mm，
不管它美不美，
最好去医院排查一下比较稳妥。

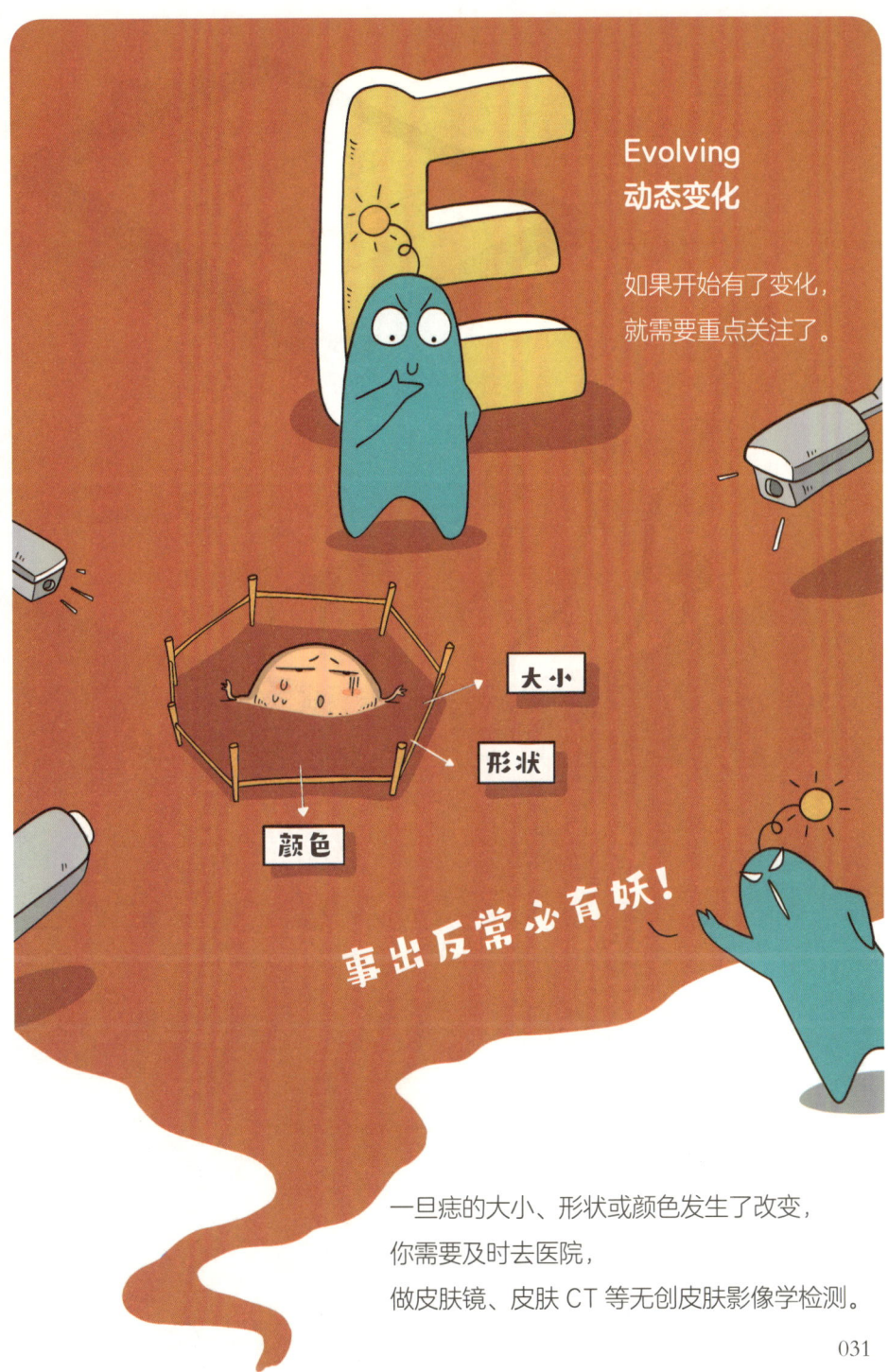

**Evolving
动态变化**

如果开始有了变化，
就需要重点关注了。

大小

形状

颜色

事出反常必有妖！

一旦痣的大小、形状或颜色发生了改变，
你需要及时去医院，
做皮肤镜、皮肤 CT 等无创皮肤影像学检测。

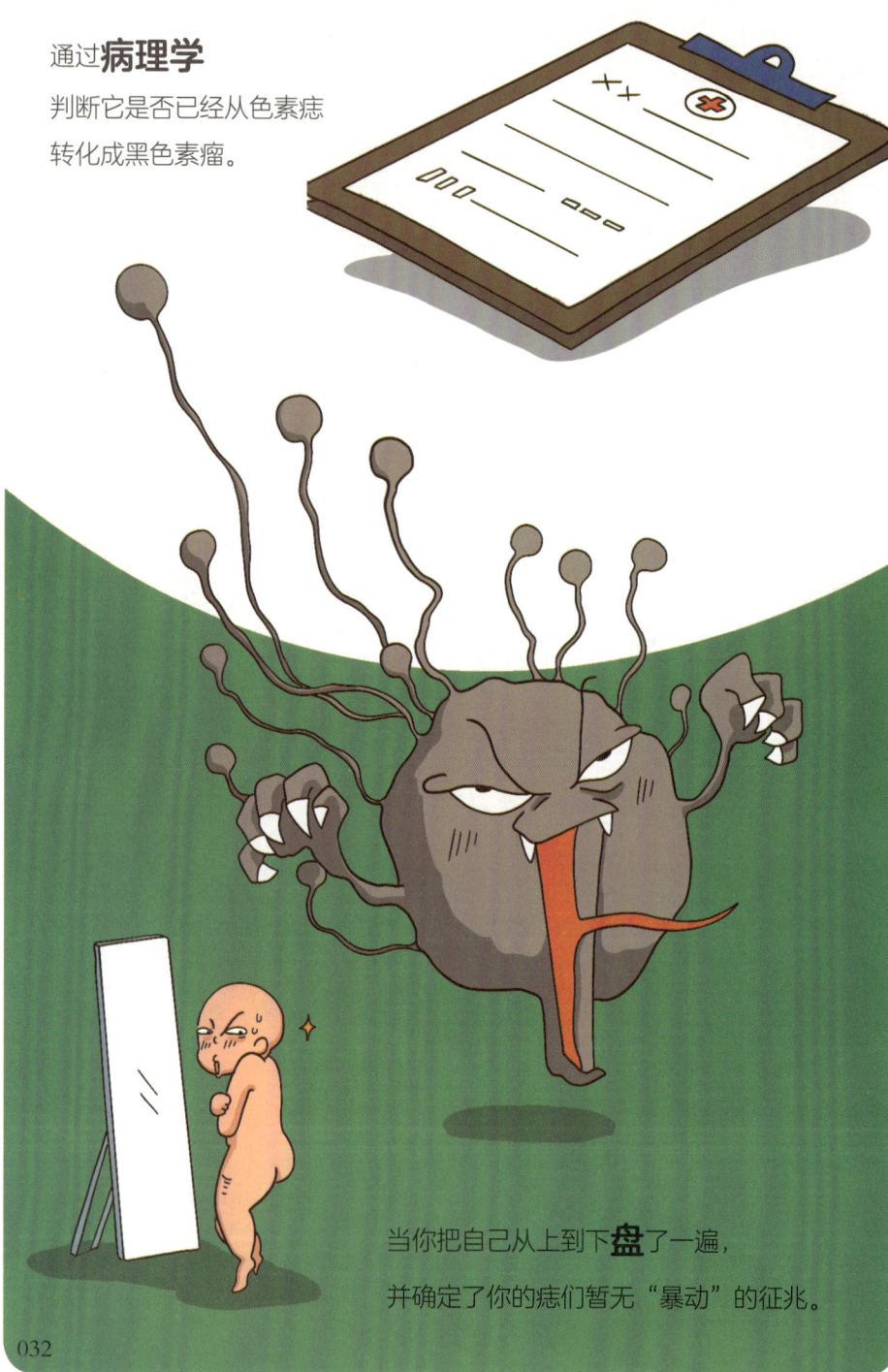

通过**病理学**
判断它是否已经从色素痣
转化成黑色素瘤。

当你把自己从上到下**盘**了一遍，
并确定了你的痣们暂无"暴动"的征兆。

那么你还需要知道如何避免痣的癌变，
通常情况下癌变的帮凶有 3 个：

遗传

如果家族里有出现过黑色素瘤的患者，
那么自身痣的癌变概率会更高。

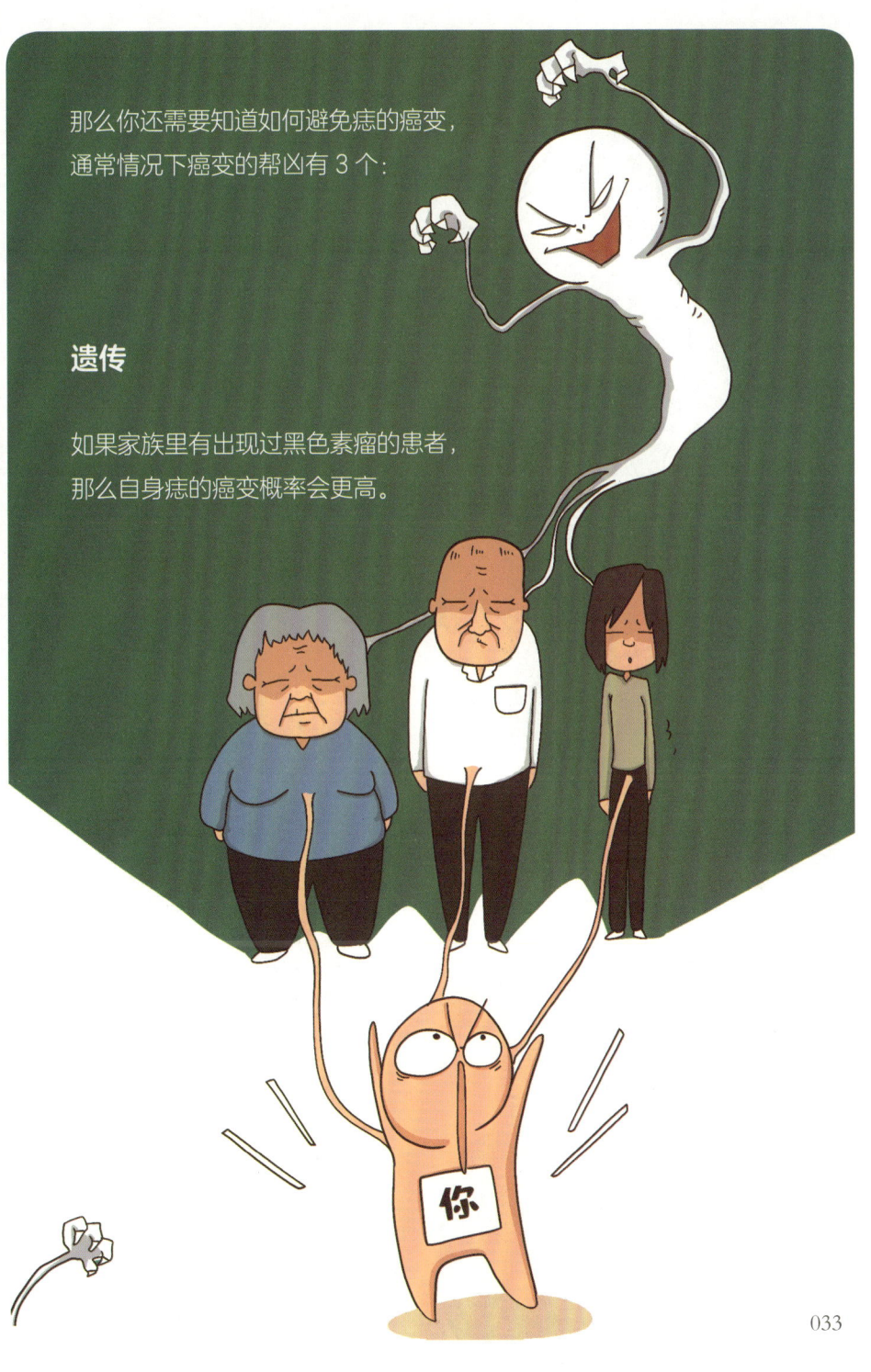

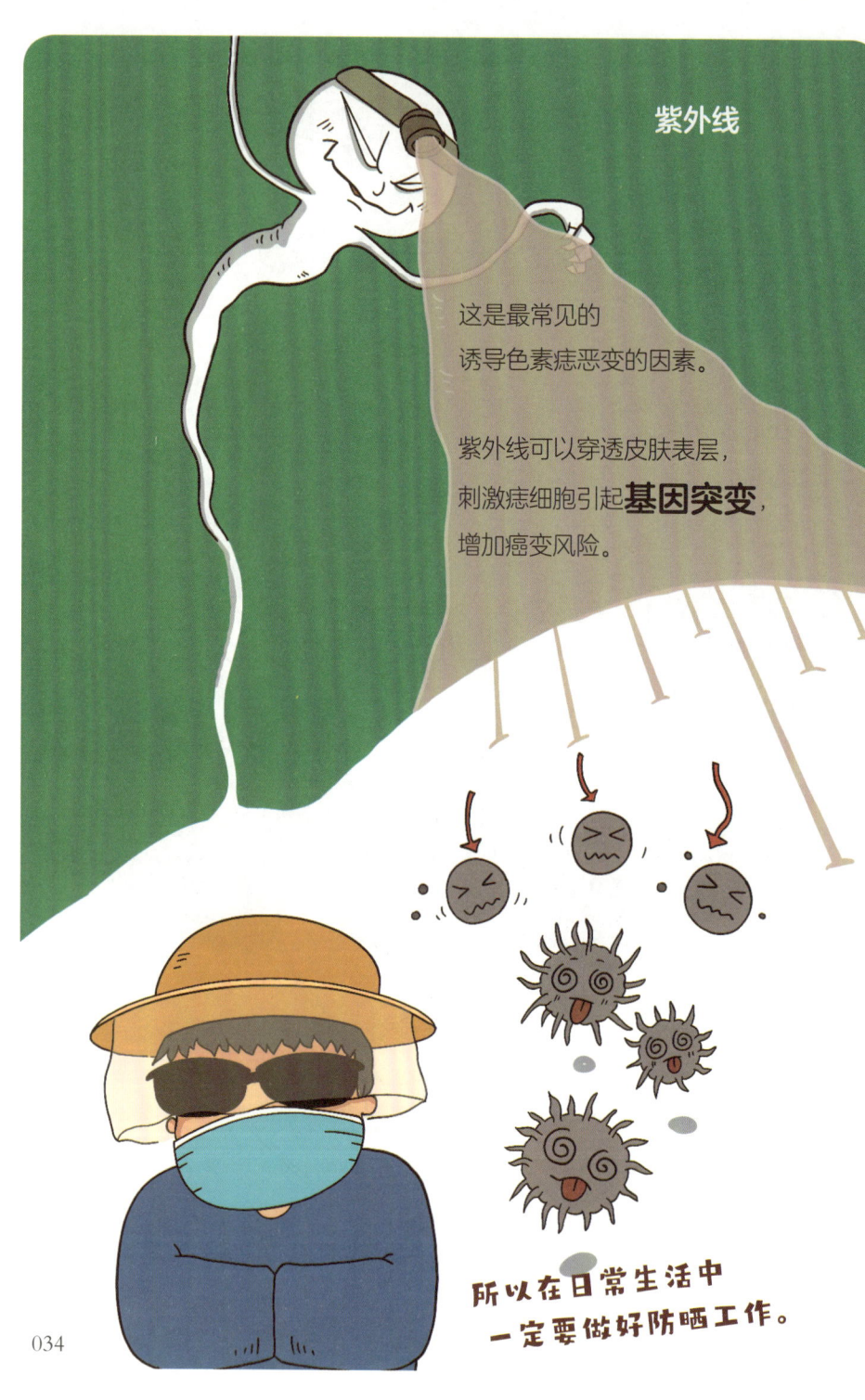

紫外线

这是最常见的
诱导色素痣恶变的因素。

紫外线可以穿透皮肤表层，
刺激痣细胞引起**基因突变**，
增加癌变风险。

所以在日常生活中
一定要做好防晒工作。

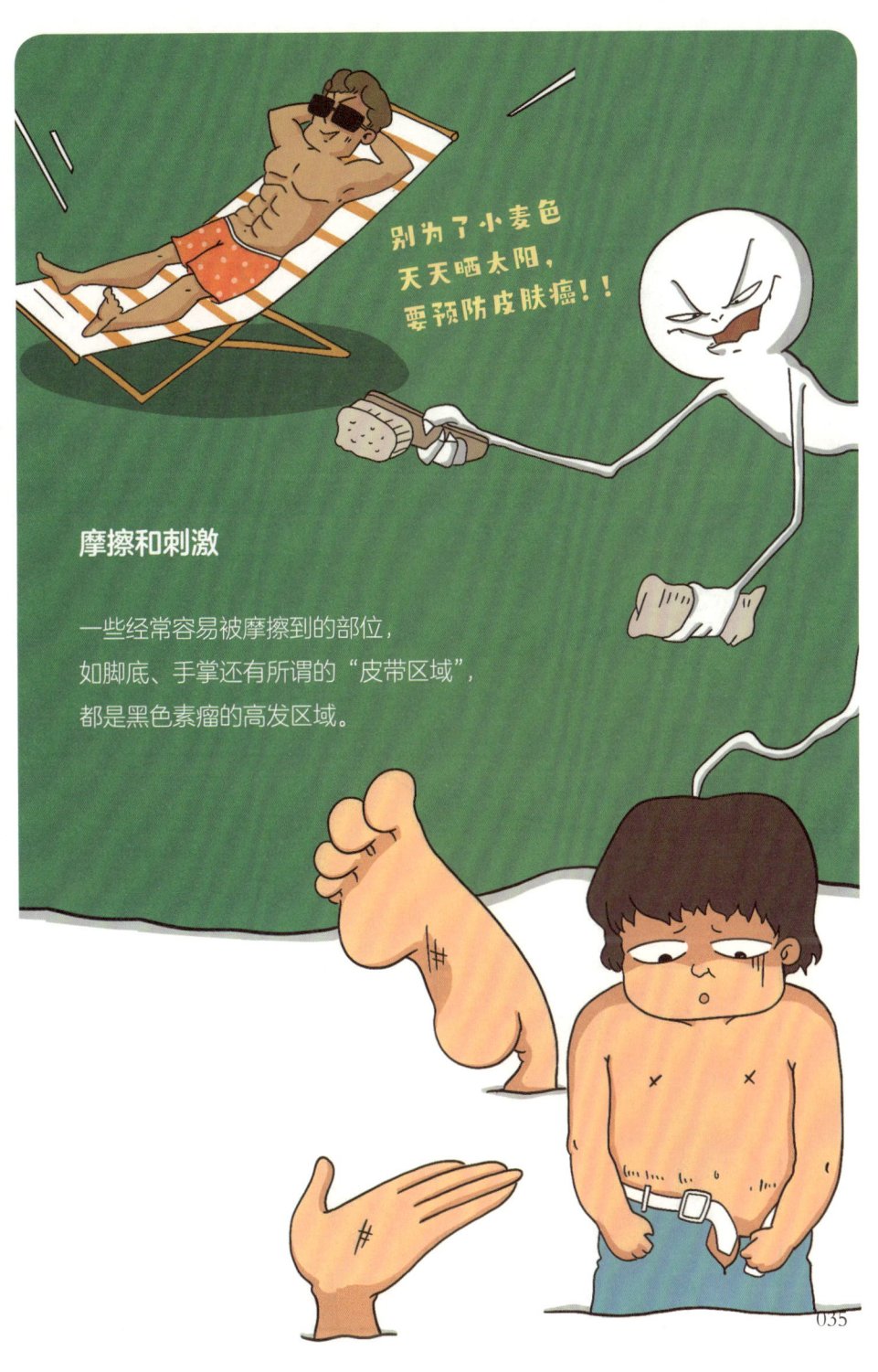

别为了小麦色
天天晒太阳，
要预防皮肤癌！！

摩擦和刺激

一些经常容易被摩擦到的部位，
如脚底、手掌还有所谓的"皮带区域"，
都是黑色素瘤的高发区域。

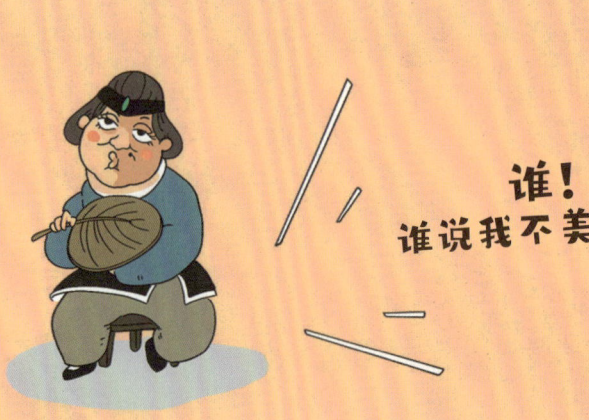

谁！
谁说我不美来着！

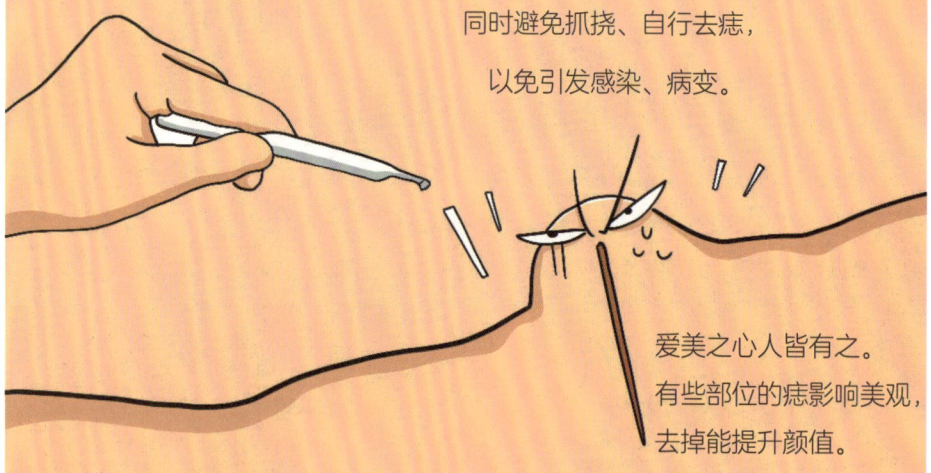

同时避免抓挠、自行去痣，
以免引发感染、病变。

爱美之心人皆有之。
有些部位的痣影响美观，
去掉能提升颜值。

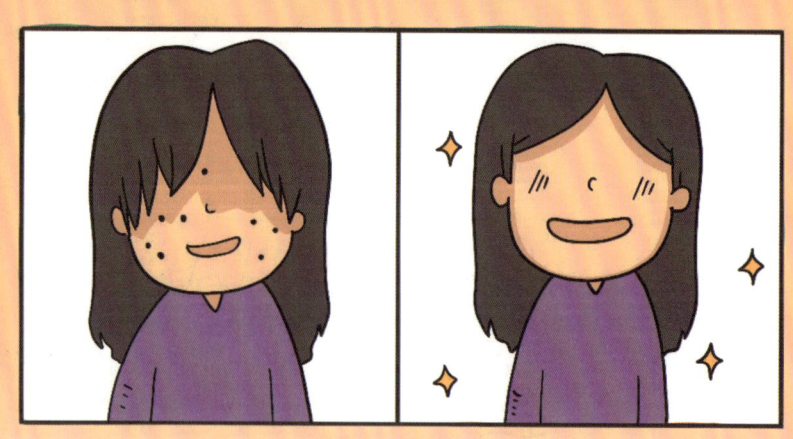

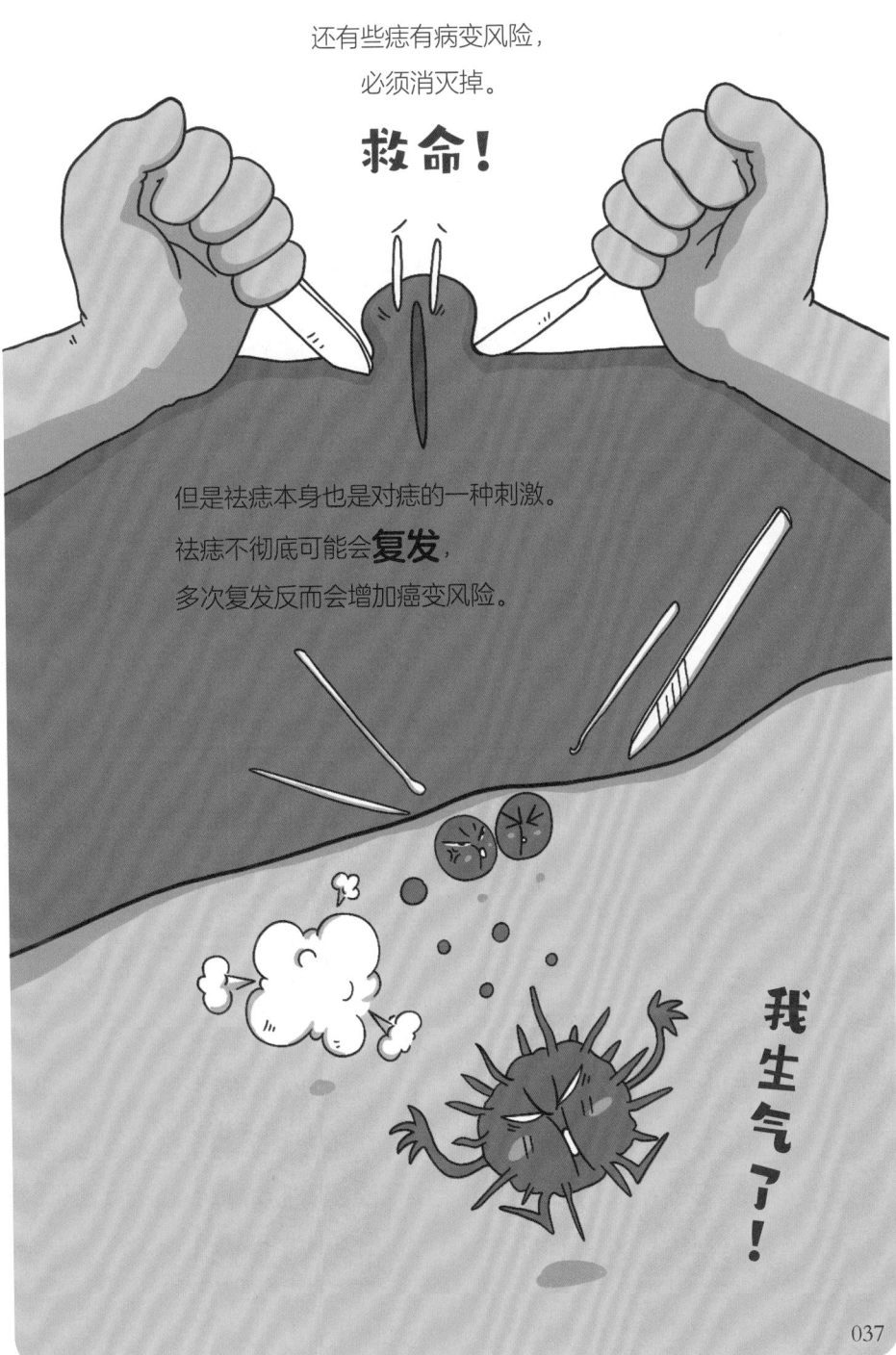

如果必须要祛痣的话，
务必去正规医院！
民间祛痣方法不可取！！

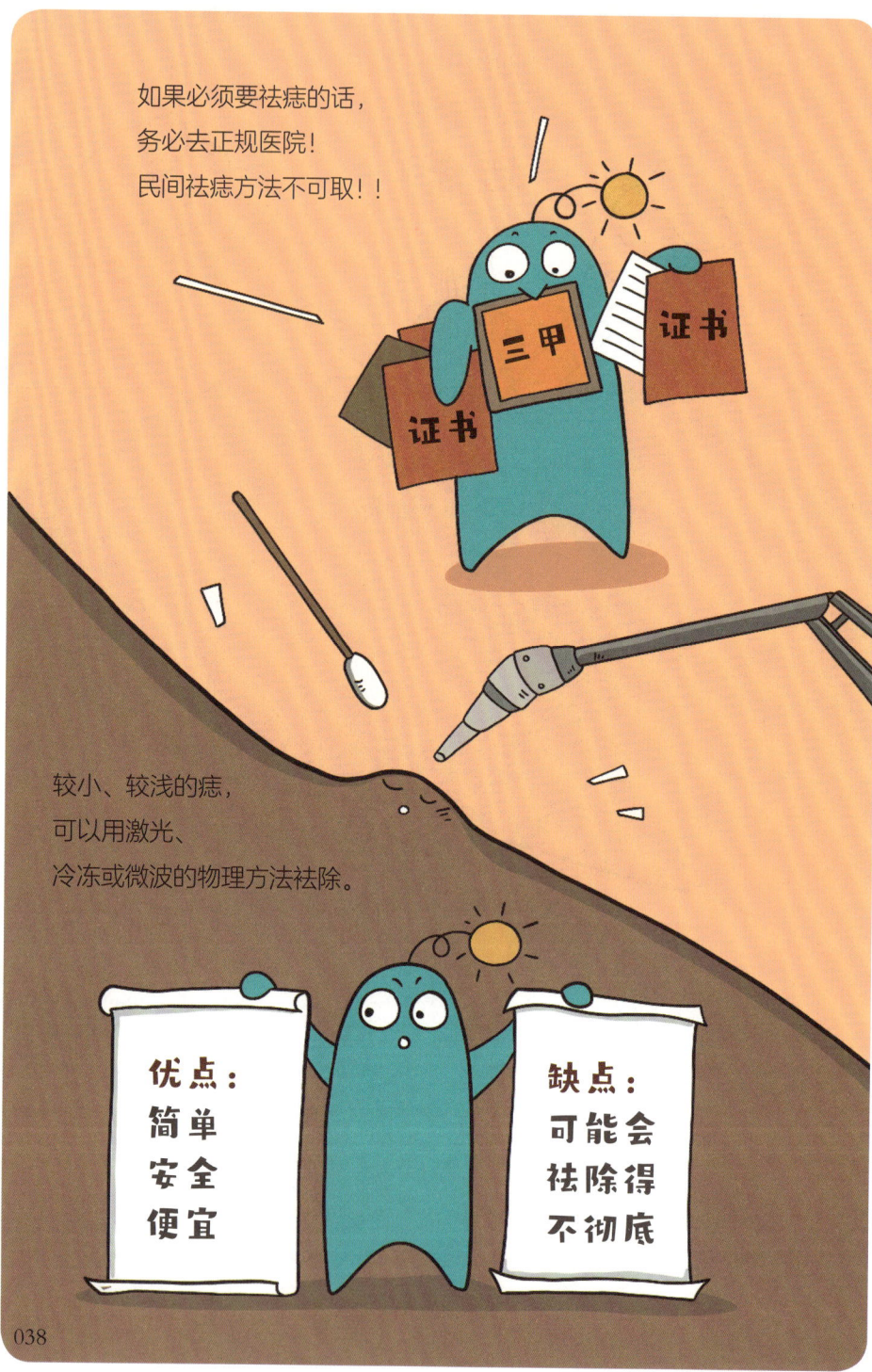

较小、较浅的痣，
可以用激光、
冷冻或微波的物理方法祛除。

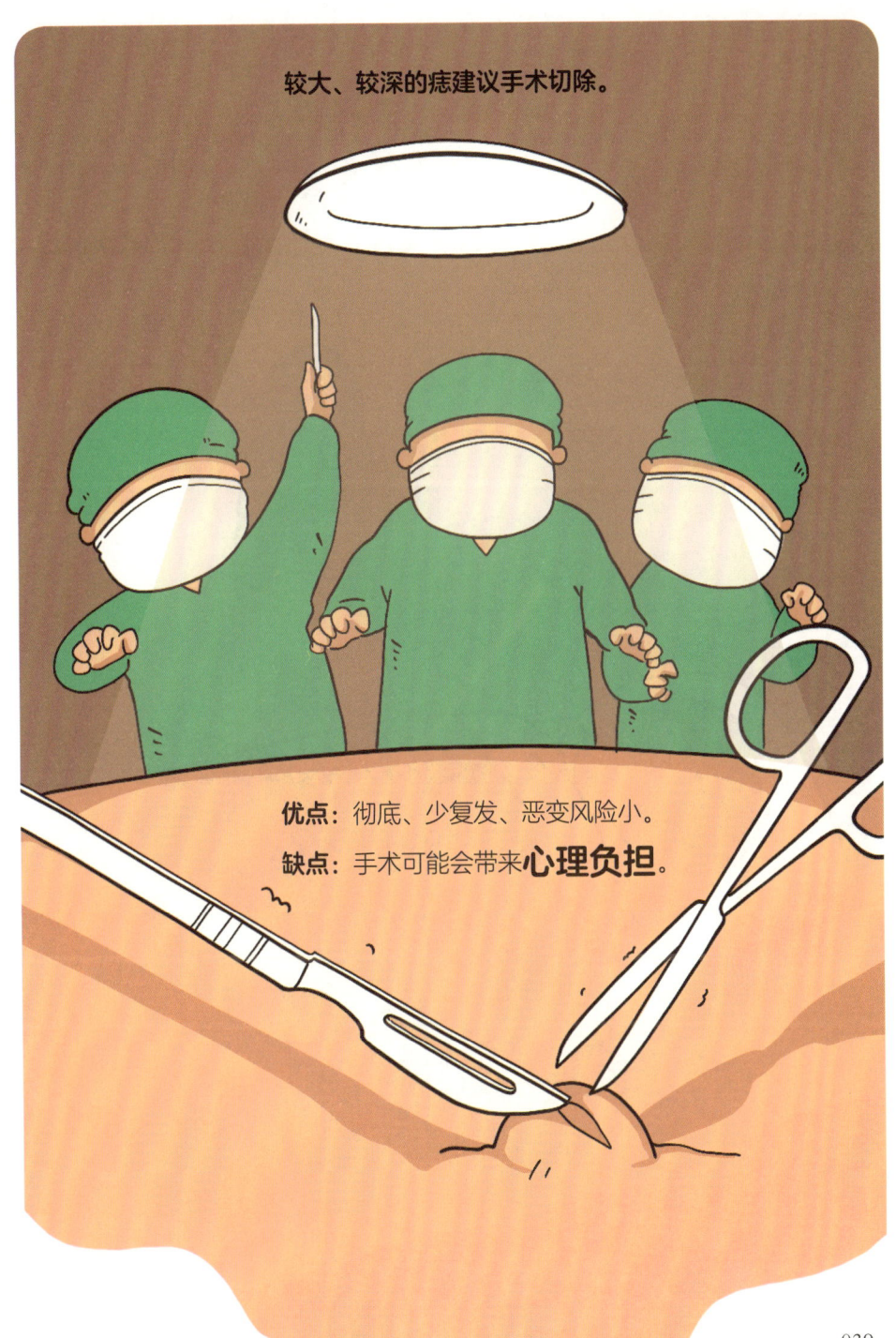

较大、较深的痣建议手术切除。

优点：彻底、少复发、恶变风险小。

缺点：手术可能会带来**心理负担**。

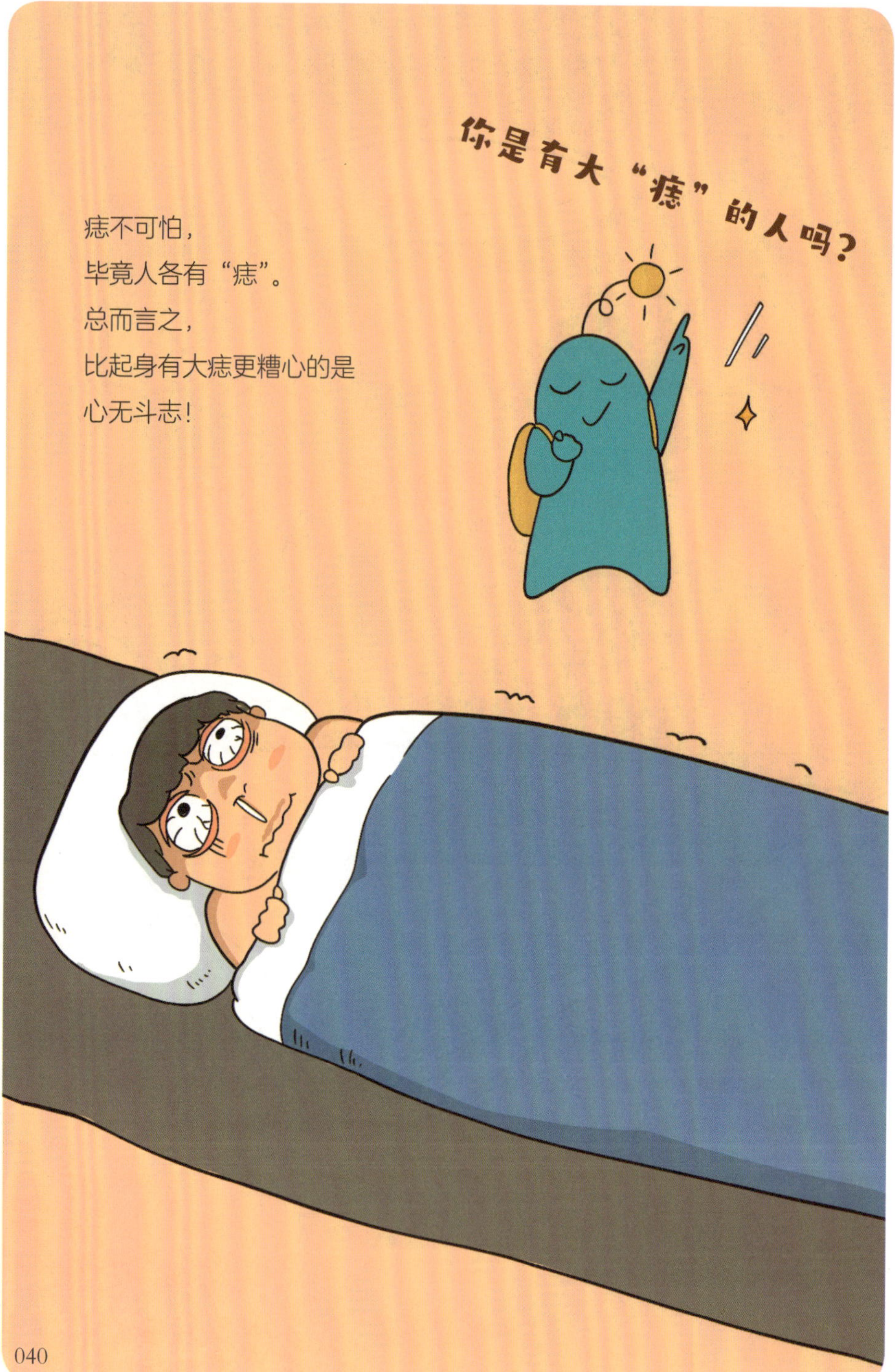

你是有大"痣"的人吗？

痣不可怕，
毕竟人各有"痣"。
总而言之，
比起身有大痣更糟心的是
心无斗志！

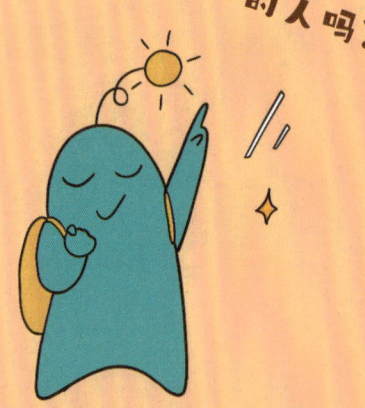

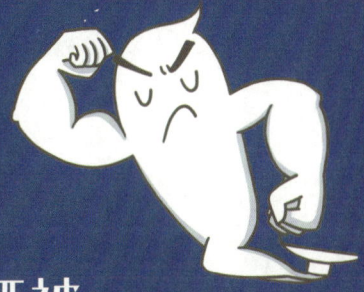

3 三天不晒被，
百万螨虫陪你睡！

医生说

地球生物种类繁多，各居其所，和谐共处，螨虫更是随处可见。螨虫致病，可能是人类自身体质问题，也可能是螨虫越界的原因。生活中，不必因螨虫过分慌张，注意卫生，就可与螨虫愉快地共生共存。

——南方医科大学深圳医院皮肤科　谭帅

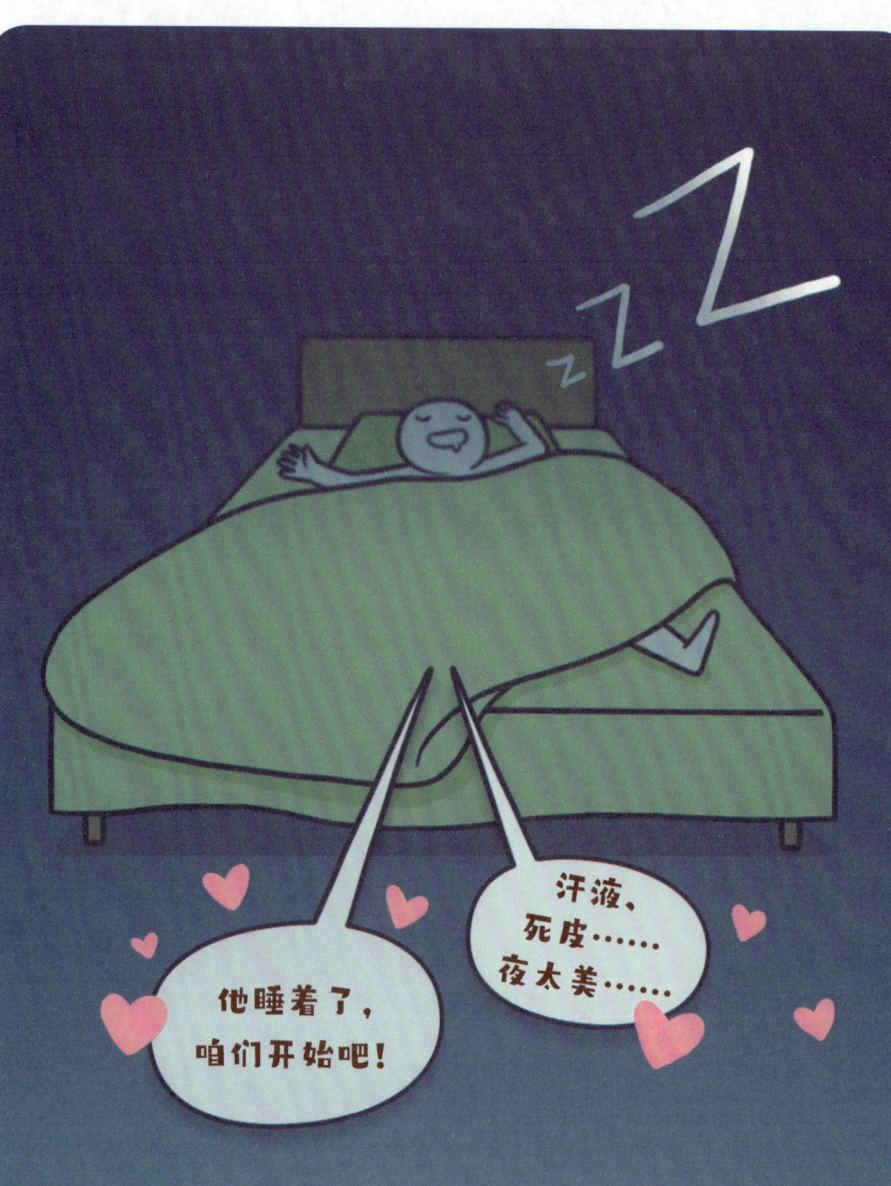

空气变得温暖湿润，
人的身体也开始变得容易出汗。
螨虫趁机开启了扩军大业。

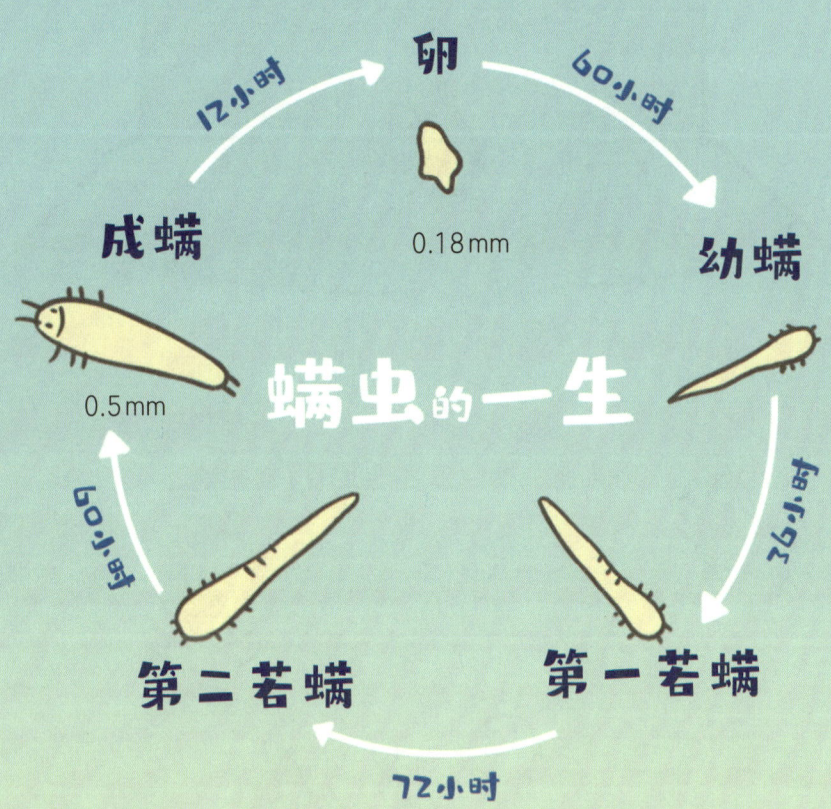

卵

12小时

60小时

0.18mm

成螨

幼螨

0.5mm

螨虫的一生

60小时

36小时

第二若螨

第一若螨

72小时

螨虫的生命周期为 8~17 天，
有 50 000 多个品种，
可以说无处不在。

（为方便观看，本文将螨虫放大）

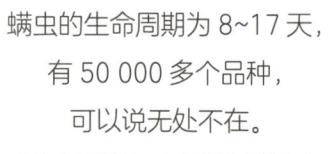

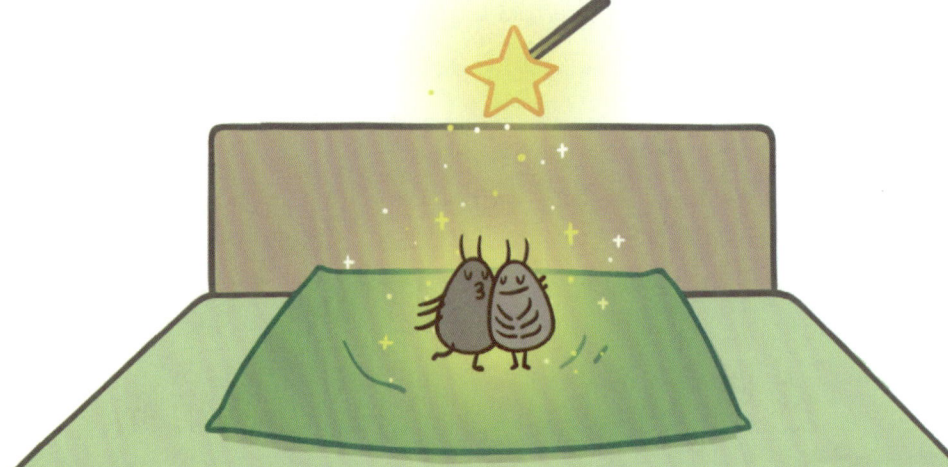

一般来说，
短短一周内，
一张普通的床就会产生 **500 万** 螨虫大军。

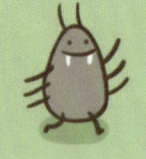

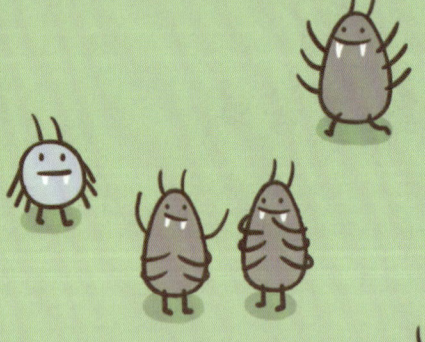

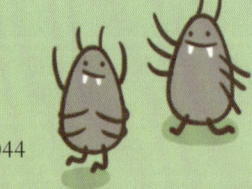

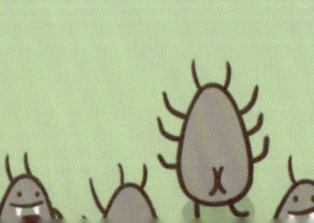

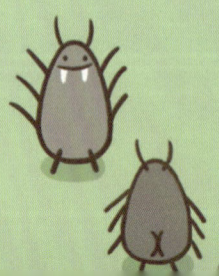

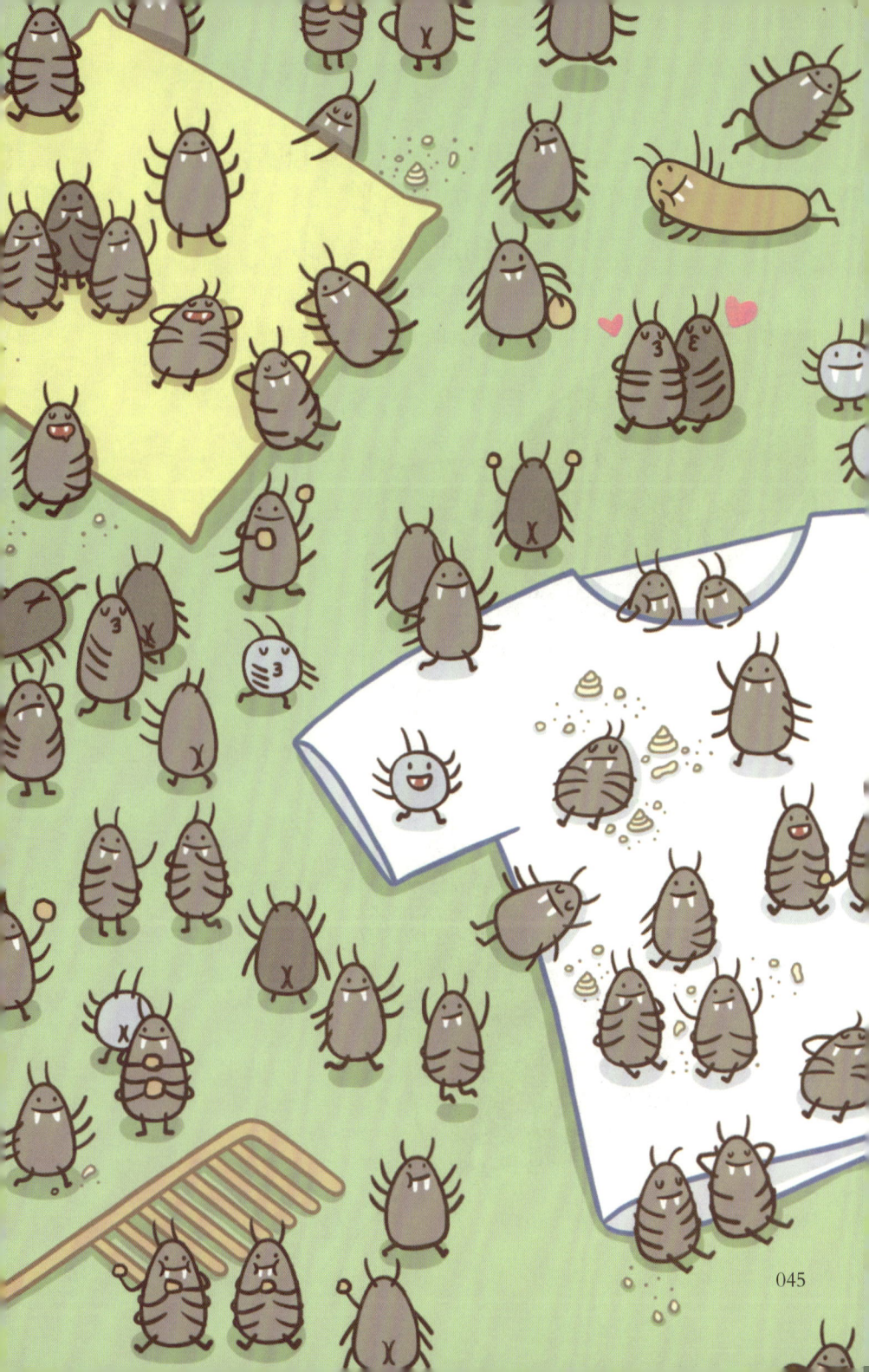

它们在你的身上、脸上撒欢，
喜欢在人体**汗腺**发达部位
和**角质**丰富的角落安家。
与你同床共枕，在你的地盘
张牙舞爪、生儿育女、吃喝拉撒。

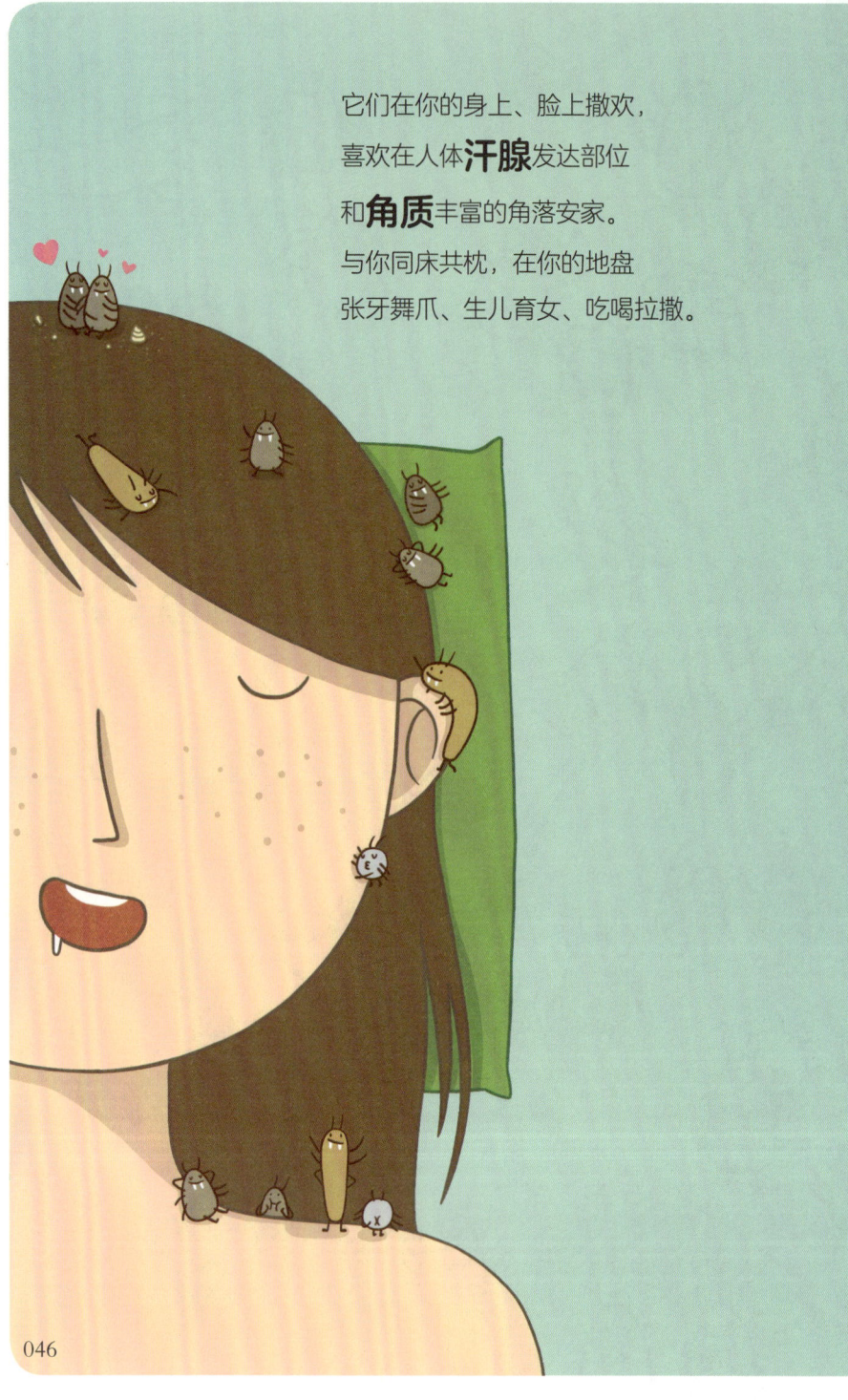

你的**床**为什么

会成为螨虫的"安乐窝"？

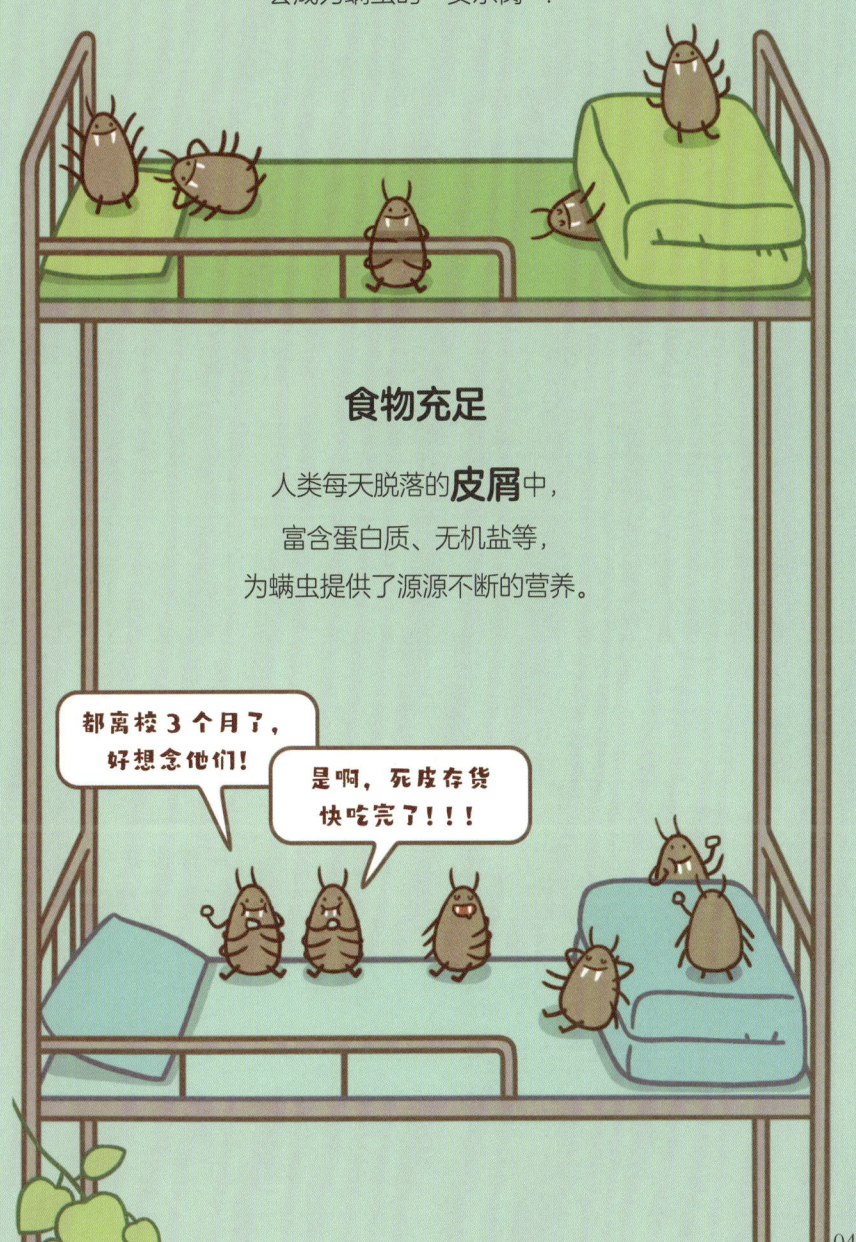

食物充足

人类每天脱落的**皮屑**中，

富含蛋白质、无机盐等，

为螨虫提供了源源不断的营养。

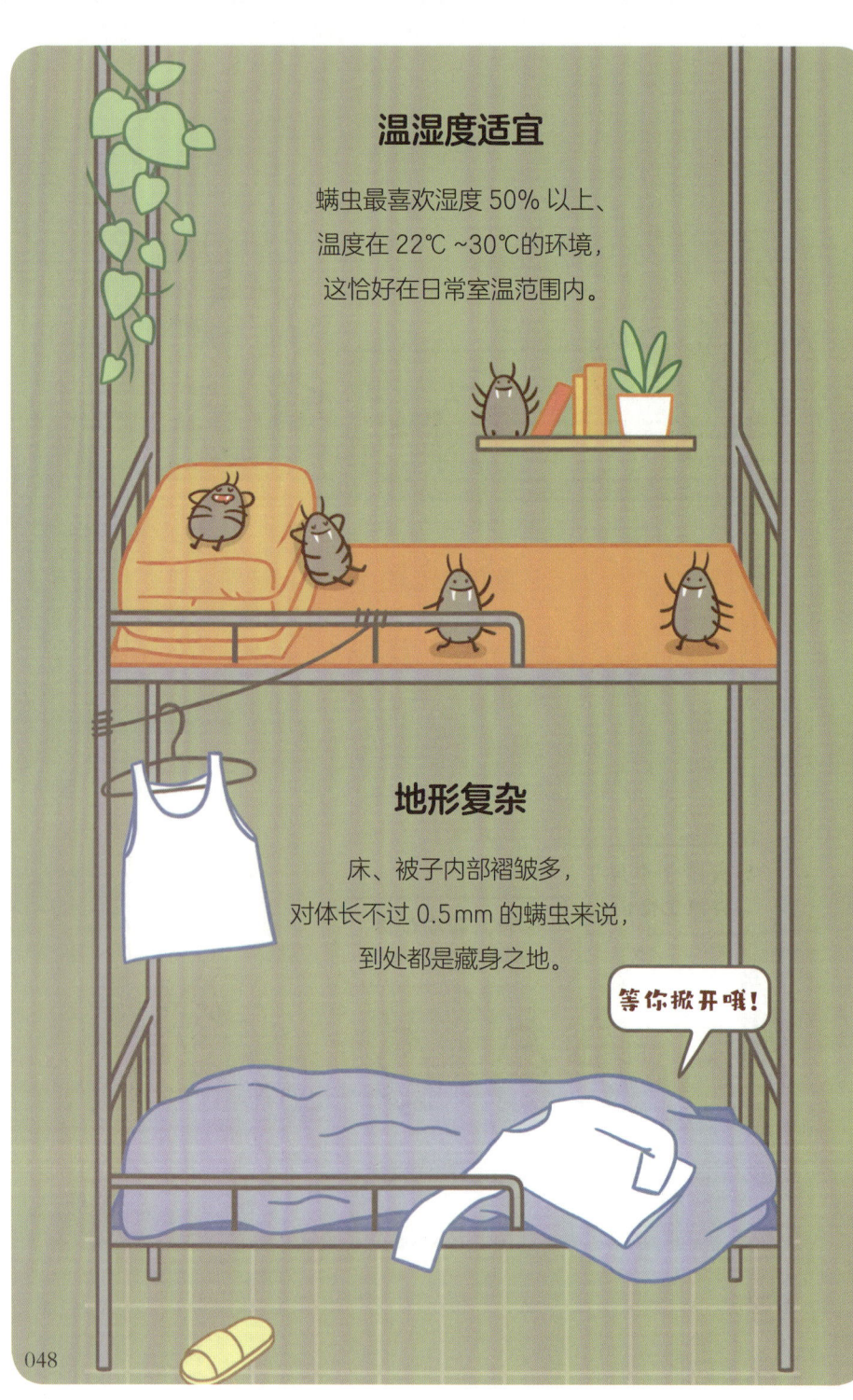

在这个巨大的"安乐窝"里，
螨虫高**繁殖力**的
种族天赋得到充分发挥。

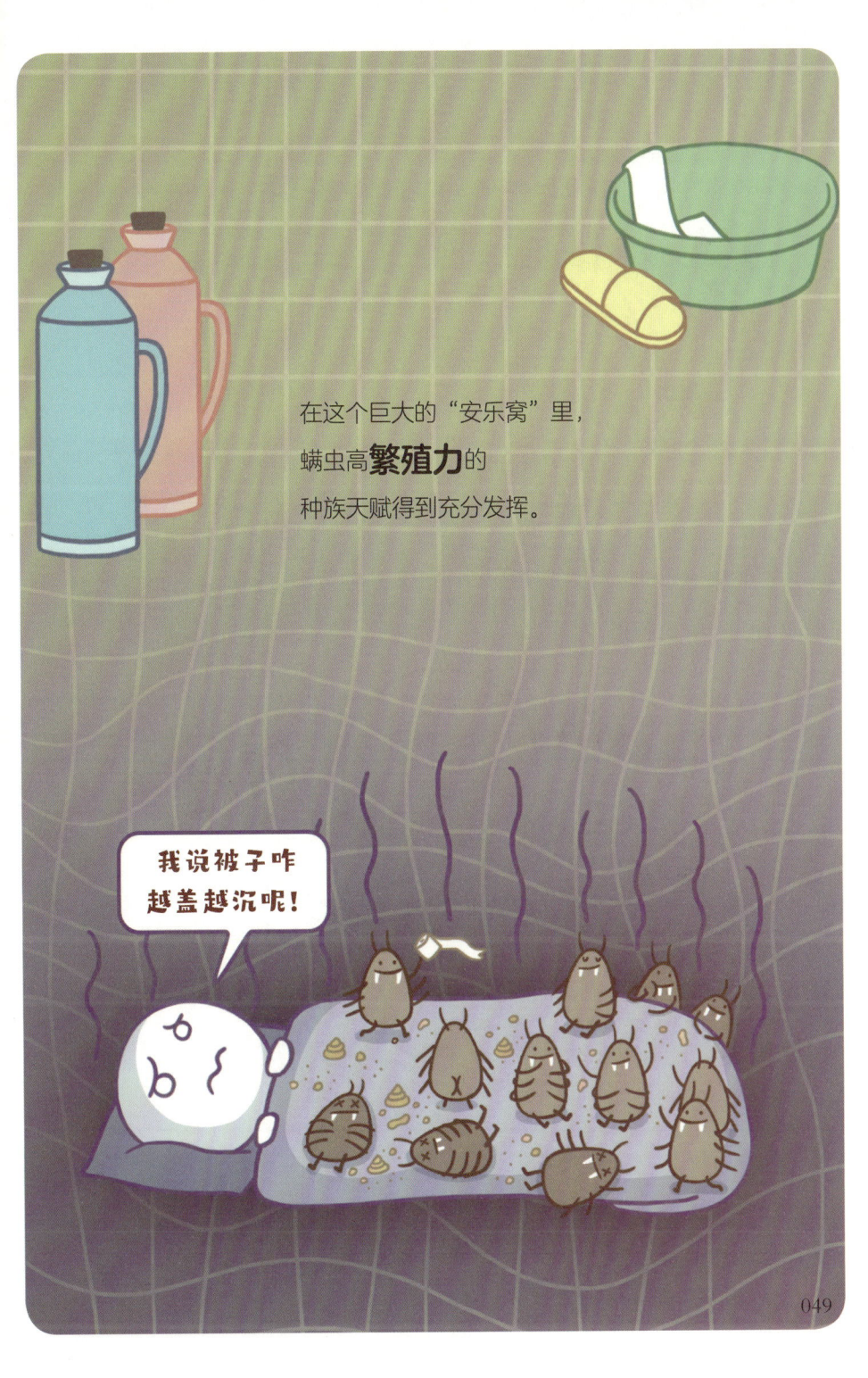

049

藏在被子里的螨虫大部分是**尘螨**，
一般不会直接导致疾病。

但它们的粪便颗粒和尸体飘荡在空气中，
如果被人吸入鼻腔就可能引起
变应性鼻炎。
又称过敏性鼻炎。

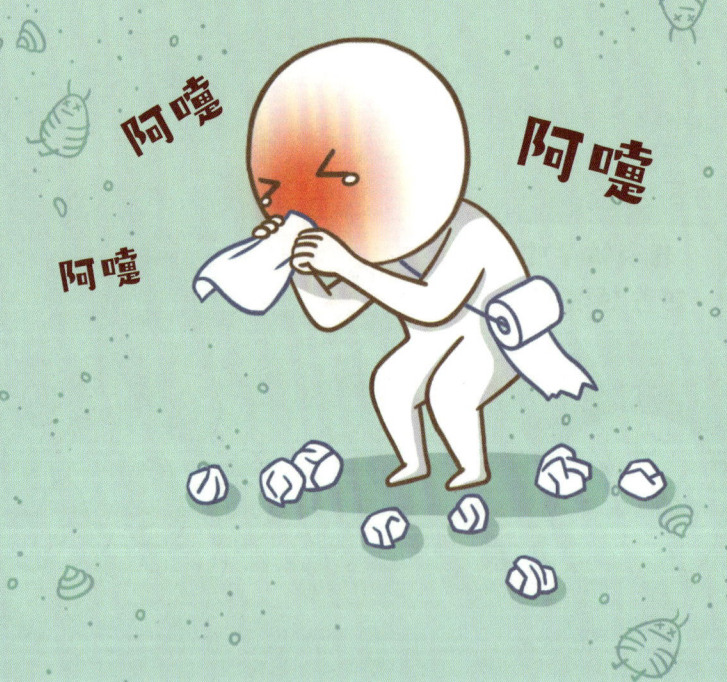

阿嚏

阿嚏

阿嚏

如果再进入**下呼吸道**，
就有可能引起内部**变态反应**，
导致**过敏性哮喘**。

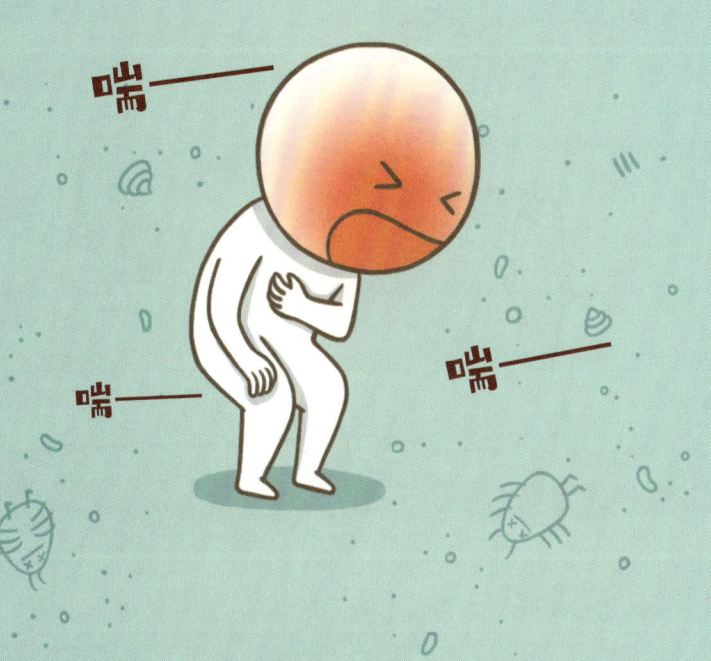

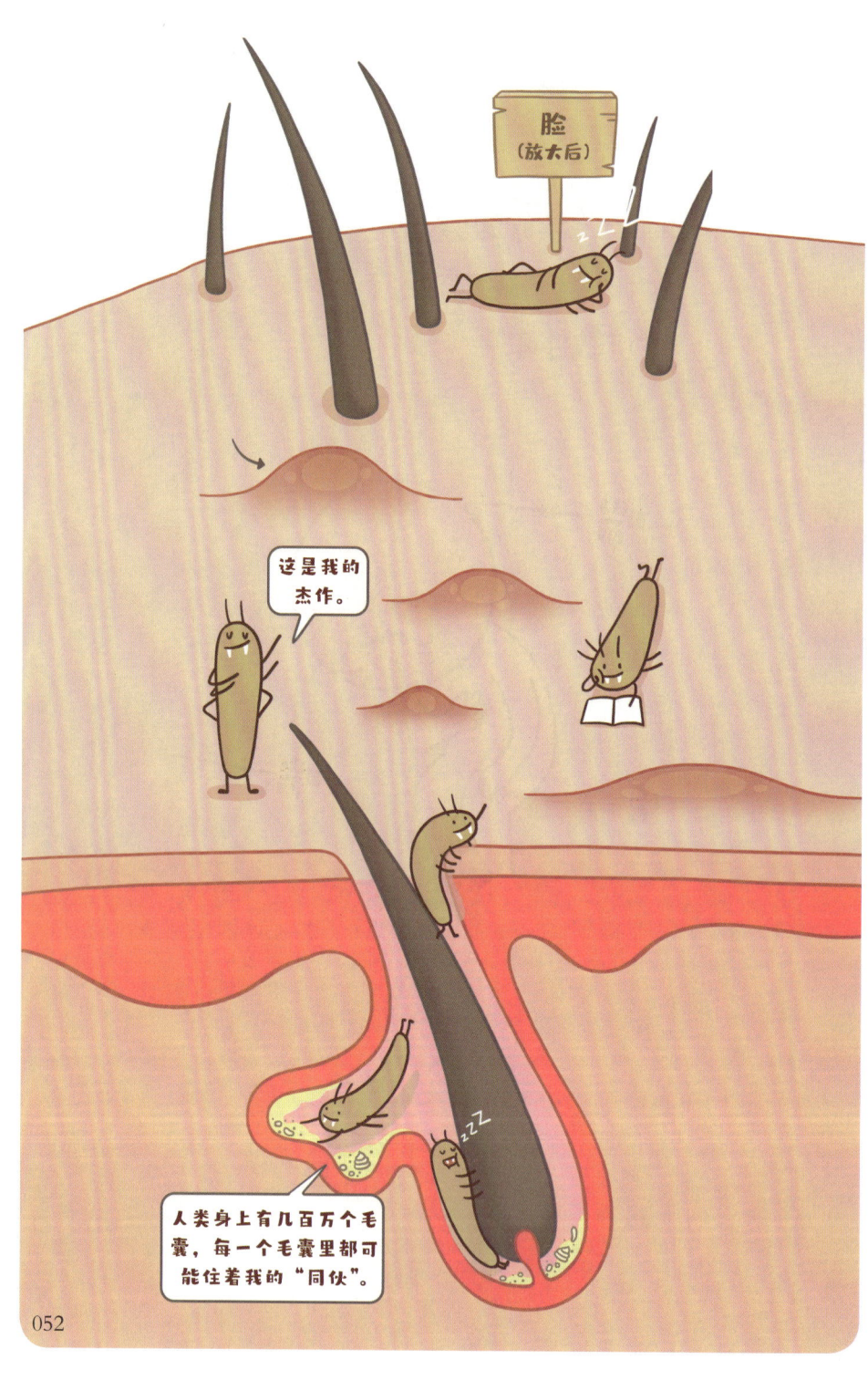

最强者当属**疥螨**，
碰到人的皮肤就能安家，
能导致疥疮、丘疹等，
并且传染性极强，
在儿童和青少年中较为常见。

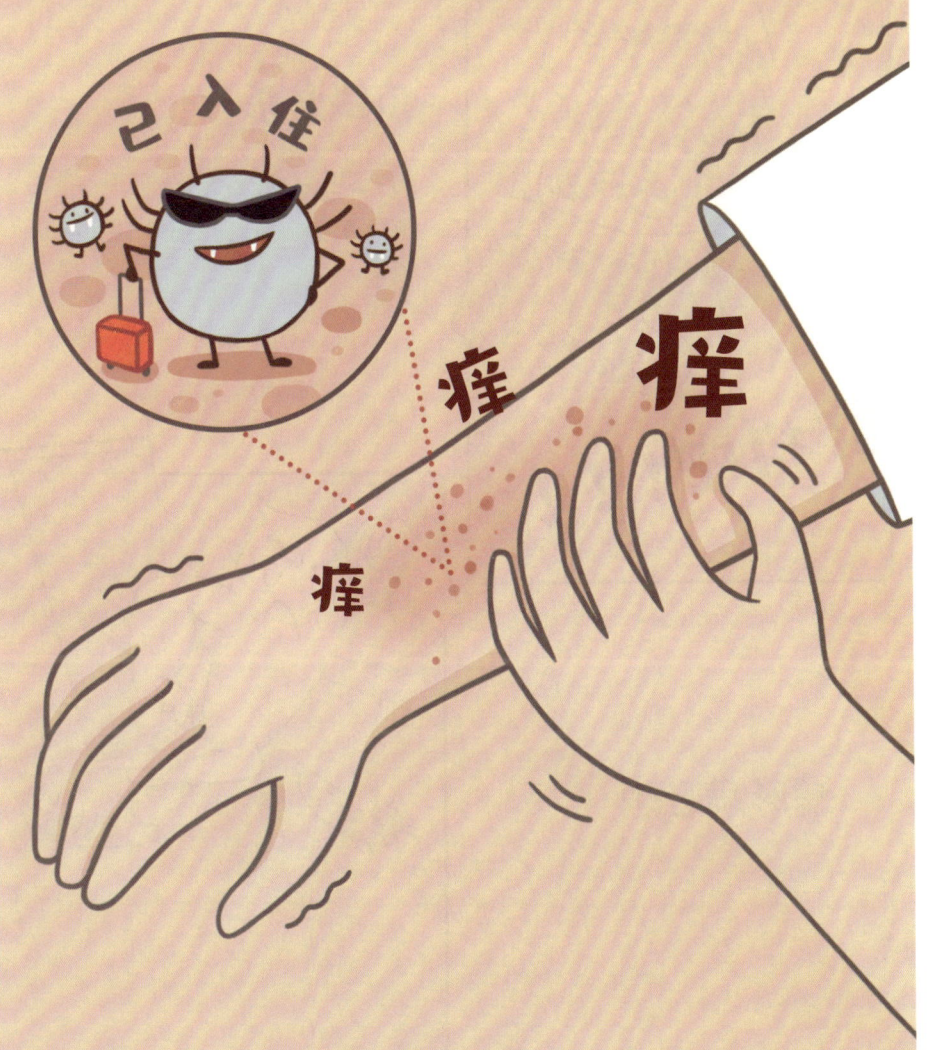

但也不必过度恐慌，
对付螨虫的办法有很多。

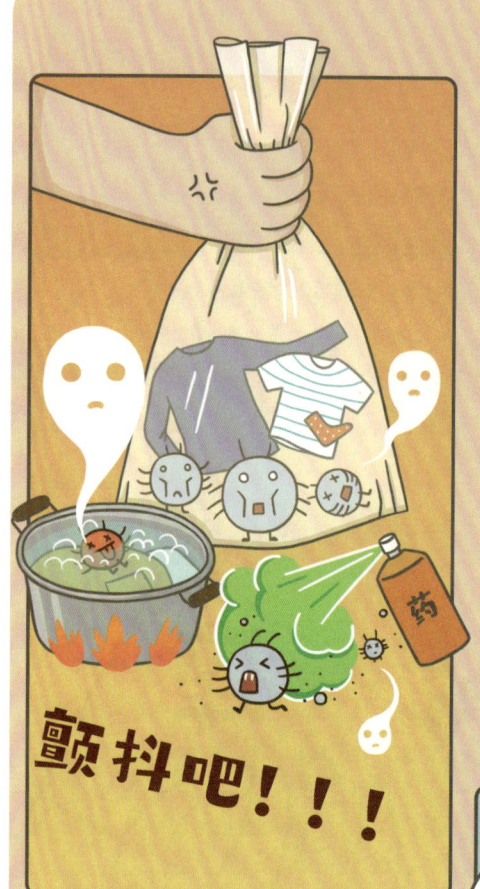

颤抖吧！！！

疥螨必杀

对着螨虫部位撒药，把换下来的衣物煮沸或将其密封在塑料袋里饿死螨虫！

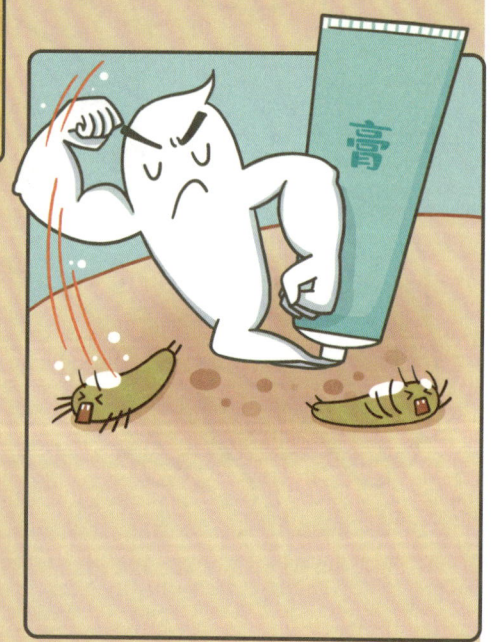

蠕形螨必杀

严重时可涂抹甲硝唑乳膏。

尘螨必杀

一言不合冷冻法

把被子放在 -17℃~ -20℃的
环境里冷冻 24 小时，
螨虫就会全部"死翘翘"。

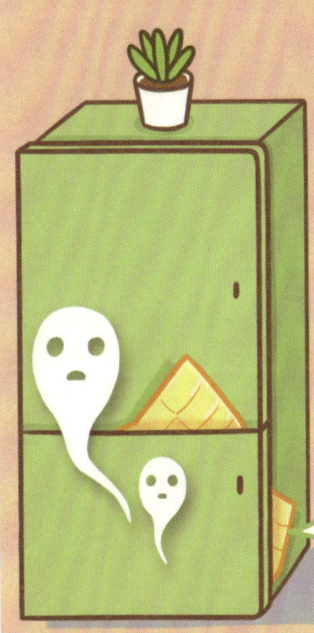

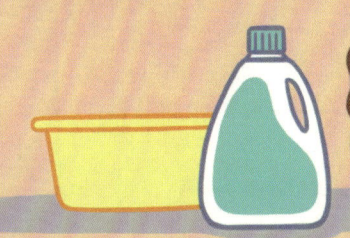

家里冰箱就行，只要放得下。

普普通通清洗法

被子放洗衣机里搅一搅，
螨虫也能死得差不多。

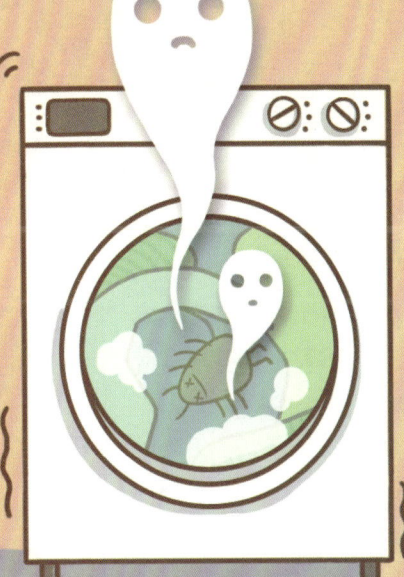

宇宙射线法

杀灭螨虫性价比最高的办法，需使用氢弹爆炸的核聚变原理和爱因斯坦质能转换方程 $E=mc^2$，利用宇宙深处的强大光波辐射杀死它们。

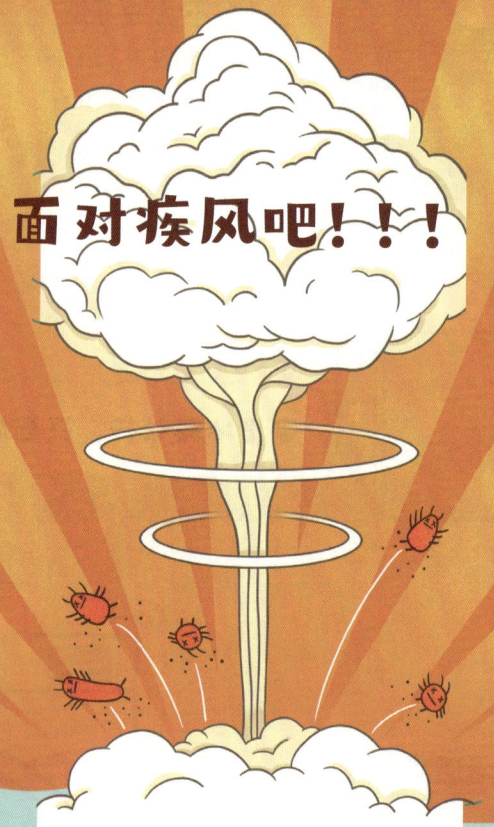

简单点说就是

晒被子！

得经常晒，

晒完记得拍打拍打，

抖落螨虫尸体，

再闻一闻，

啊，满满的"太阳味儿"！

不！是螨虫尸体味！

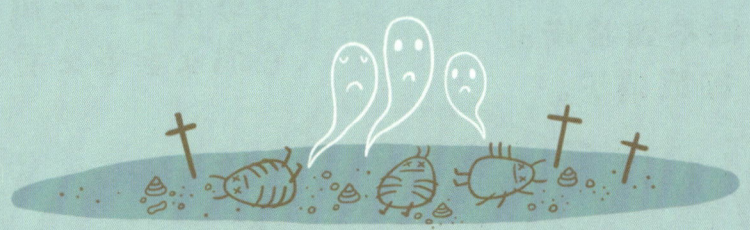

减少螨虫其实只要

1. 勤洗 ✓
2. 勤换 ✓
3. 勤晒 ✓
4. 多通风 ✓

· · · · · ·

当然，它们依旧无处不在。

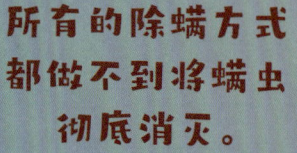

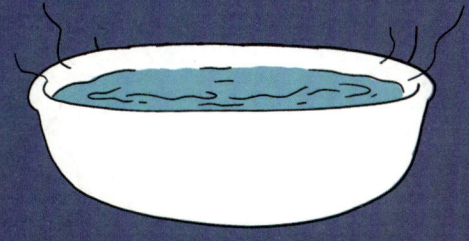

4 手脚冰凉，要不要泡个脚？

医生说

　　手脚冰凉并不完全是生病的表现，可能是人体开启的自我保护机制：通过皮肤血管收缩，以保证内脏、大脑等重要器官血流充沛。当然，如果在手脚冰凉时，伴随头晕、心慌等症状，就要考虑可能是心脏泵血能力不足的问题。

——中国微循环学会转化医学专业委员会　谭奏东

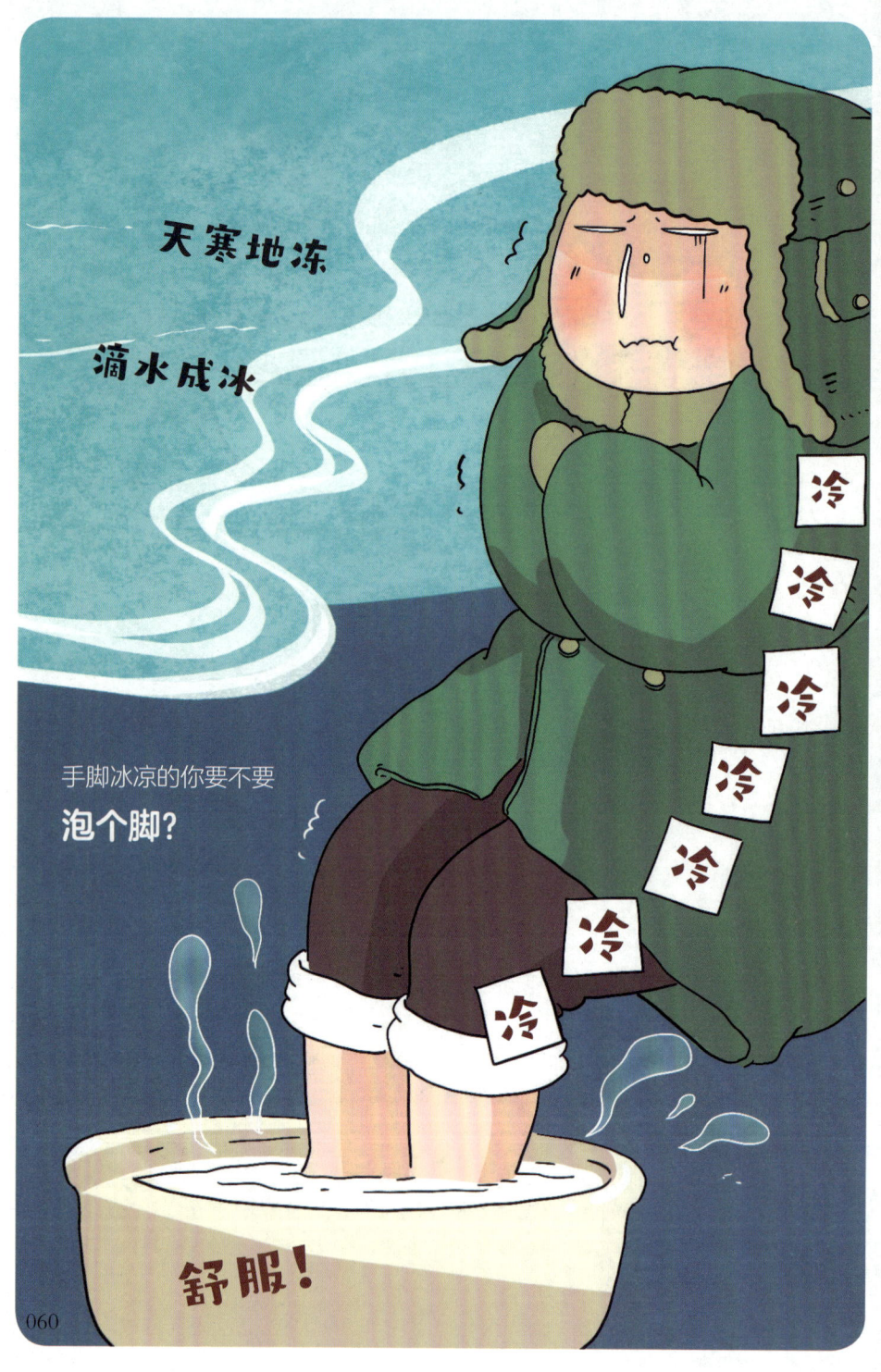

其实，几千年前的古人也和你有同样的想法。
先秦时期的《黄帝内经》就认为，
足部的许多穴位与人体五脏六腑相关联，
因此泡脚不仅能驱寒，还可以帮助人们调理身体。

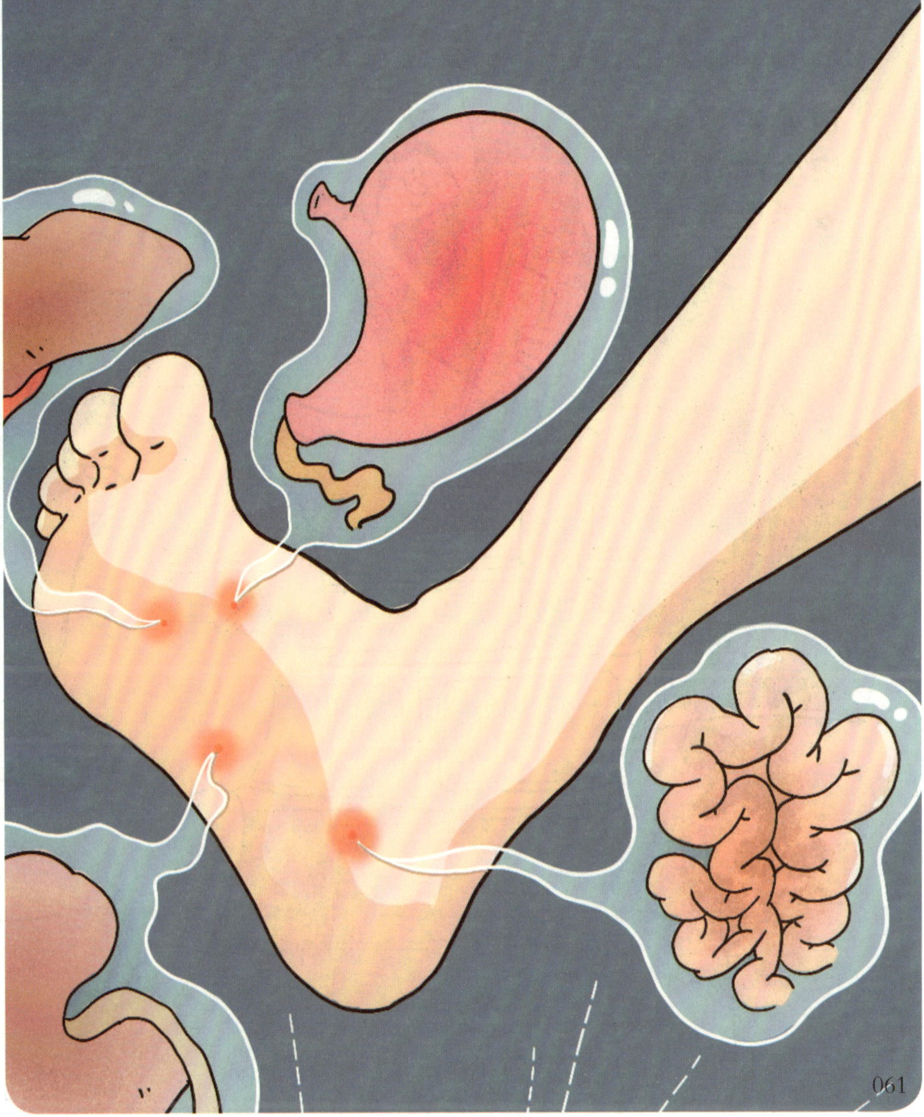

到了秦末泡脚更是屡屡见于史料。

论泡脚第一人非汉高祖刘邦莫属，

据《史记》记载，

著名人才郦食其前来"面试"，

平民出身的刘邦边泡脚边见他，

让对方很不爽。

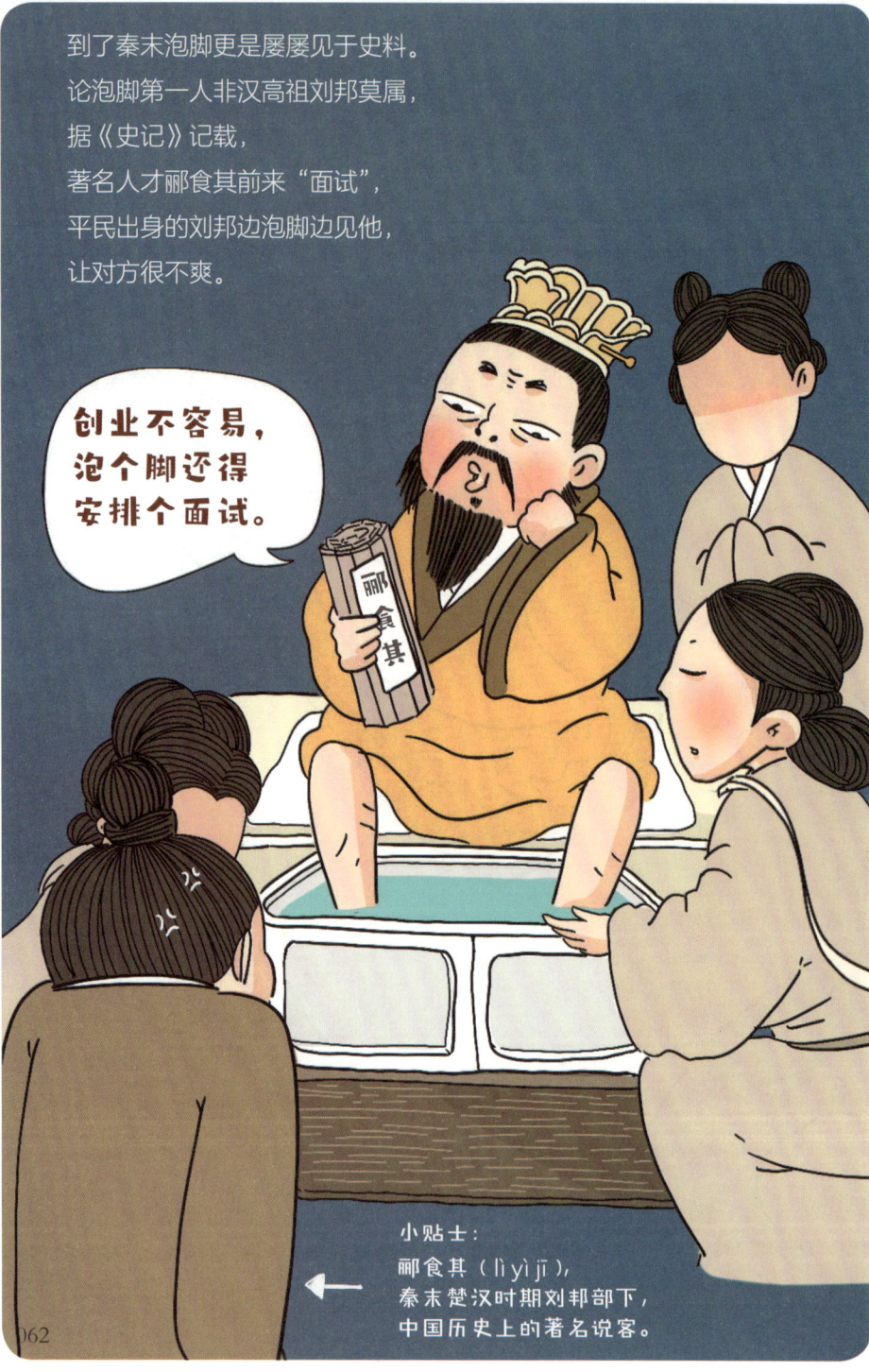

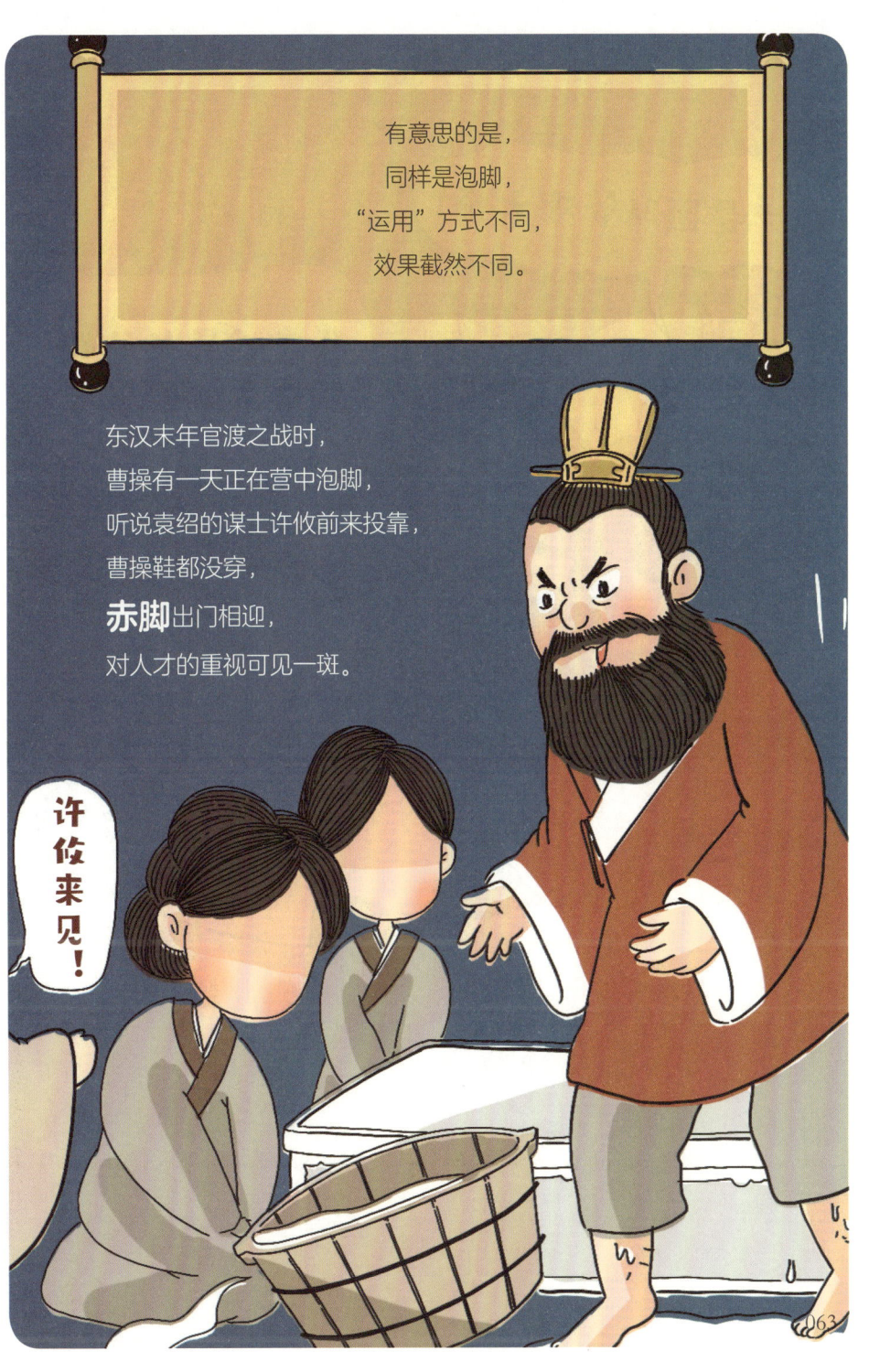

有意思的是，
同样是泡脚，
"运用"方式不同，
效果截然不同。

东汉末年官渡之战时，
曹操有一天正在营中泡脚，
听说袁绍的谋士许攸前来投靠，
曹操鞋都没穿，
赤脚出门相迎，
对人才的重视可见一斑。

许攸来见！

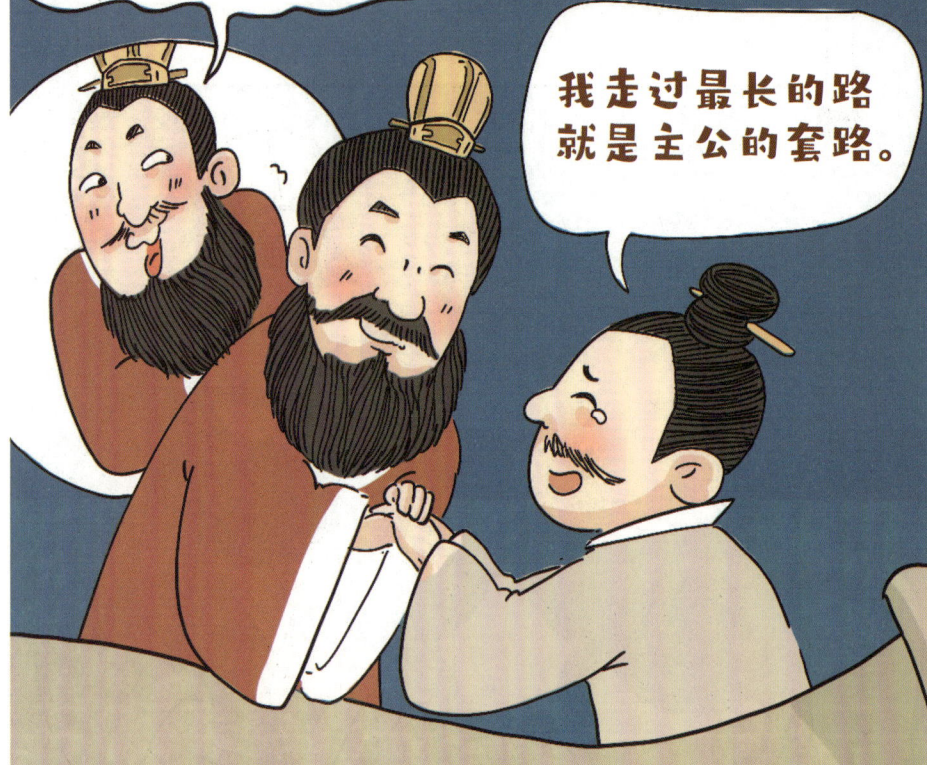

乱世要泡脚，
太平盛世当然更少不了。
从唐代的"药王"孙思邈，
到北宋文坛领袖苏东坡，
再到"十全老人"乾隆皇帝……

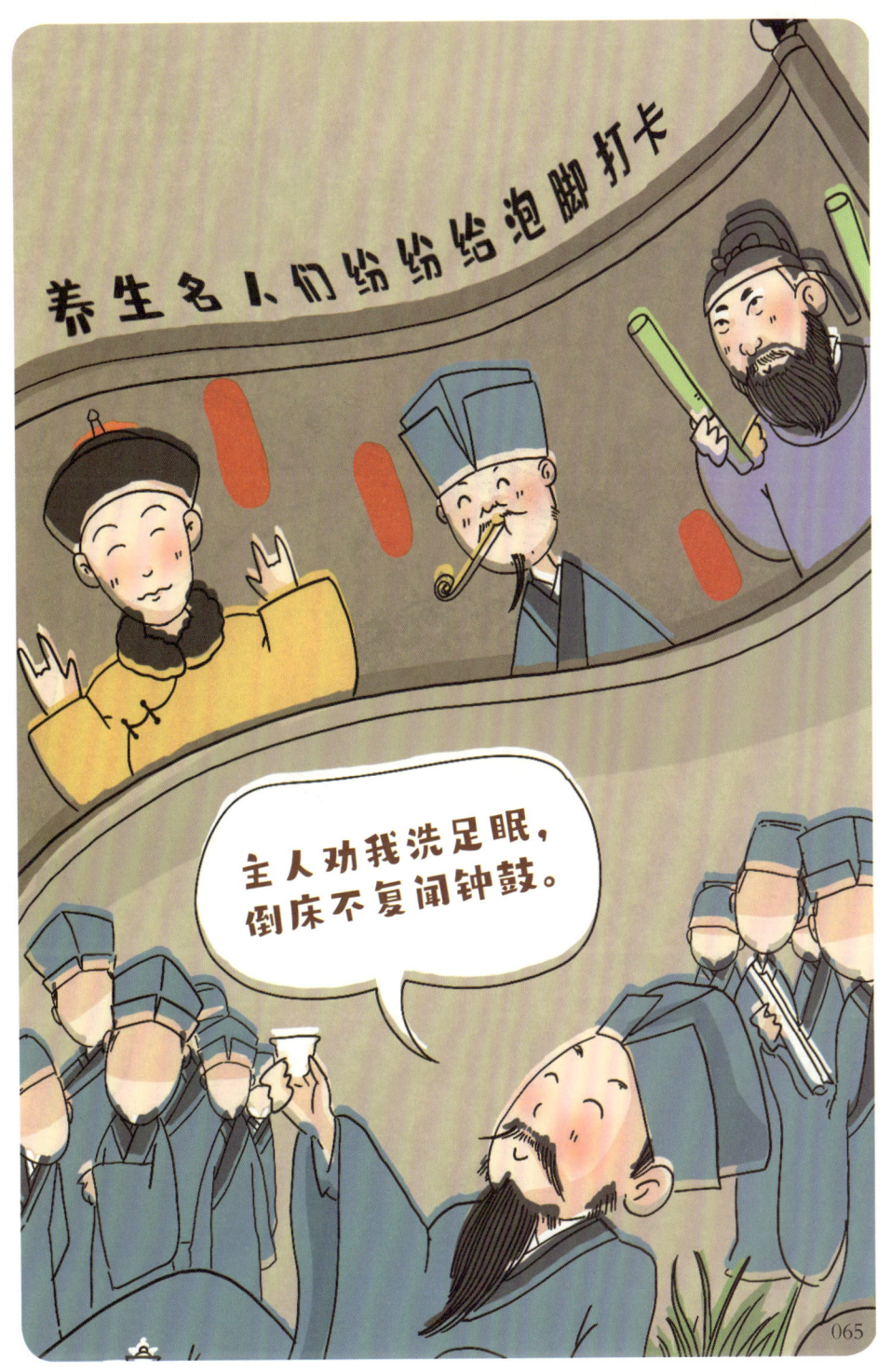

随着泡脚习惯代代相传，
中国人在泡"清汤"的基础上，
还学会了加**"料"**。

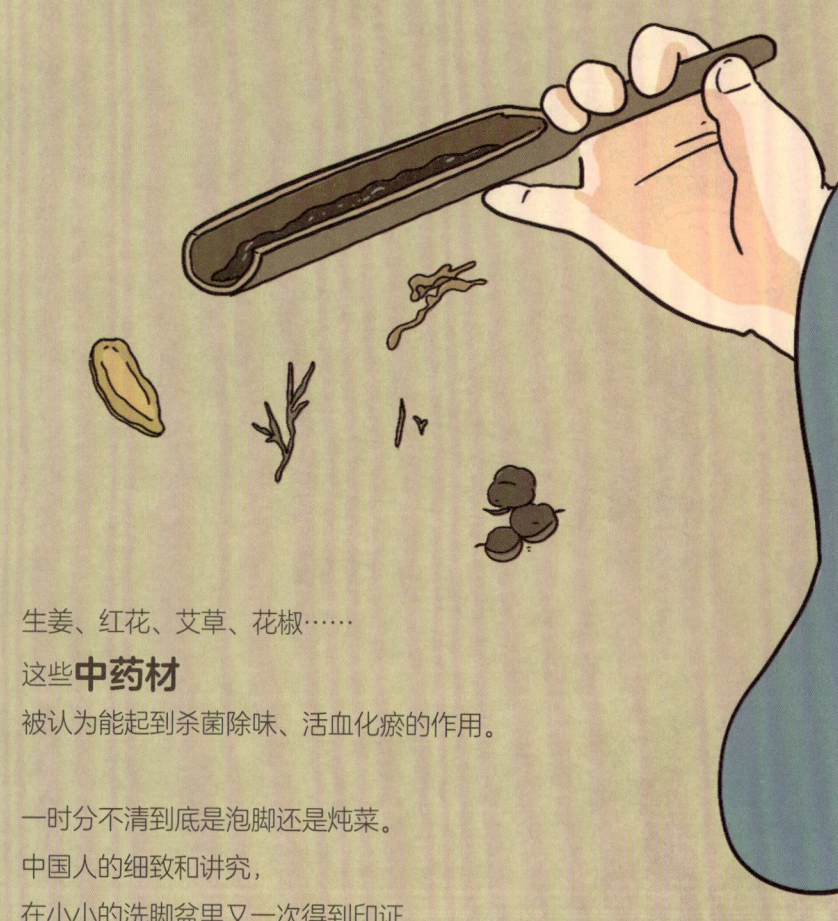

生姜、红花、艾草、花椒……
这些**中药材**
被认为能起到杀菌除味、活血化瘀的作用。

一时分不清到底是泡脚还是炖菜。
中国人的细致和讲究，
在小小的洗脚盆里又一次得到印证。

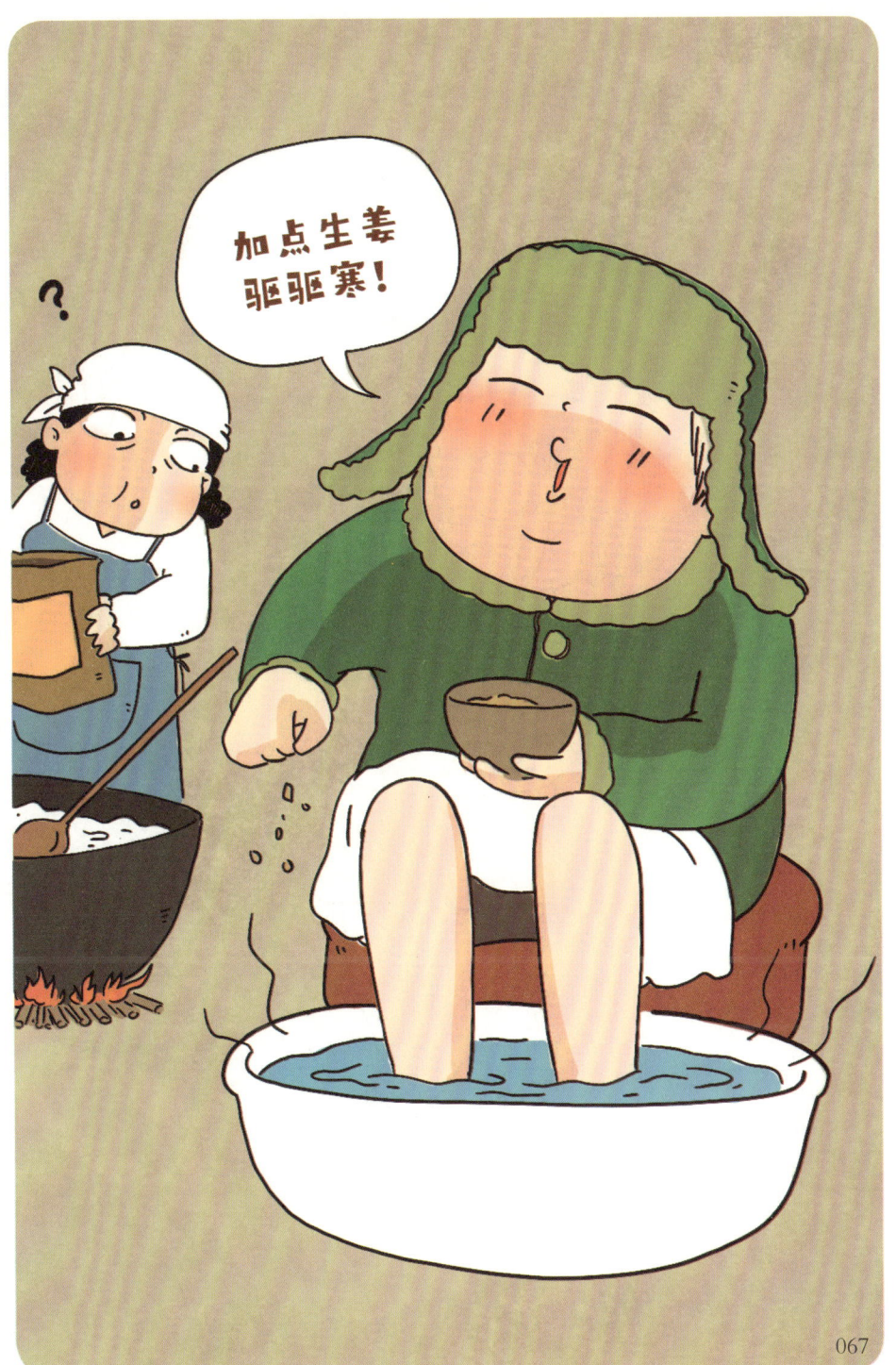

俗话说：**百病从寒起。**

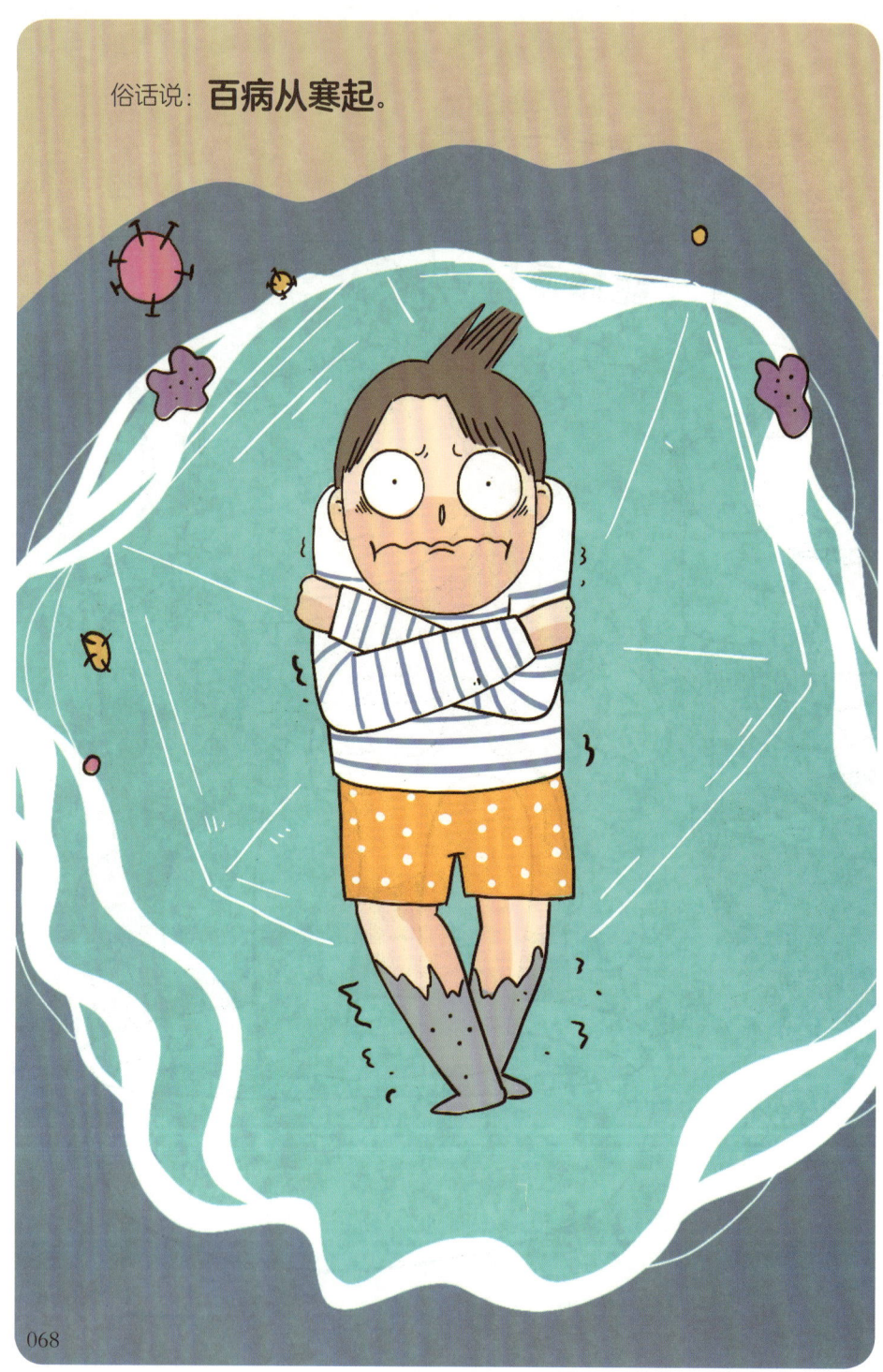

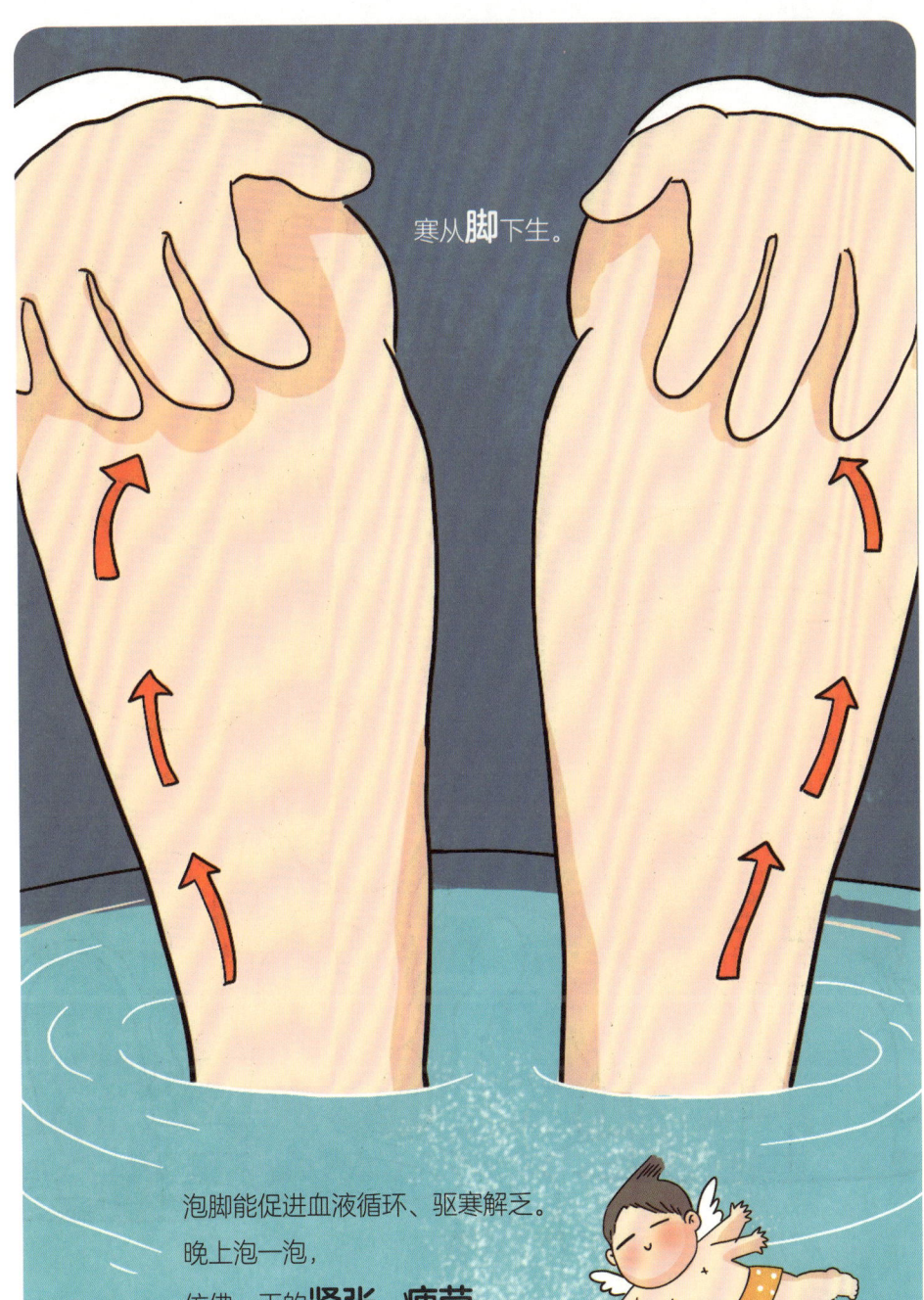

寒从**脚**下生。

泡脚能促进血液循环、驱寒解乏。
晚上泡一泡，
仿佛一天的**紧张、疲劳**
都随着洗脚水倒掉了。

不过泡脚虽好，
也不能贪"盆"。
有的人喜欢冬天烫脚，
非得双脚通红才过瘾。

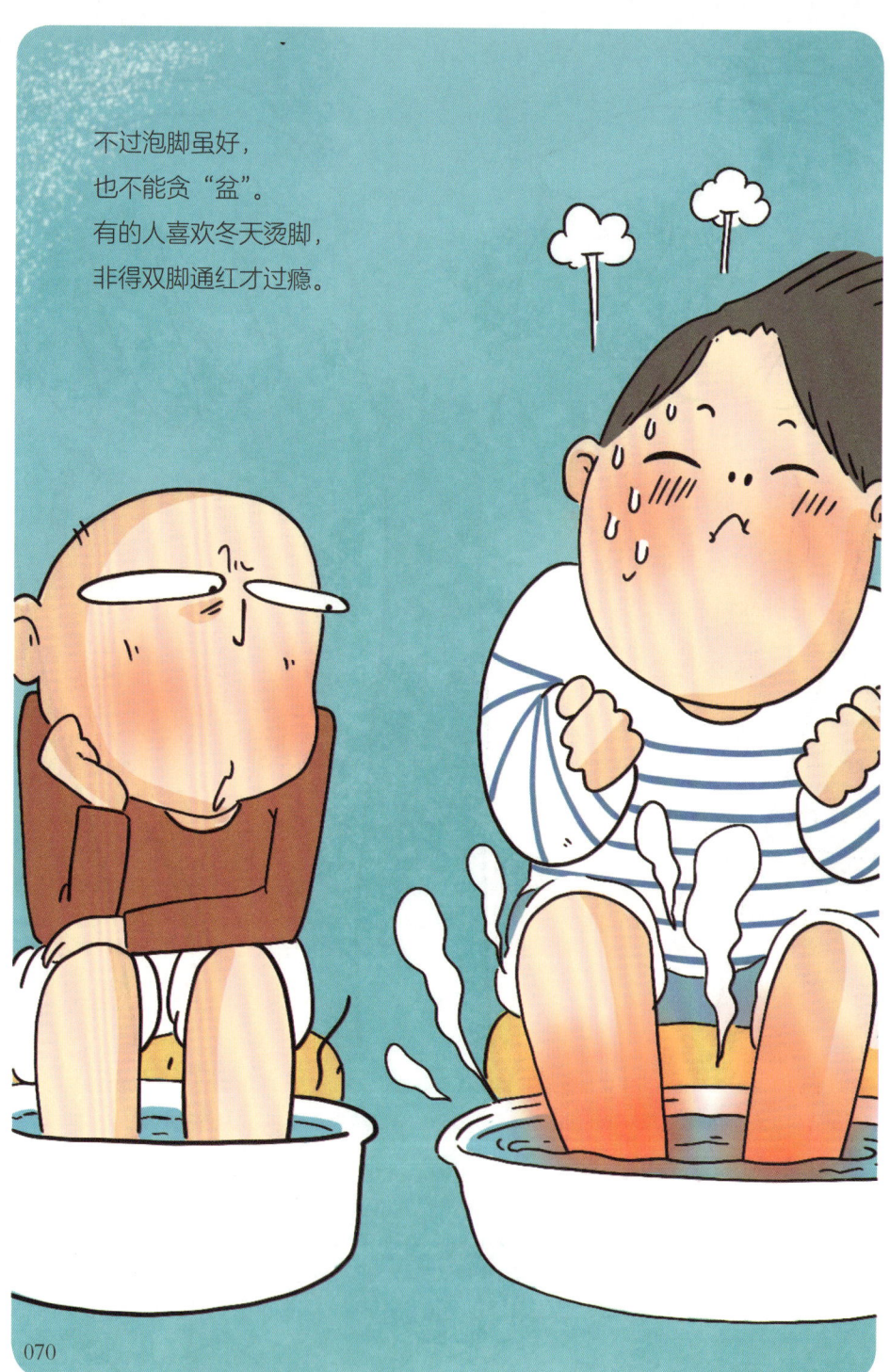

实际上，
在 70℃的水里泡 1 分钟，
或者 60℃的水里泡 5 分钟，
就可能导致**烫伤**，
即使 45℃的水也能造成低温烫伤！

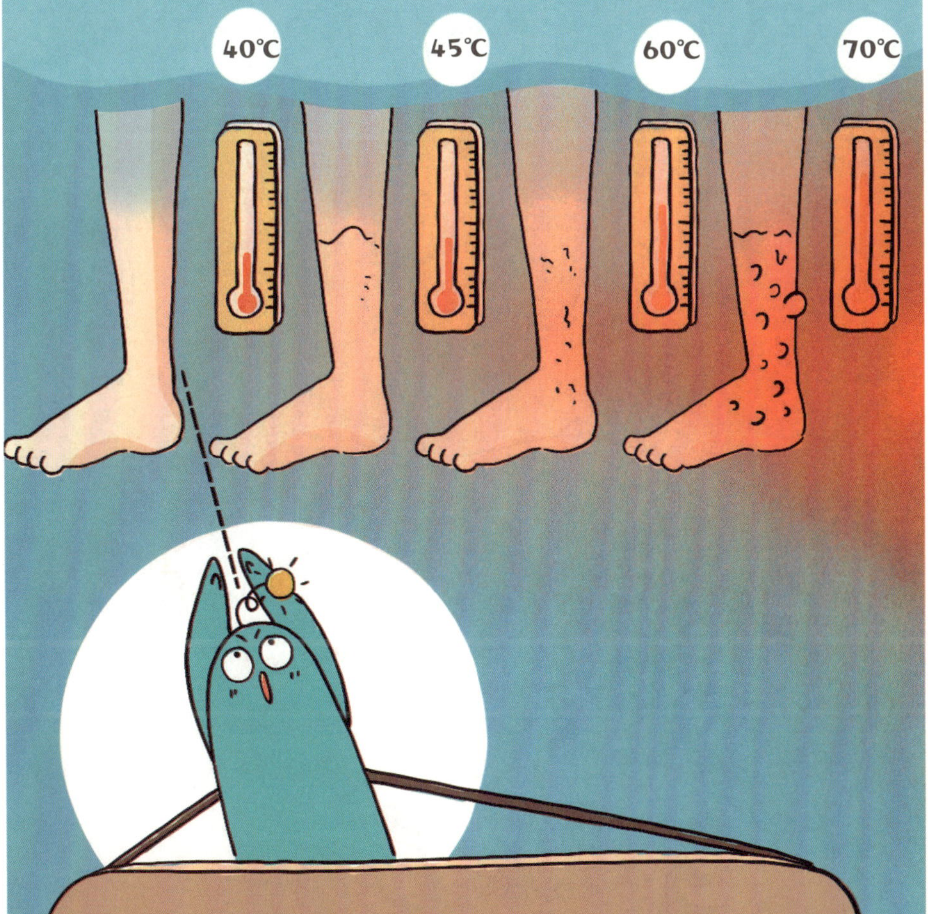

40℃　　45℃　　60℃　　70℃

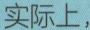

小贴士：
低温烫伤是指身体长时间接触
高于 45℃的低热物体所引起的慢性烫伤，
泡脚水温 40℃左右为宜。

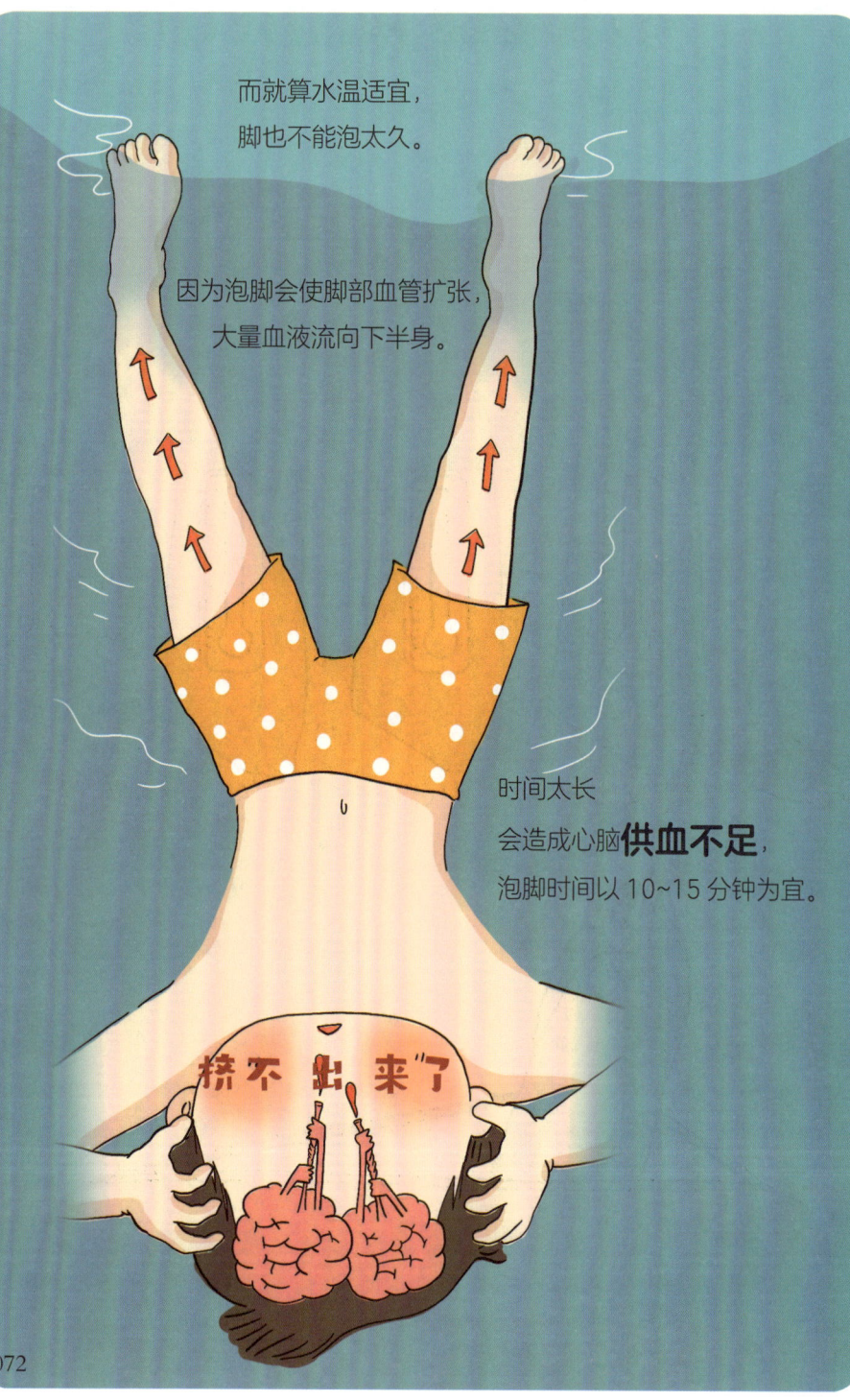

而就算水温适宜，
脚也不能泡太久。

因为泡脚会使脚部血管扩张，
大量血液流向下半身。

时间太长
会造成心脑**供血不足**，
泡脚时间以 10~15 分钟为宜。

挤不出来了

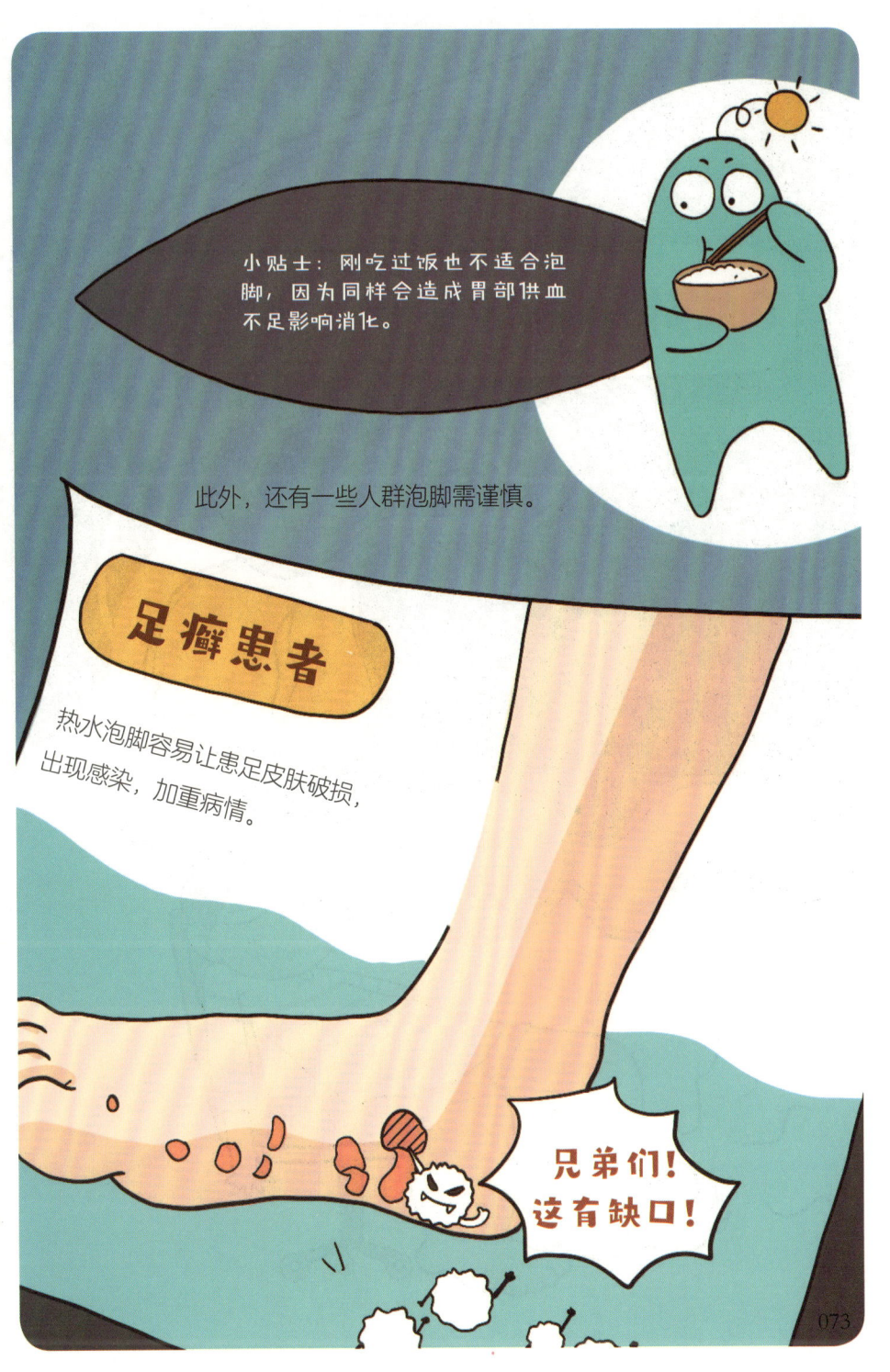

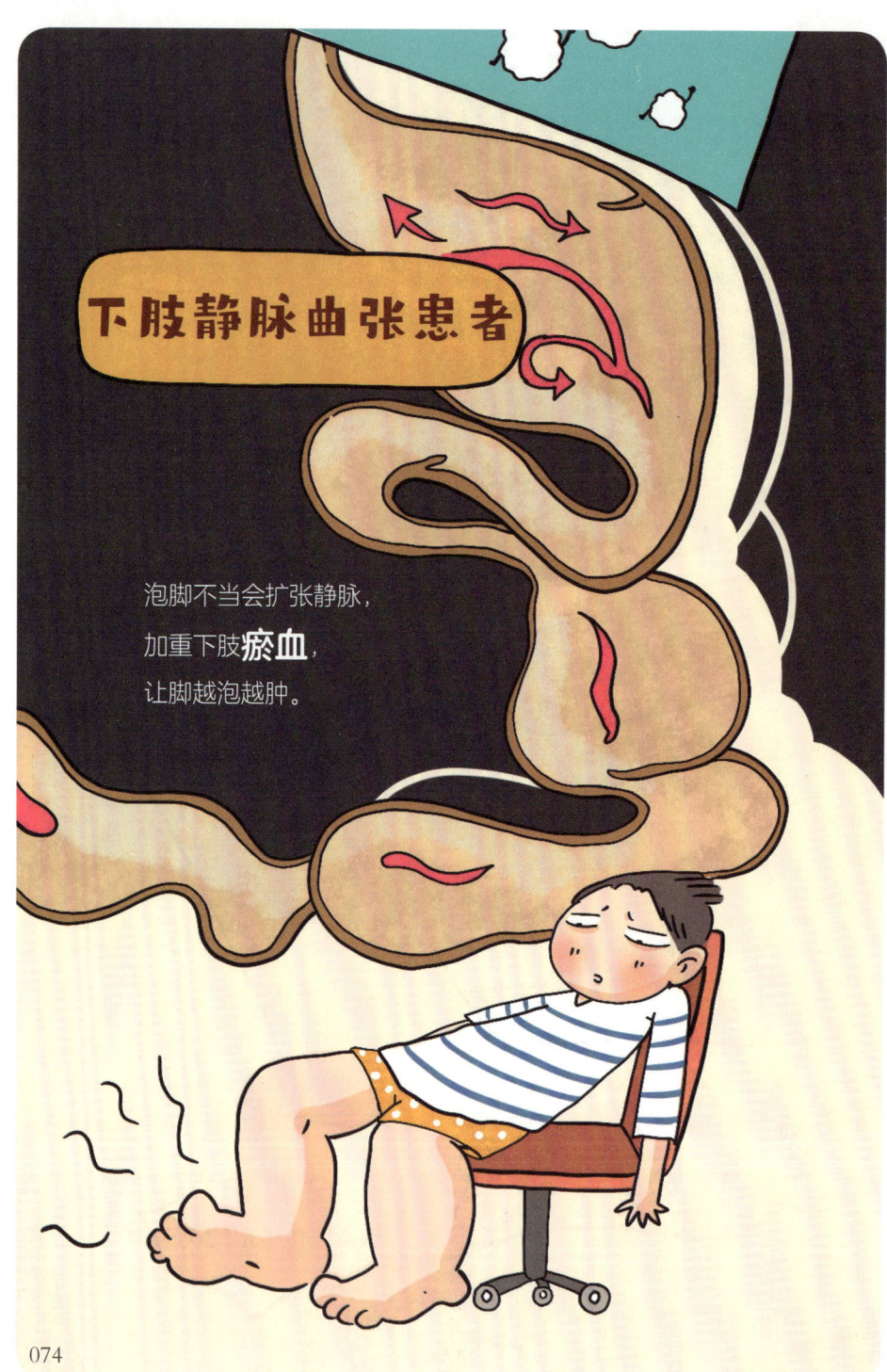

下肢静脉曲张患者

泡脚不当会扩张静脉，
加重下肢**瘀血**，
让脚越泡越肿。

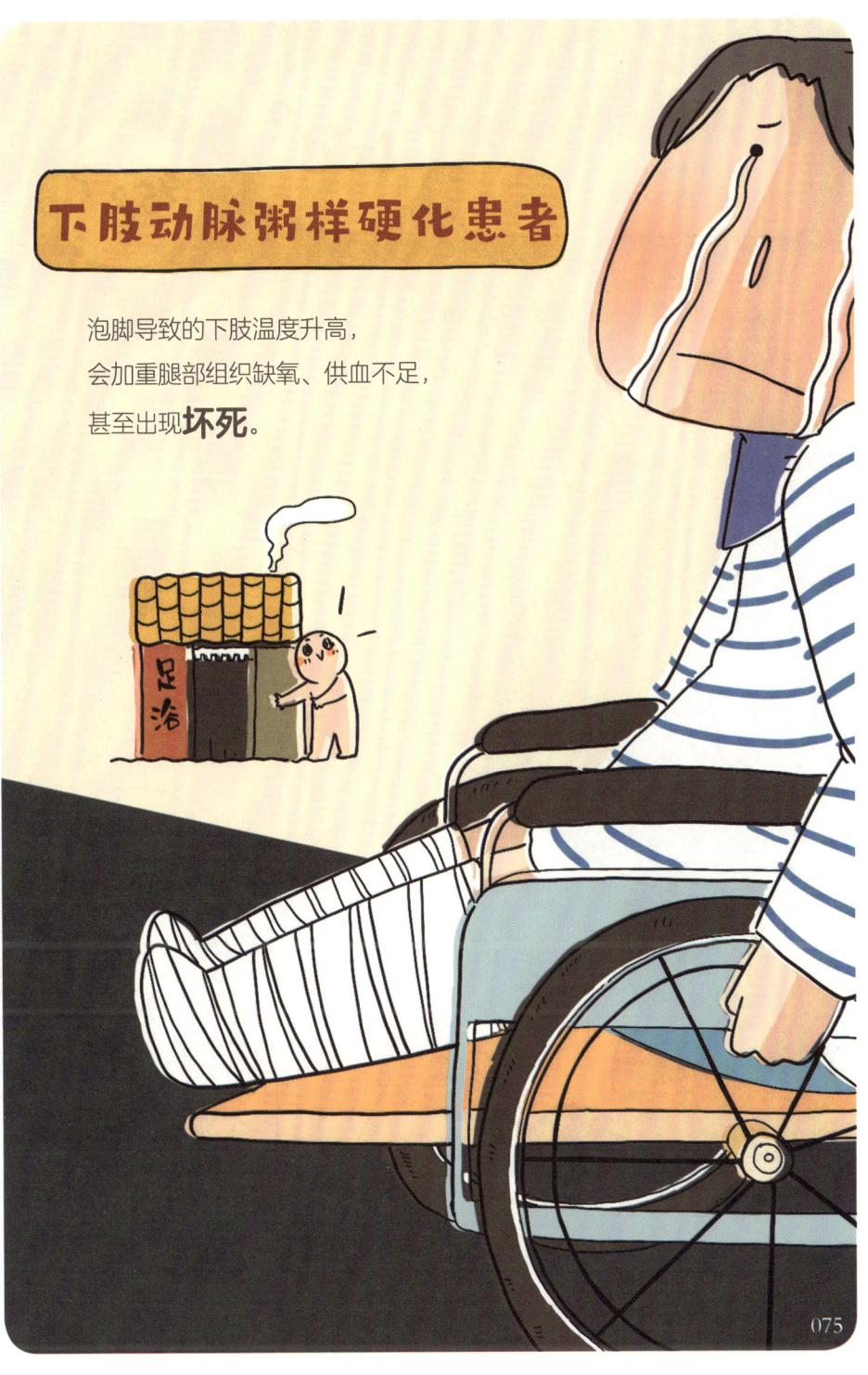

下肢动脉粥样硬化患者

泡脚导致的下肢温度升高，
会加重腿部组织缺氧、供血不足，
甚至出现**坏死**。

足浴

糖尿病患者

40℃？

45℃？

糖尿病患者的神经末梢不能很好地感受水温，泡脚时容易造成烫伤，加重**糖尿病足**病情。

好烫呀！！

小贴士：
糖尿病足是因糖尿病神经病变所导致的足部疼痛、足部溃疡及足坏疽等病变。

70℃

076

科学泡脚，趋利避害。
泡脚这个几千年的老习惯，
时至今日依然能让我们受益和迷恋。

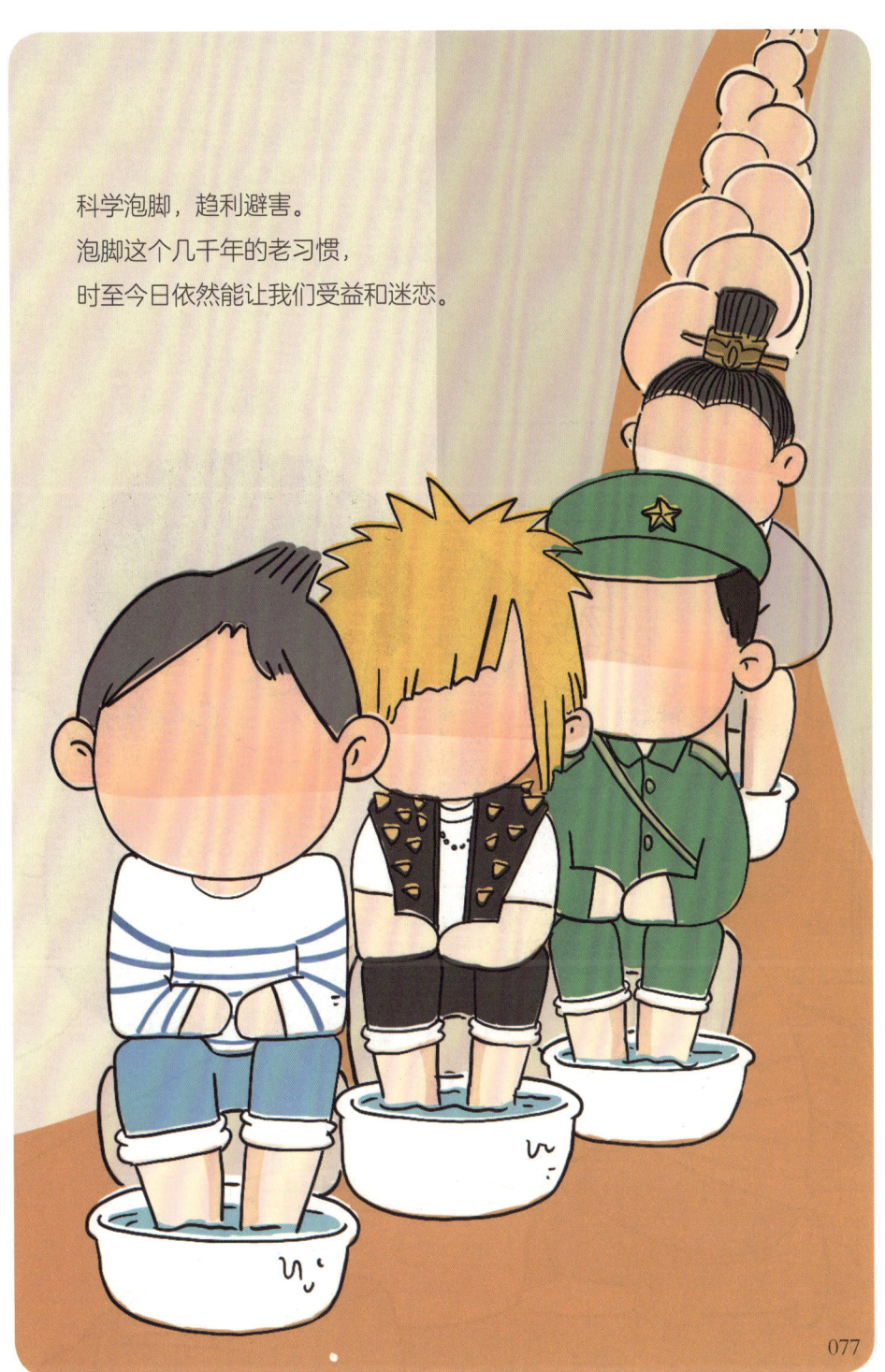

在冷冷的冬天里，
给自己泡个脚，
为父母和爱的人洗个脚。
脚暖，心里更暖。

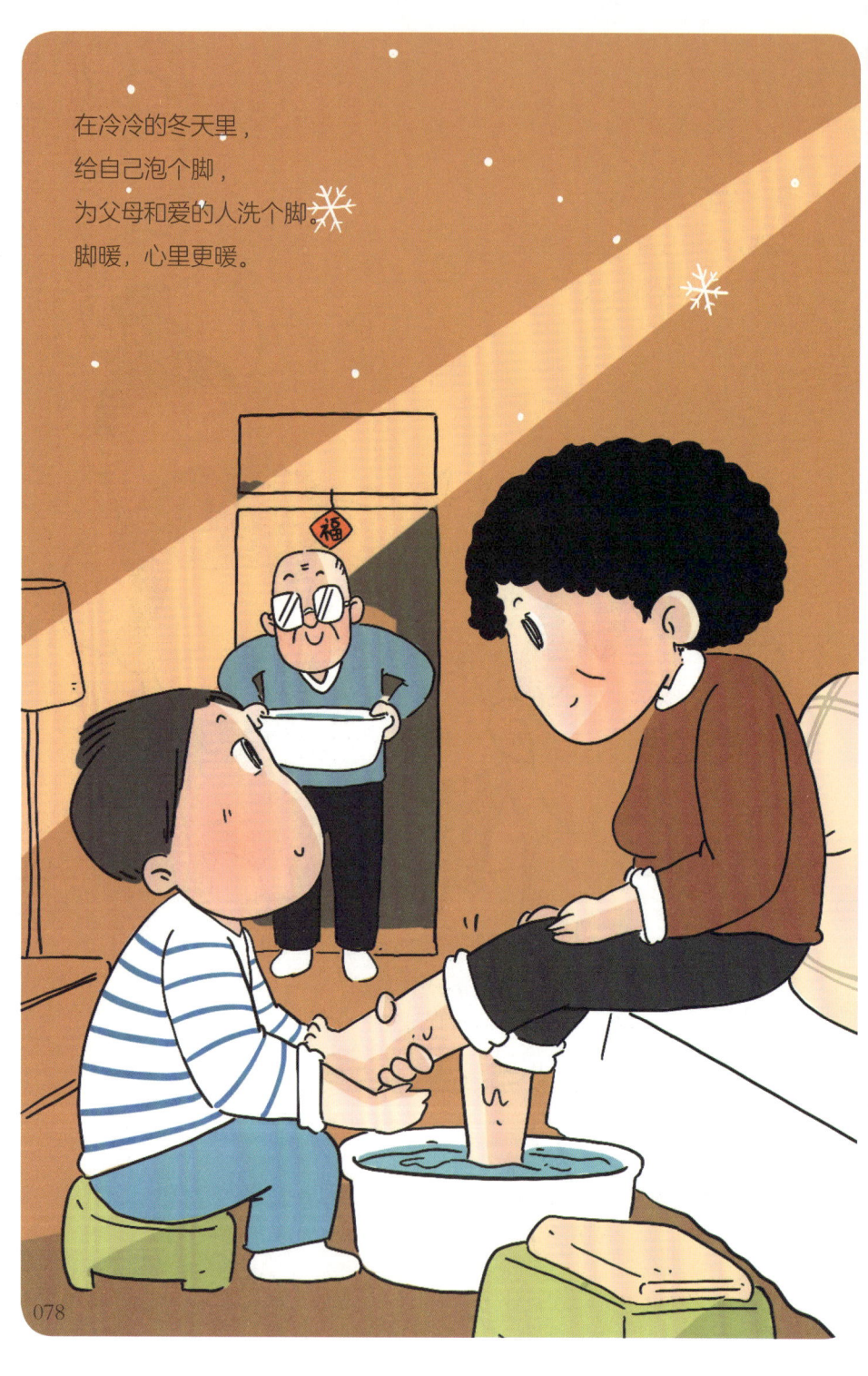

078

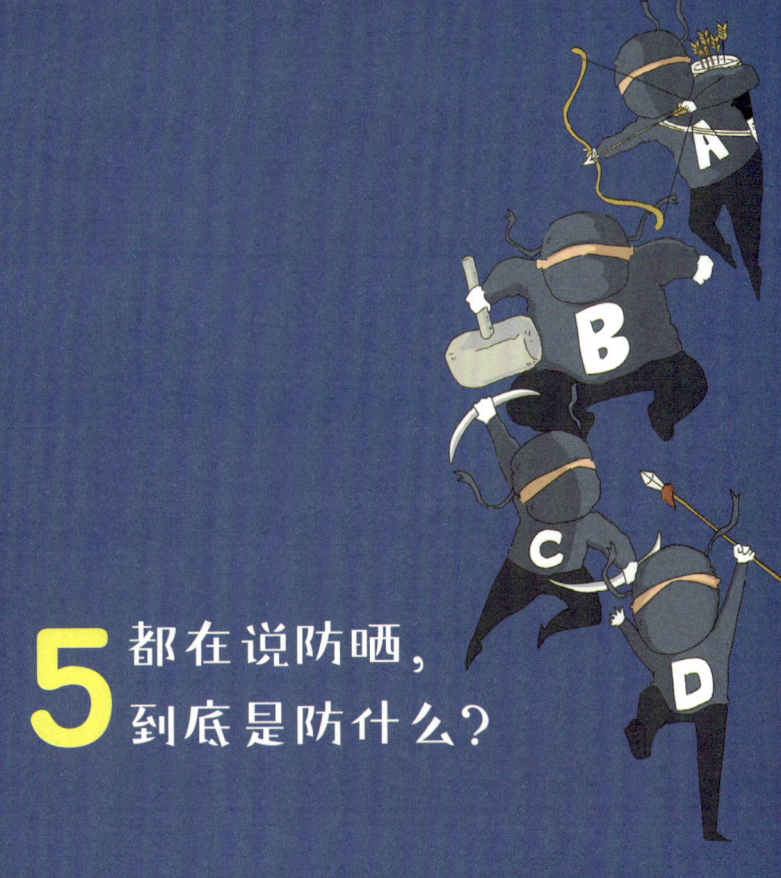

5 都在说防晒，
到底是防什么？

医生说

　　太阳是地球的朋友，也是地球生命能量的终极来源。但太阳光中的紫外线过多，也会对人类健康造成影响。在与太阳长期共存的过程中，人类绞尽脑汁，花式防晒，发明出了通过戴墨镜、涂防晒霜来抵御紫外线伤害的方法。

——南方医科大学深圳医院皮肤科　谭帅

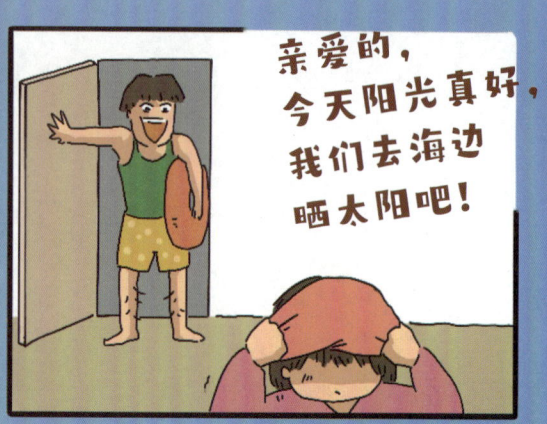

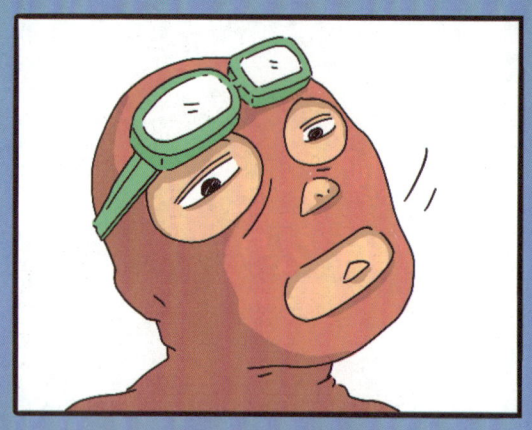

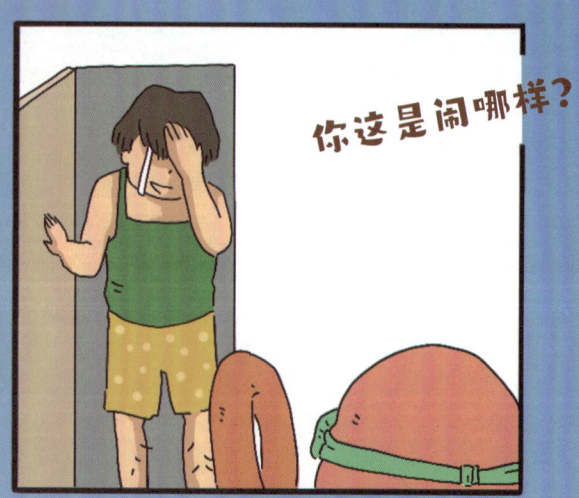

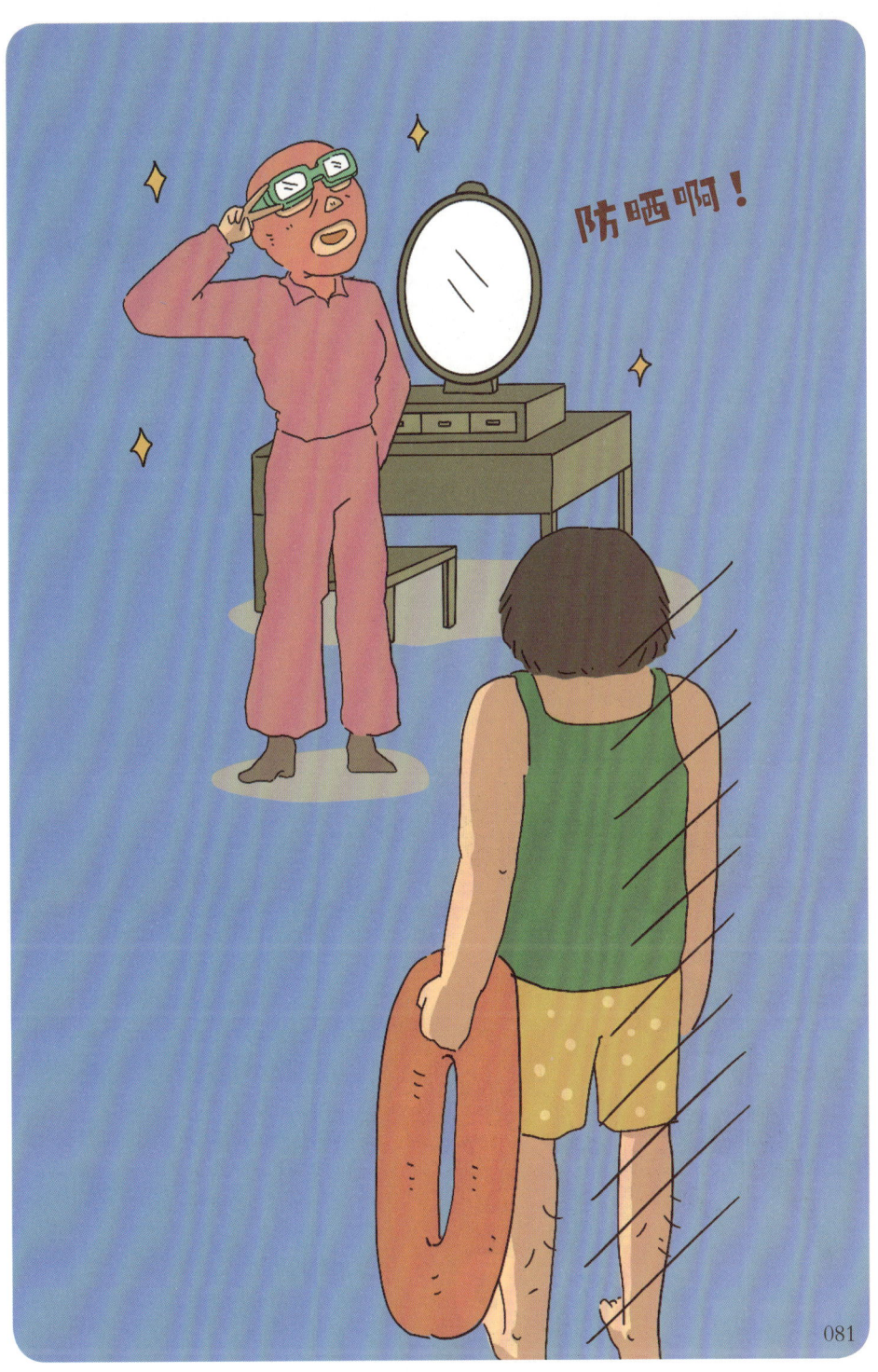

081

做好防晒是所有
爱美女性的必修课！

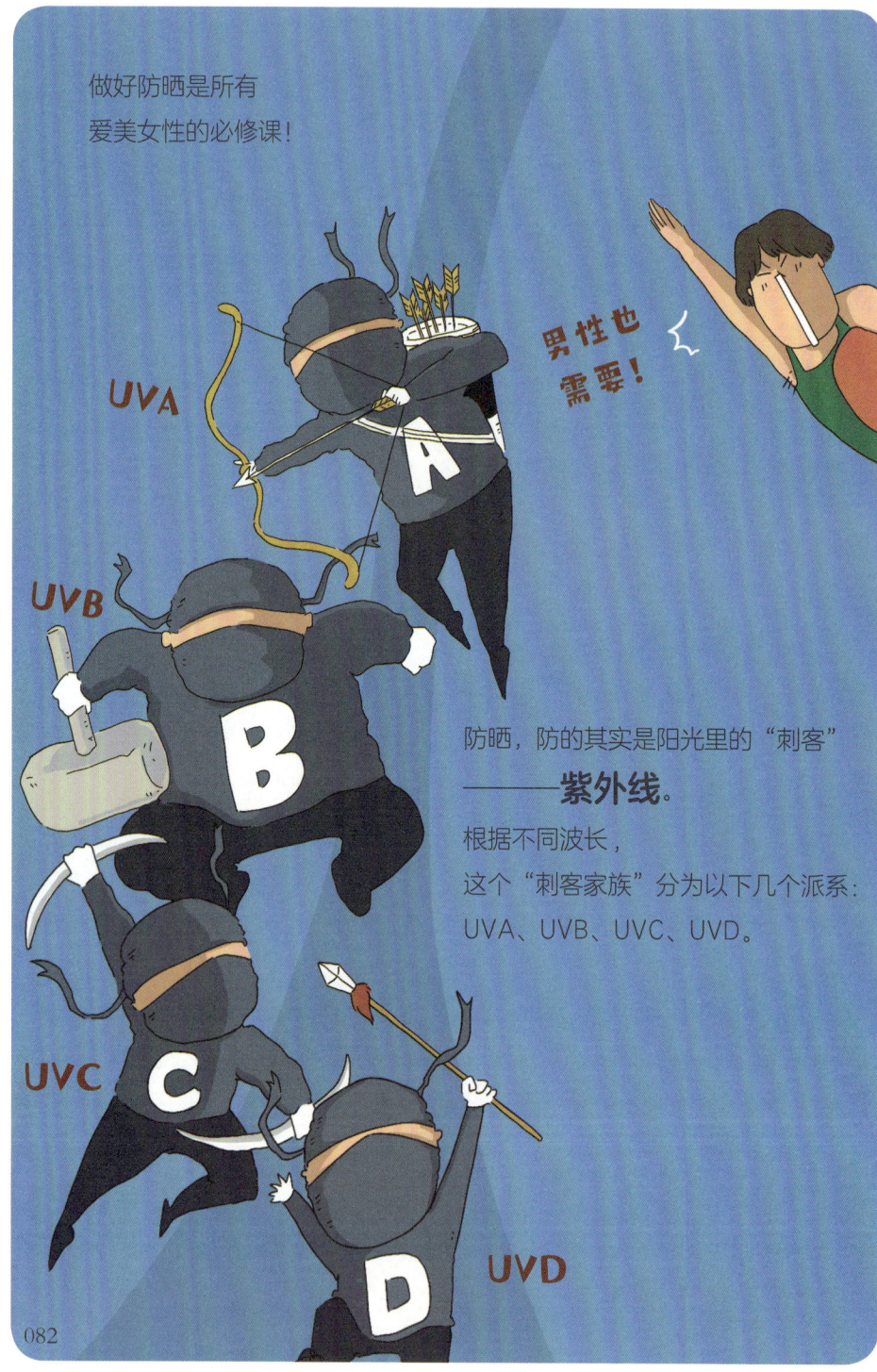

UVA

UVB

男性也
需要！

防晒，防的其实是阳光里的"刺客"
——**紫外线**。
根据不同波长，
这个"刺客家族"分为以下几个派系：
UVA、UVB、UVC、UVD。

UVC

UVD

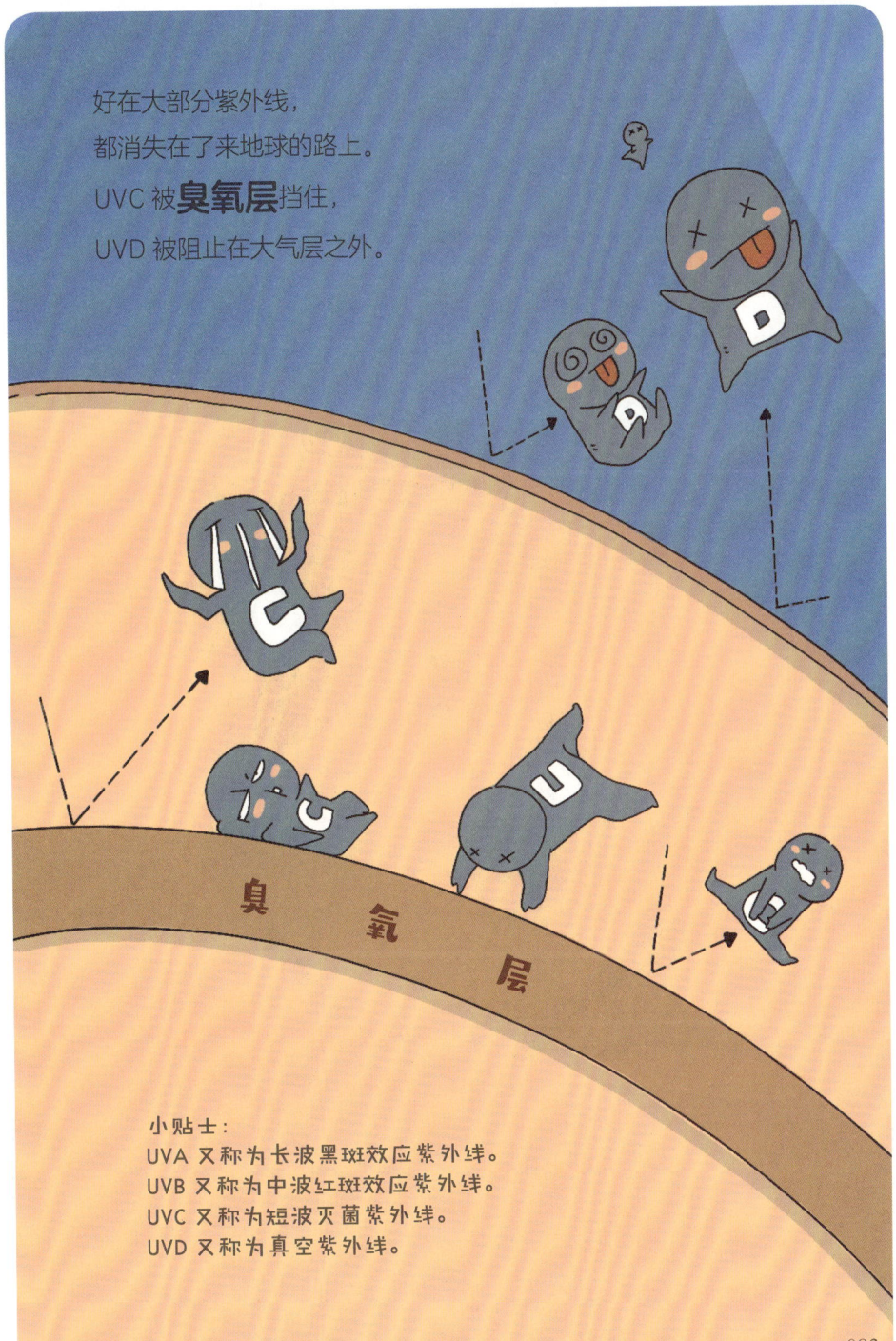

好在大部分紫外线，
都消失在了来地球的路上。
UVC 被**臭氧层**挡住，
UVD 被阻止在大气层之外。

臭　氧　层

小贴士：
UVA 又称为长波黑斑效应紫外线。
UVB 又称为中波红斑效应紫外线。
UVC 又称为短波灭菌紫外线。
UVD 又称为真空紫外线。

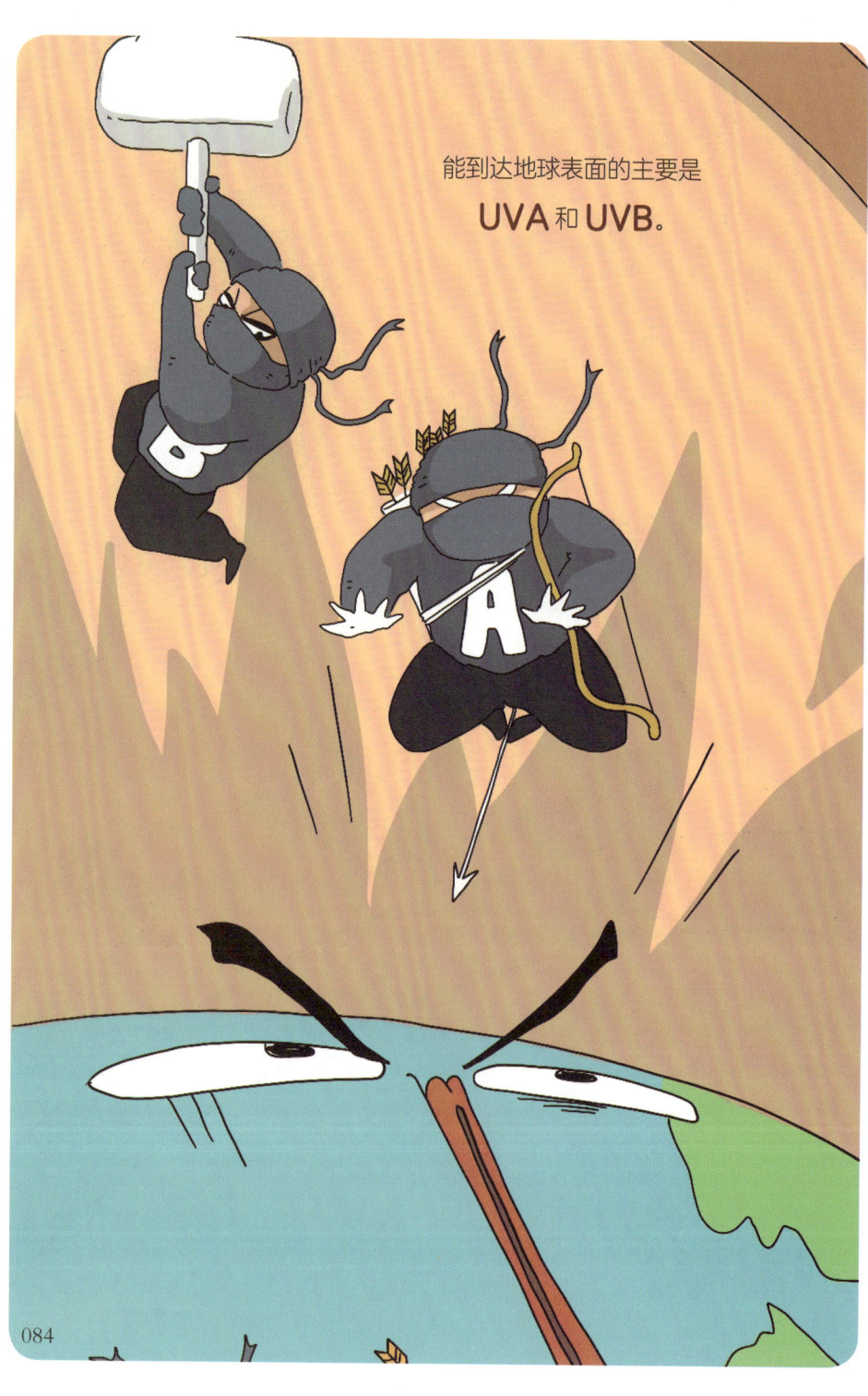

能到达地球表面的主要是

UVA 和 **UVB**。

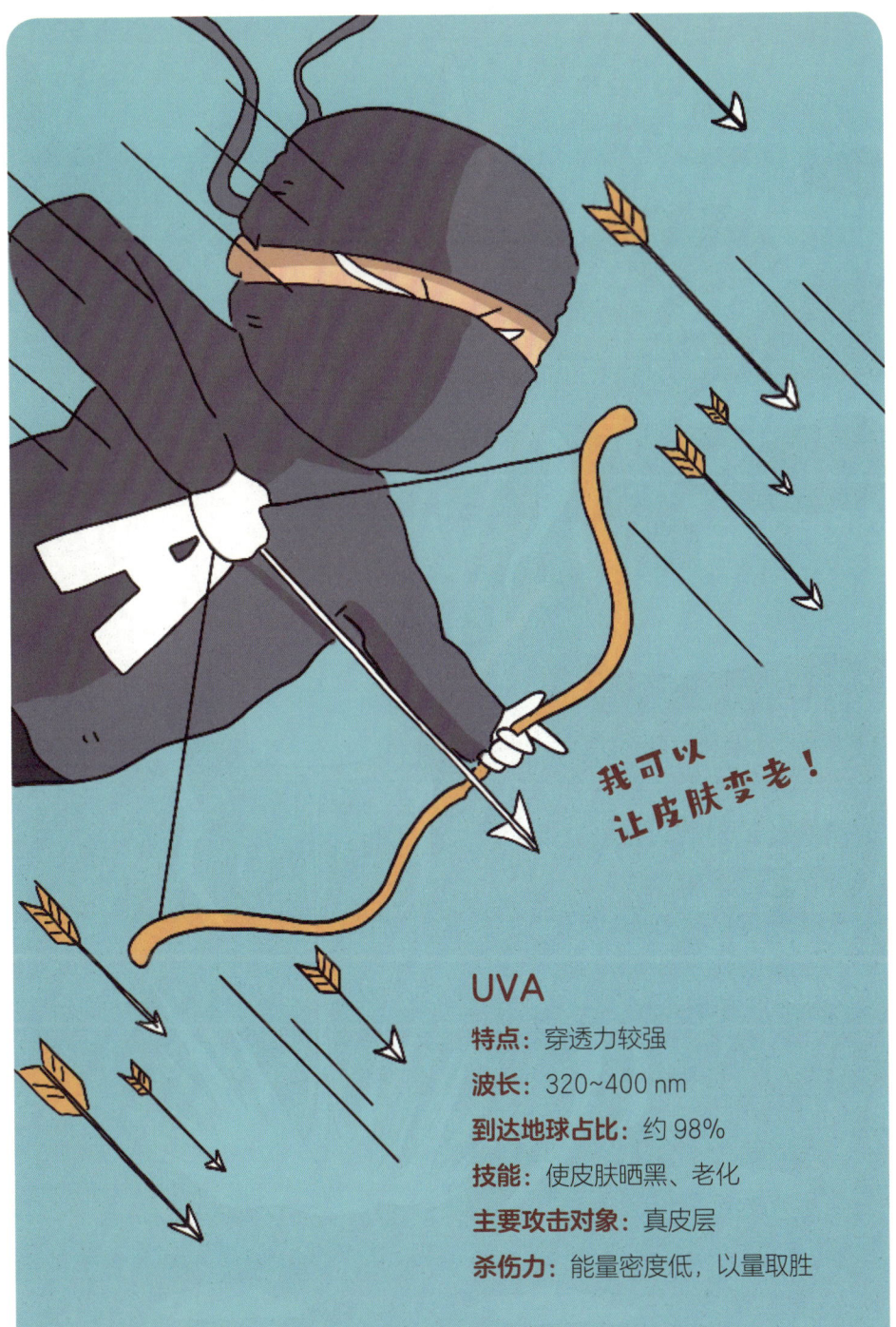

我可以让皮肤变老！

UVA

特点：穿透力较强

波长：320~400 nm

到达地球占比：约98%

技能：使皮肤晒黑、老化

主要攻击对象：真皮层

杀伤力：能量密度低，以量取胜

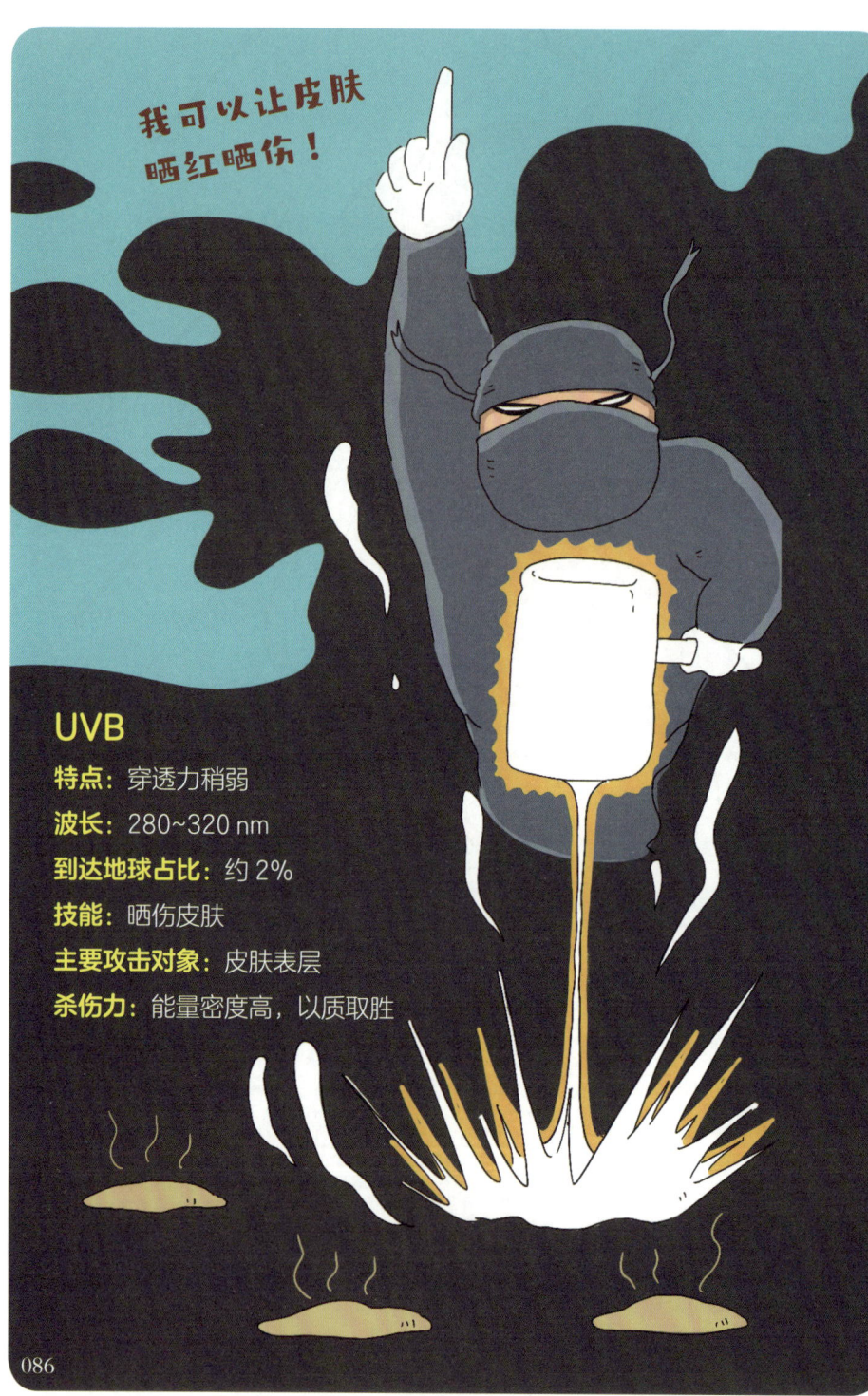

UVB

特点： 穿透力稍弱

波长： 280~320 nm

到达地球占比： 约2%

技能： 晒伤皮肤

主要攻击对象： 皮肤表层

杀伤力： 能量密度高，以质取胜

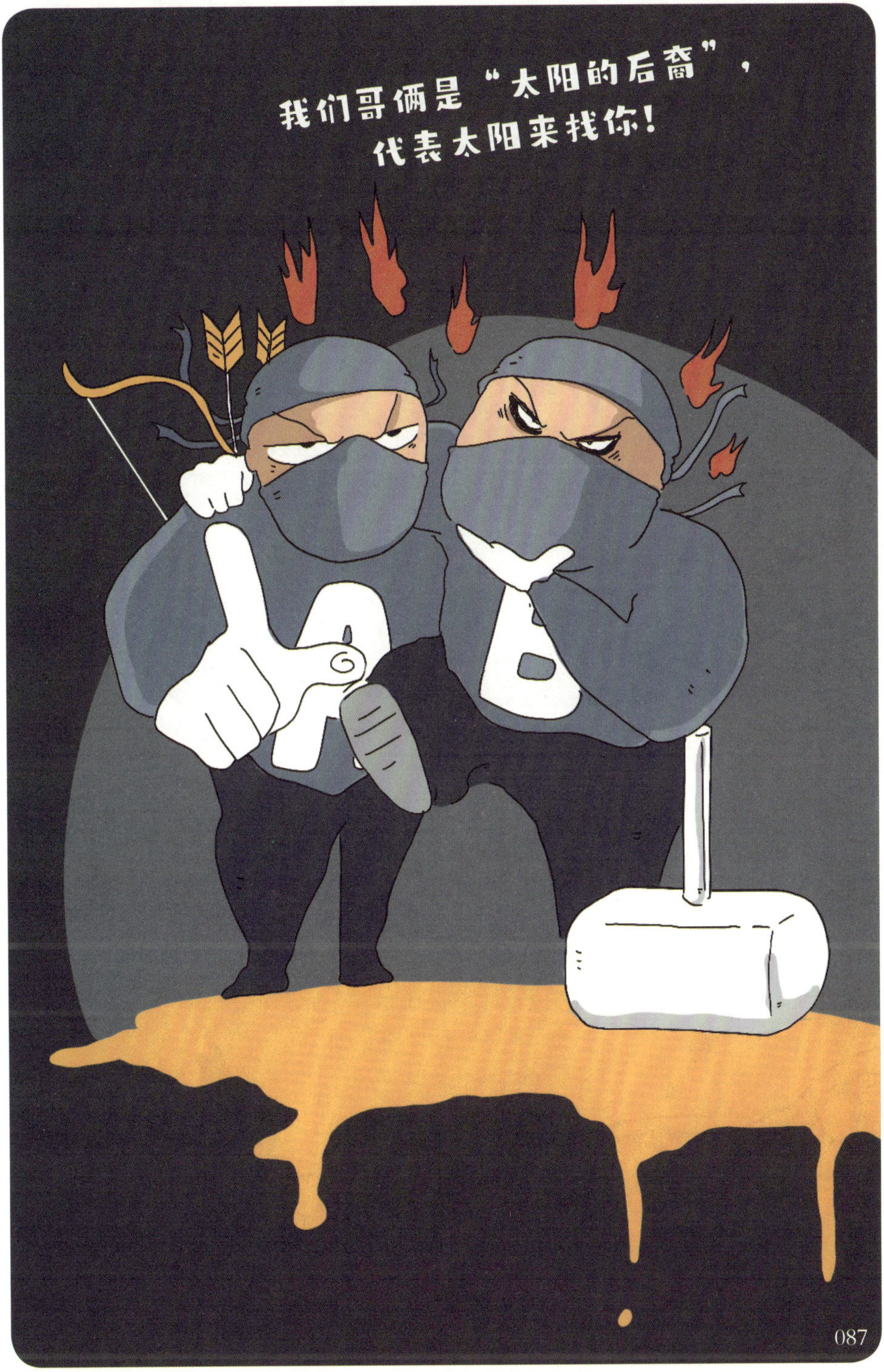
我们哥俩是“太阳的后裔”，
代表太阳来找你！

变黑是皮肤被晒后最直接的表现。
在穿透表皮的 UVA 刺激下，
皮下组织形成的**黑色素**，
像伞一样遮挡和反射光线，
起到保护细胞的作用。

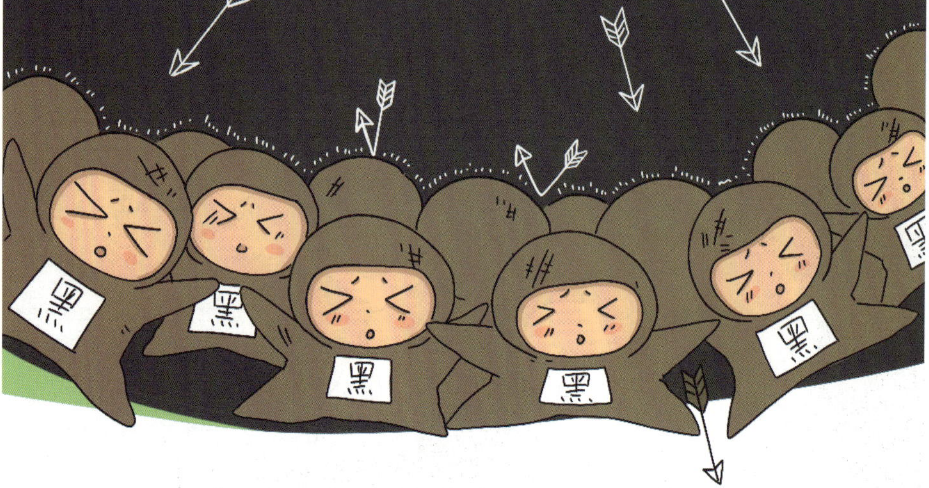

别怕！
有我罩着大家伙儿！

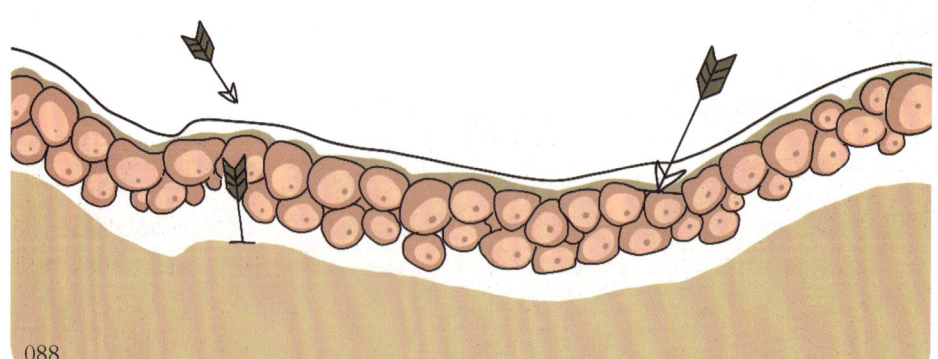

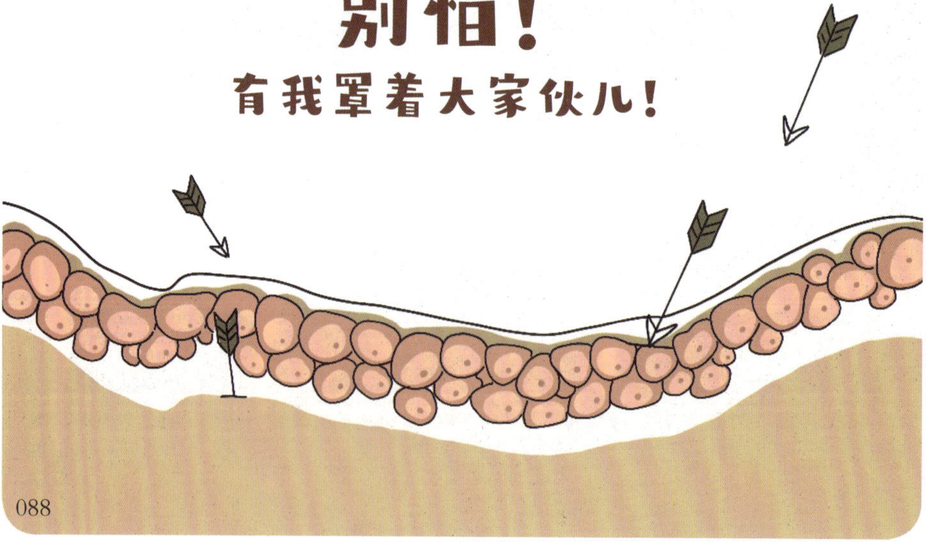

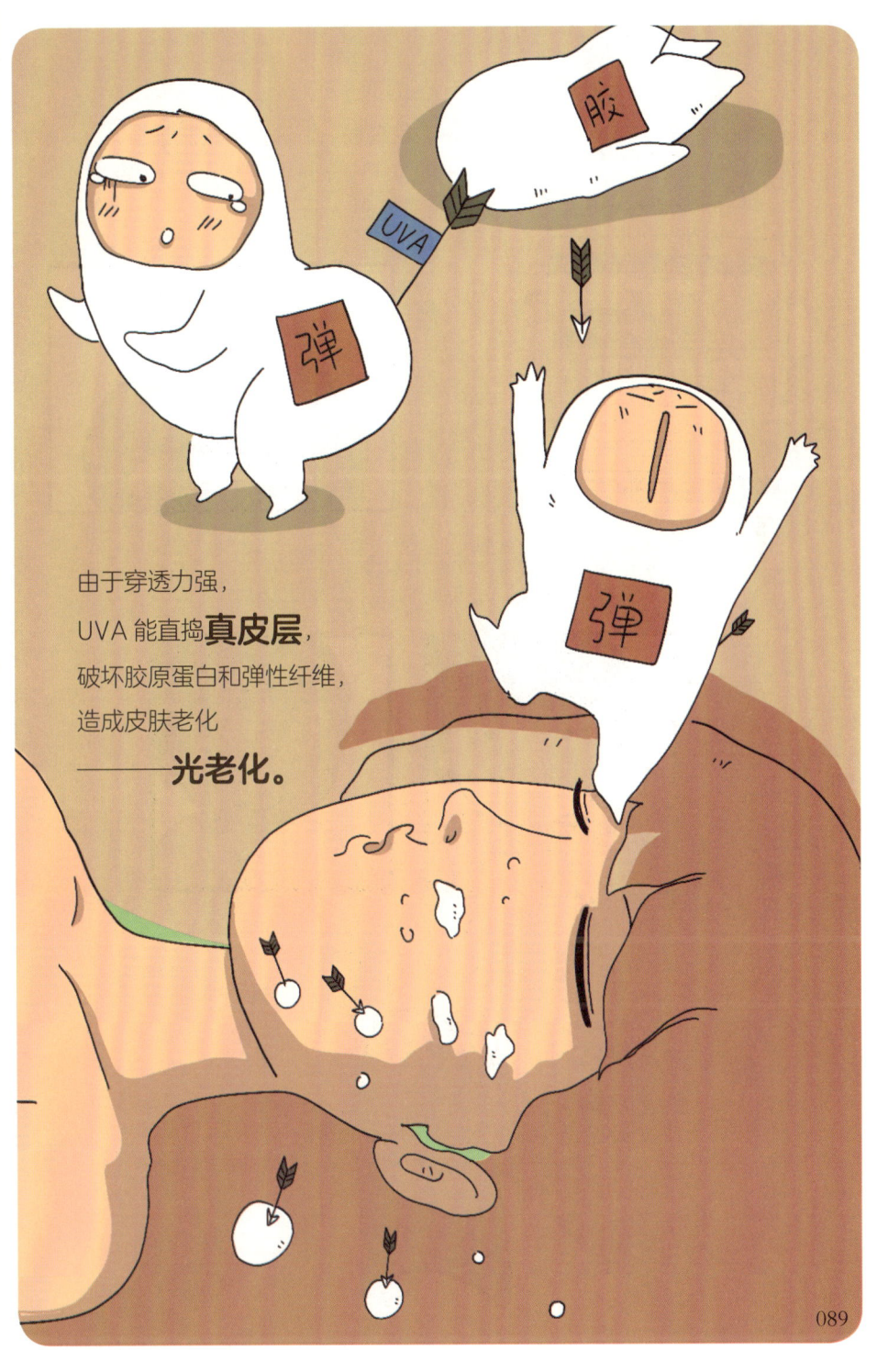

由于穿透力强，
UVA 能直捣**真皮层**，
破坏胶原蛋白和弹性纤维，
造成皮肤老化
——**光老化。**

光老化是随着日照时间增多
而累积的损伤，且过程不可逆。

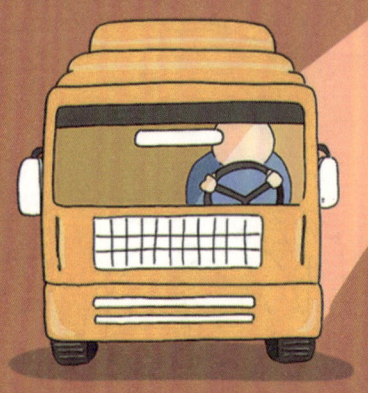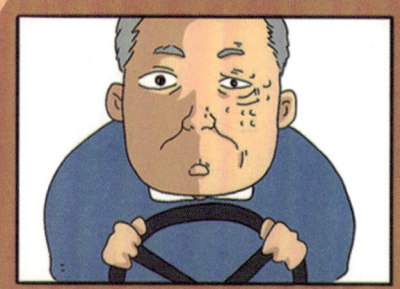

肤色浅的人光老化更为严重。
同时 UVA 也是引起皮肤癌的重要原因。

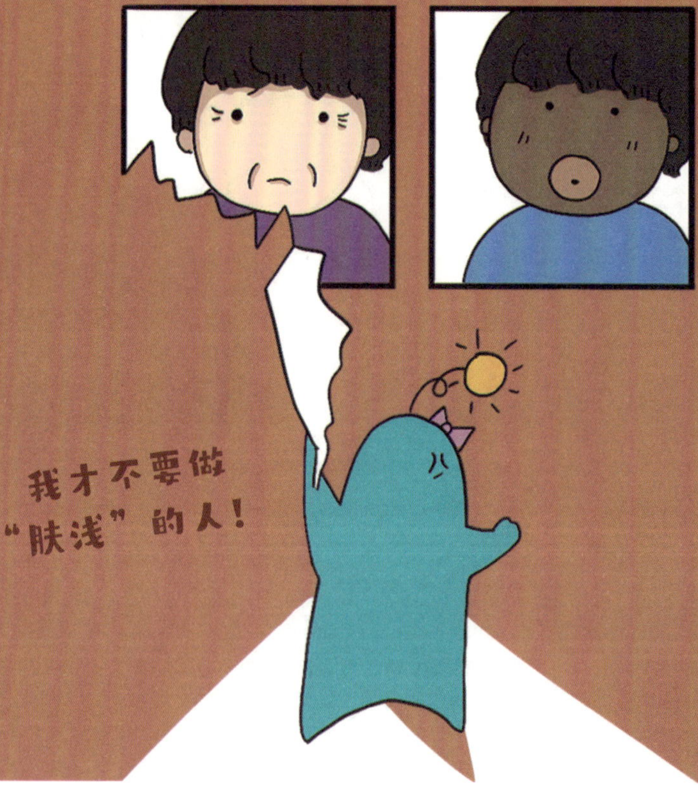

我才不要做
"肤浅"的人！

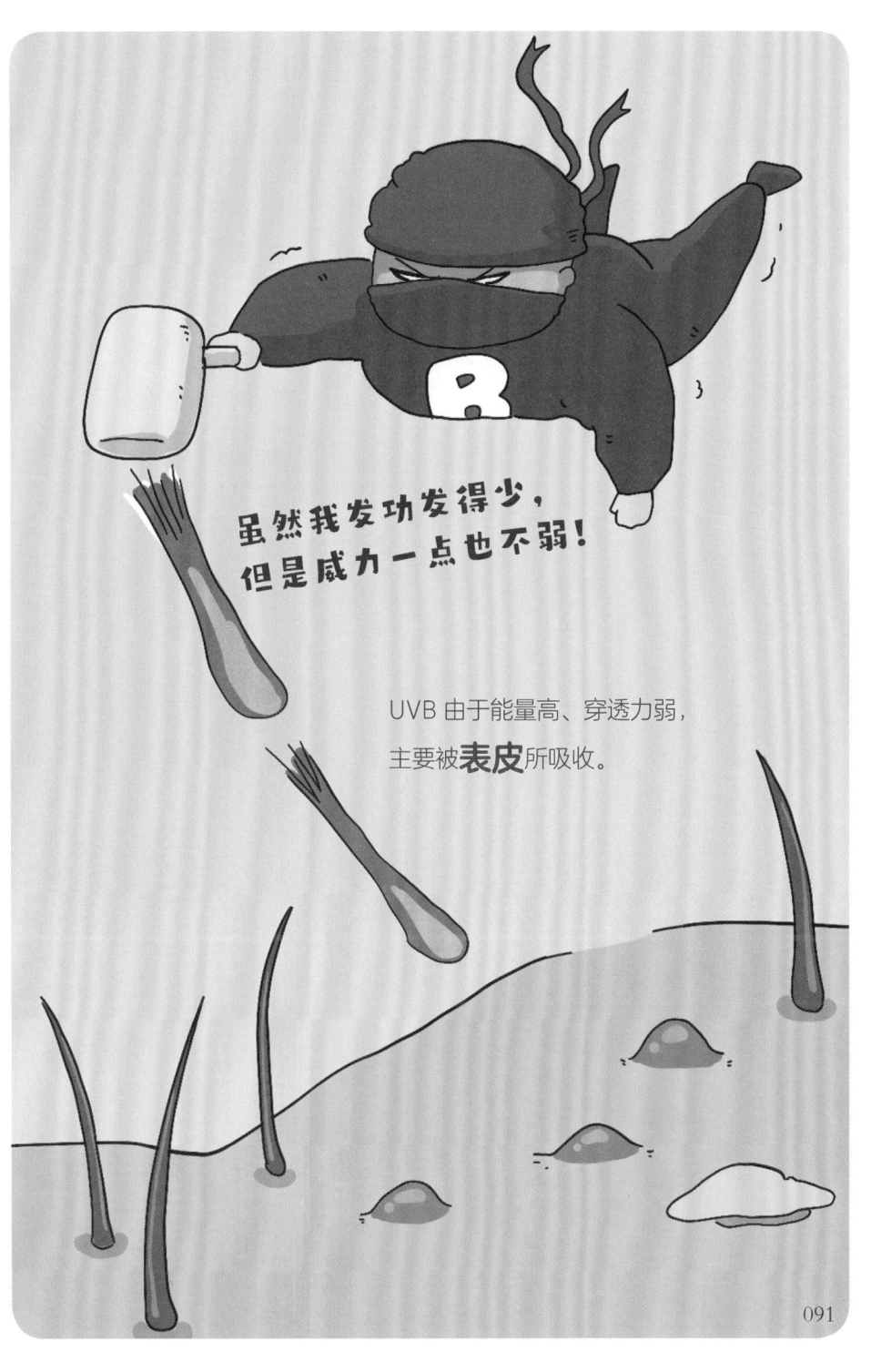

虽然我发功发得少，
但是威力一点也不弱！

UVB 由于能量高、穿透力弱，
主要被**表皮**所吸收。

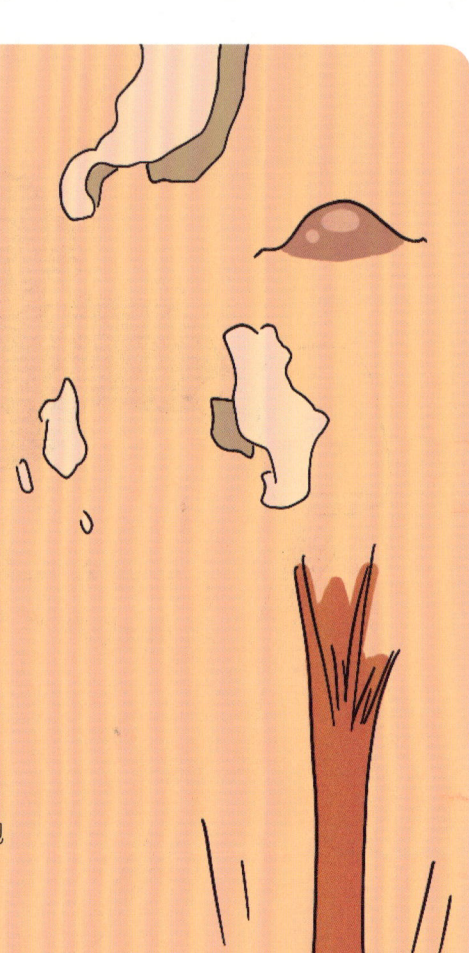

人如果长时间暴露在日光中，
就容易引起皮肤红斑、水肿，
甚至**脱皮**。

更可怕的是，
UVB 会损伤皮肤内特殊的免疫细胞
———**朗格汉斯细胞**，
让皮肤免疫力大大下降，
进而增大癌变概率。

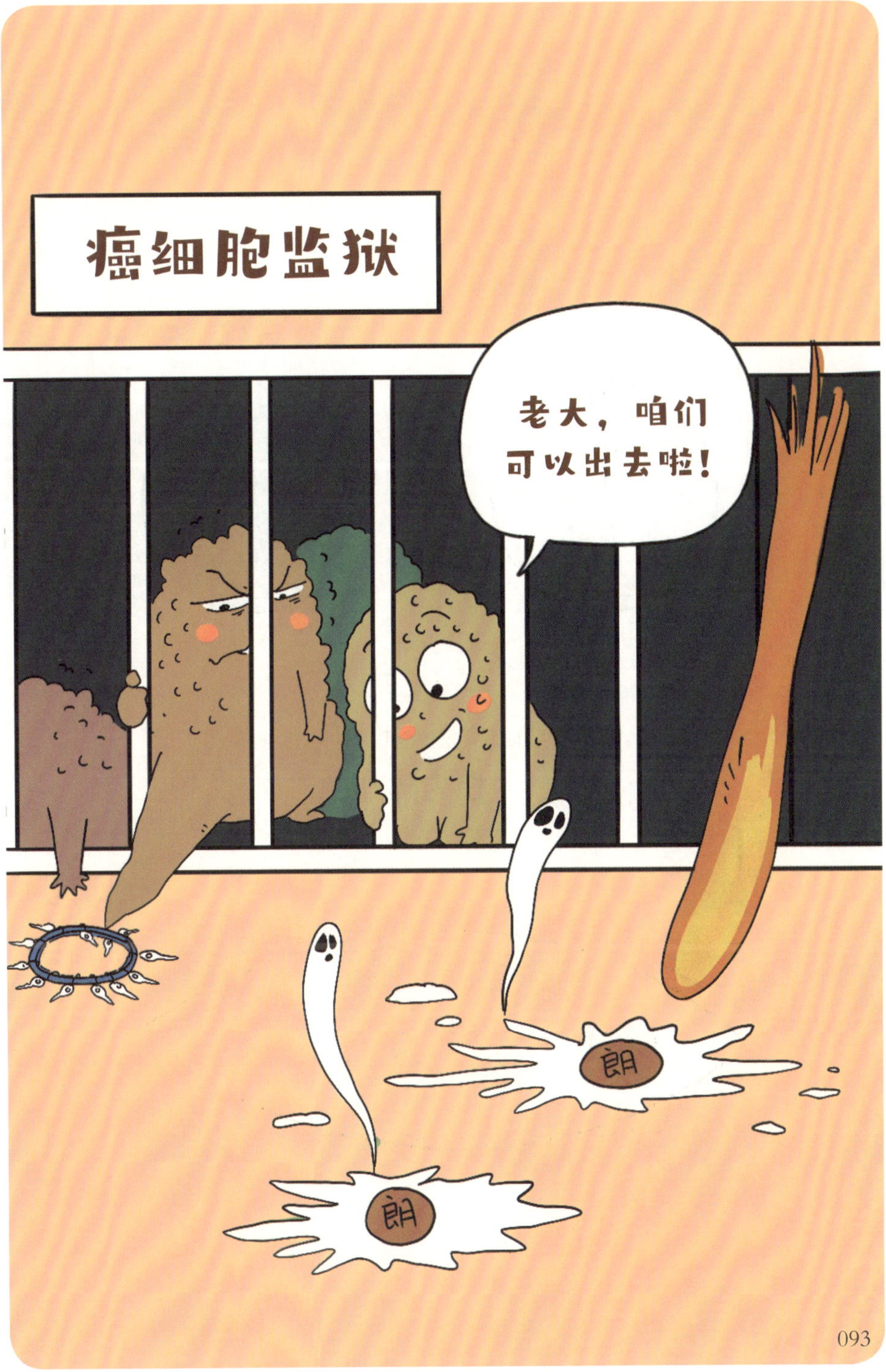

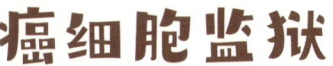

据估计,
臭氧每减少 1%,
引起皮肤癌的概率就增加 3%。

1%　　　　　　　**3%**

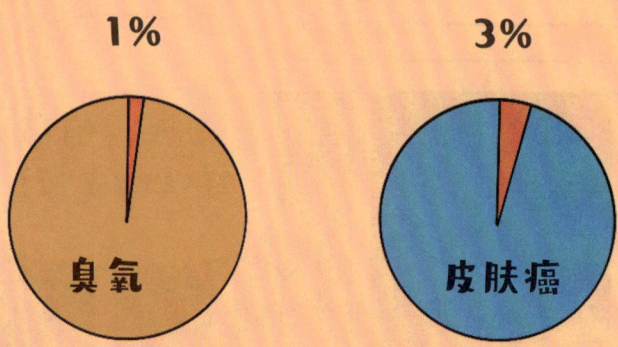

除了皮肤损伤,
紫外线还是引起**白内障**的重要因素。

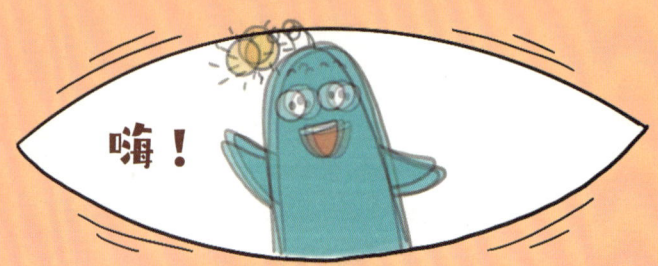

嗨！

紫外线的危害这么多，
自古以来人们就想尽办法与它抗争。
主要分为两派：

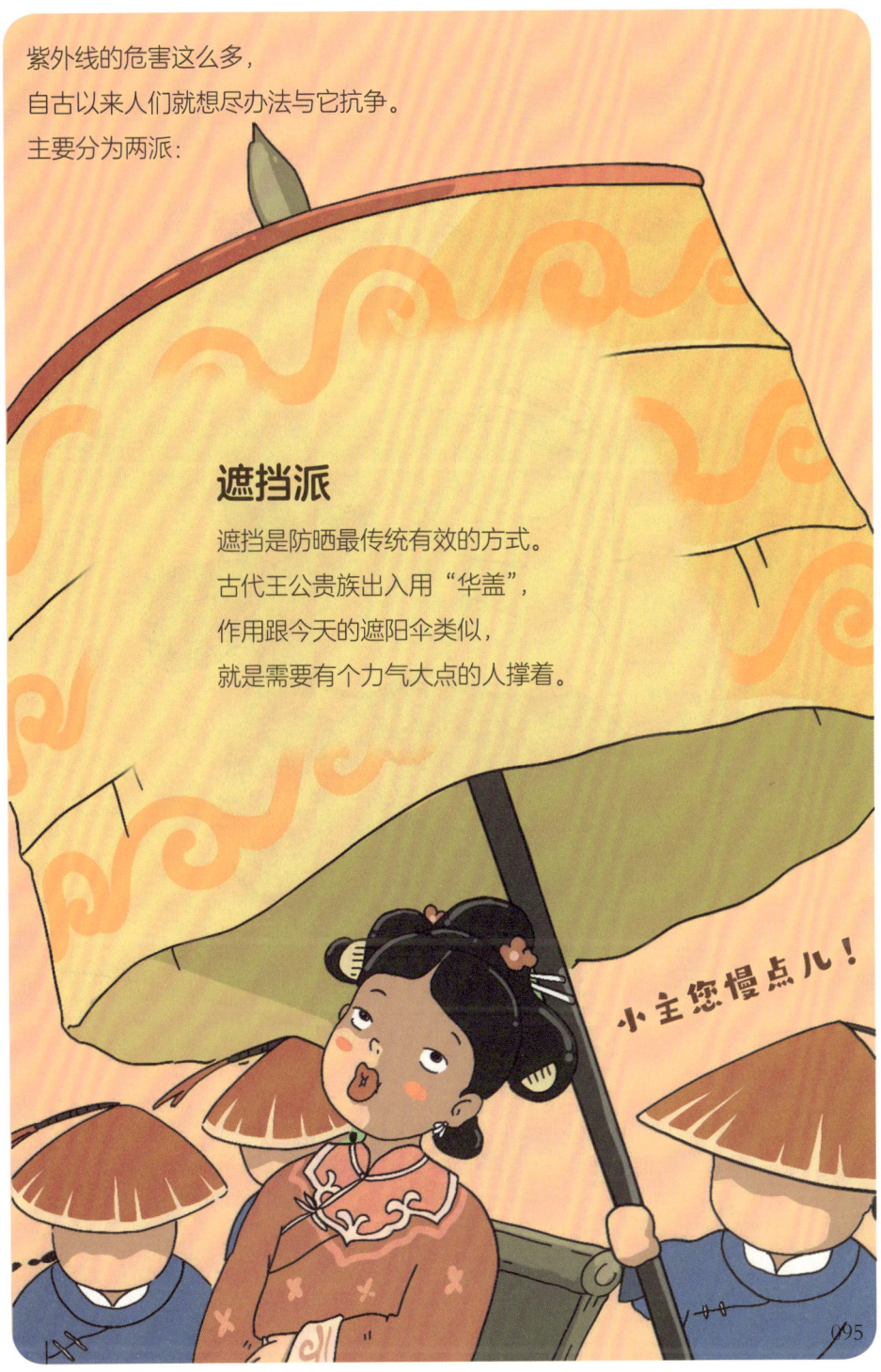

遮挡派

遮挡是防晒最传统有效的方式。
古代王公贵族出入用"华盖"，
作用跟今天的遮阳伞类似，
就是需要有个力气大点的人撑着。

小主您慢点儿！

生活在炎热的北非和西亚的阿拉伯人，
常常戴着头巾、穿着白长衫，
同样可以起到防晒的作用。

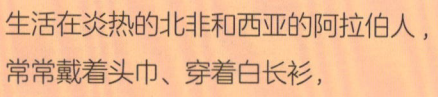

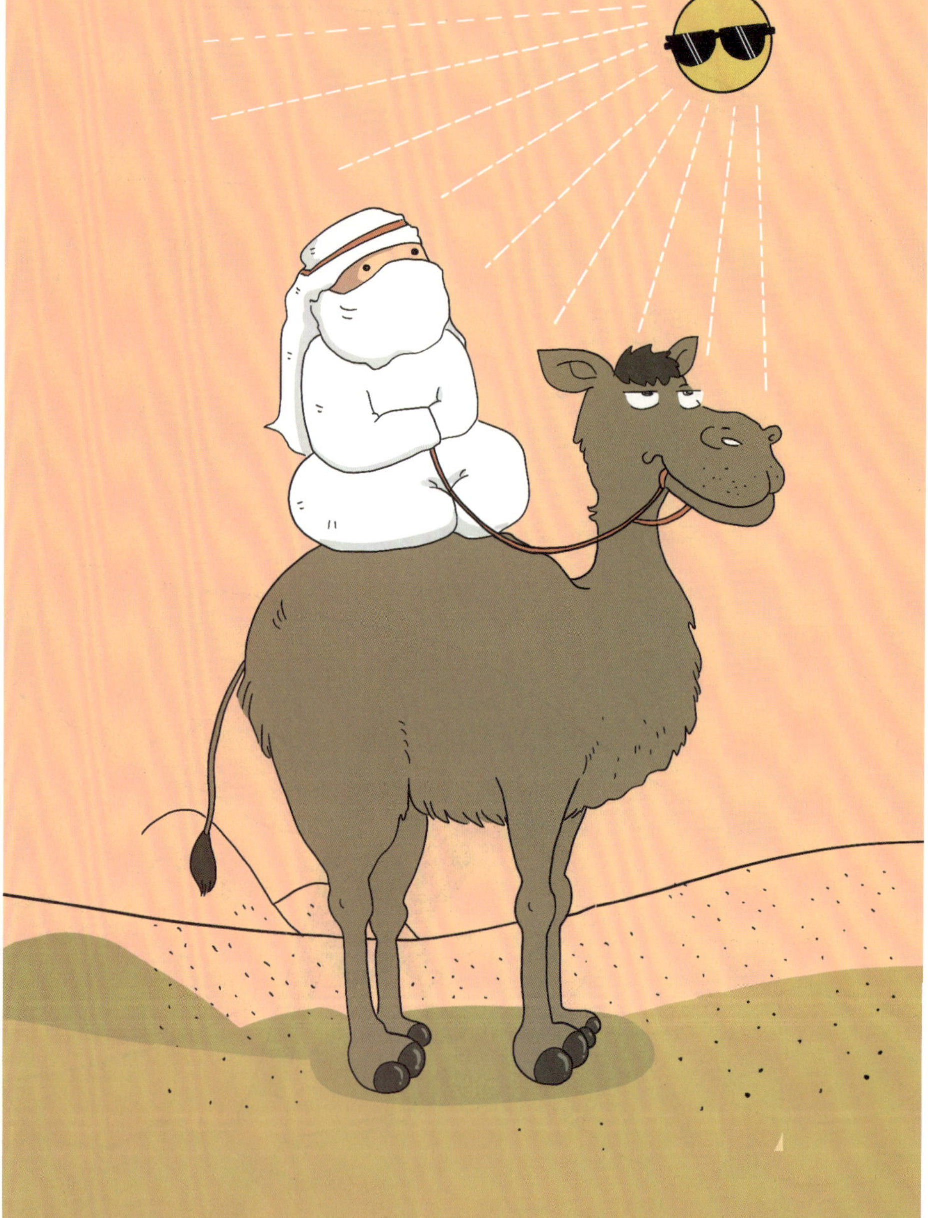

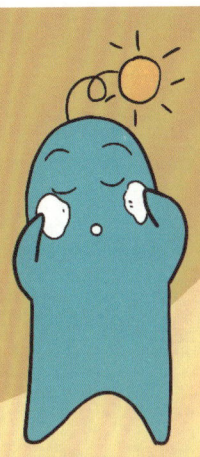

涂抹派

生活在沙漠环境下的古埃及人，
会手工制造一些原始的防晒霜，
原材料是米糠、茉莉、羽扇豆等。

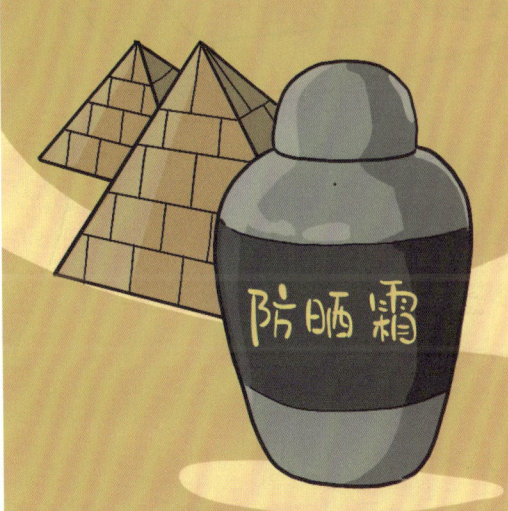

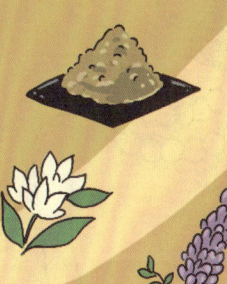

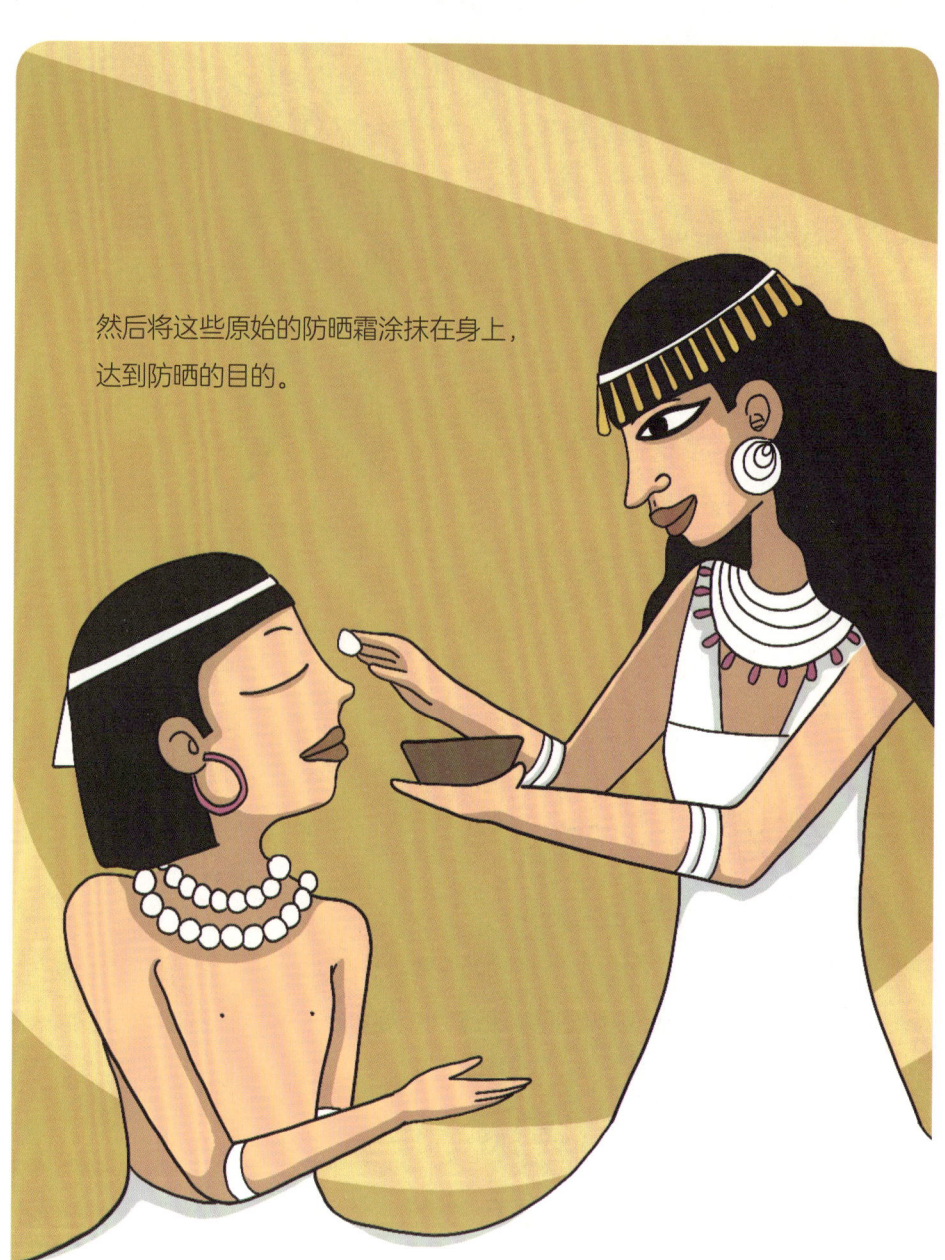

然后将这些原始的防晒霜涂抹在身上,
达到防晒的目的。

古希腊人为了防止阳光灼痛皮肤，
选用橄榄油涂抹身体。

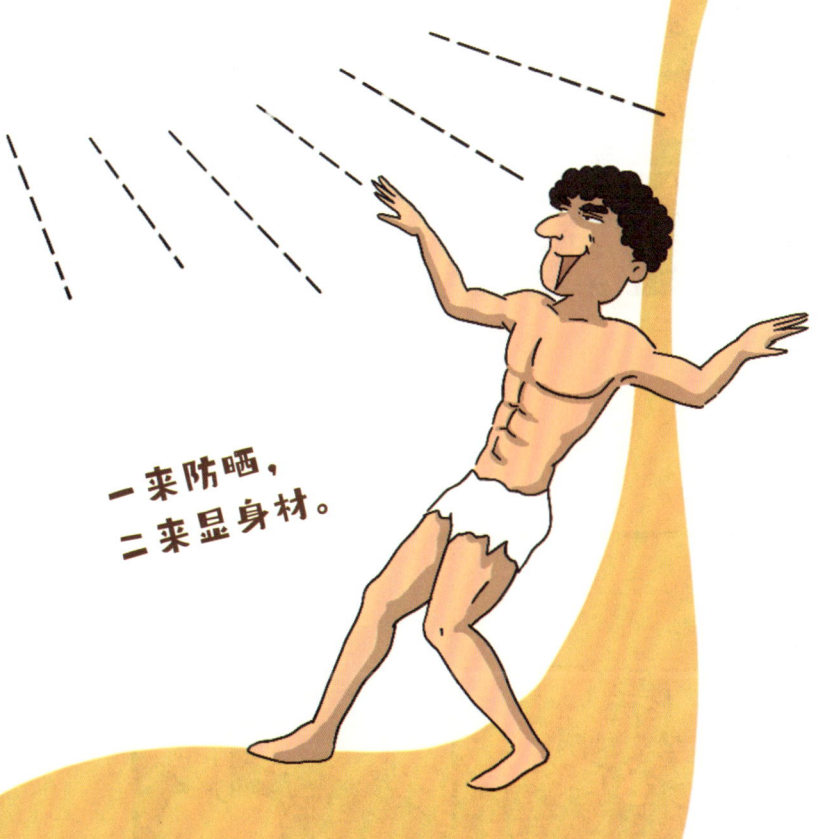

一来防晒，
二来显身材。

现代人对"敌情"了如指掌，
在防晒方面就更讲究了。

一般来说，
UVA 值全年变化不大，

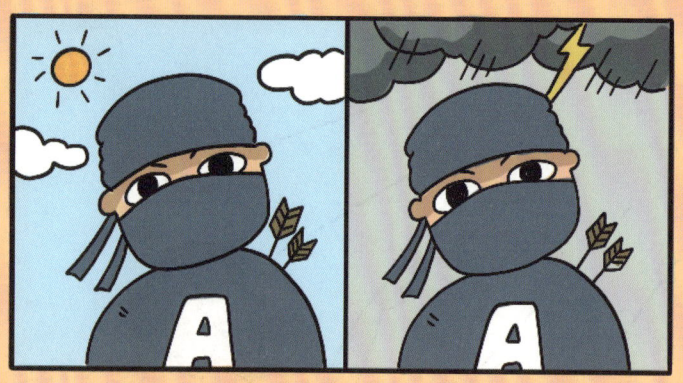

而 UVB 在中午和阳光直射的夏天会更强。

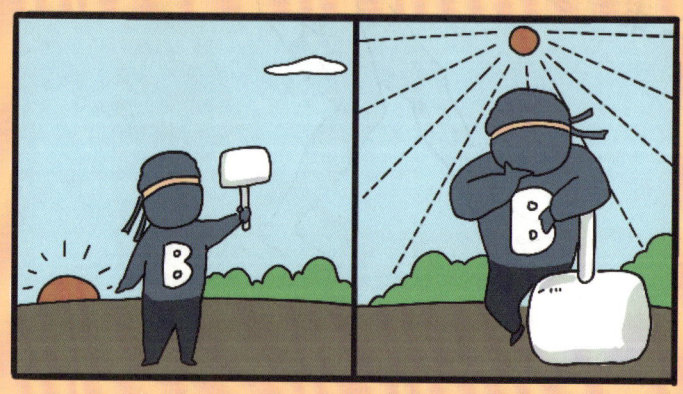

要获得更直接准确的"情报"，
可以留意天气预报里的
紫外线指数（UVI），
并采取合适的防晒方法。
衣物、遮阳帽、太阳镜、防晒霜
都是不错的防晒利器。

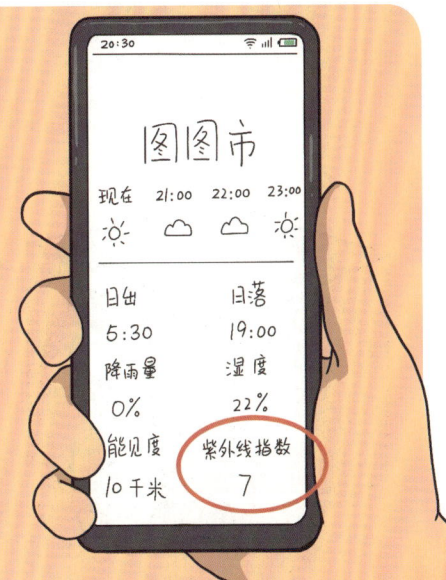

图图市

| 现在 | 21:00 | 22:00 | 23:00 |

日出	日落
5:30	19:00
降雨量	湿度
0%	22%
能见度	紫外线指数
10千米	7

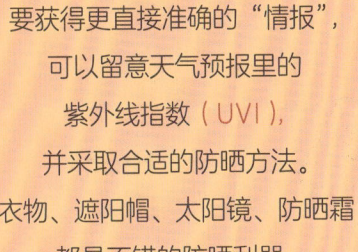

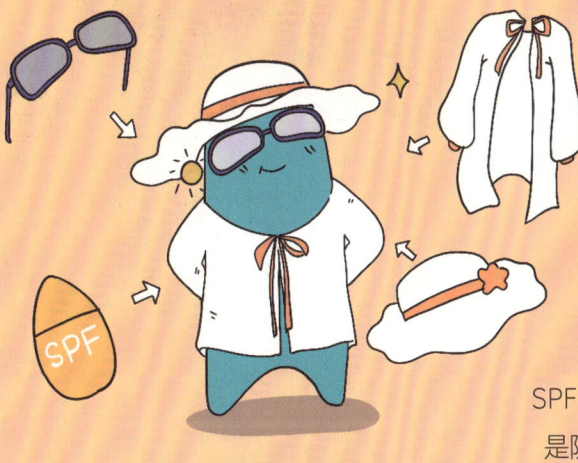

SPF（Sun Protection Factor）
是防 UVB 的指数（防晒伤），
PA（Protection Grade of UVA）
是防 UVA 的指数（防晒黑）。
数值越大，"+"越多，
防晒效果越好，
但给皮肤造成的负担也越重。

防晒霜一般用
SPF、PA 来表示防晒效果
（如 SPF30+，PA+++）。

国际上有个通用的
防晒 ABC 原则。

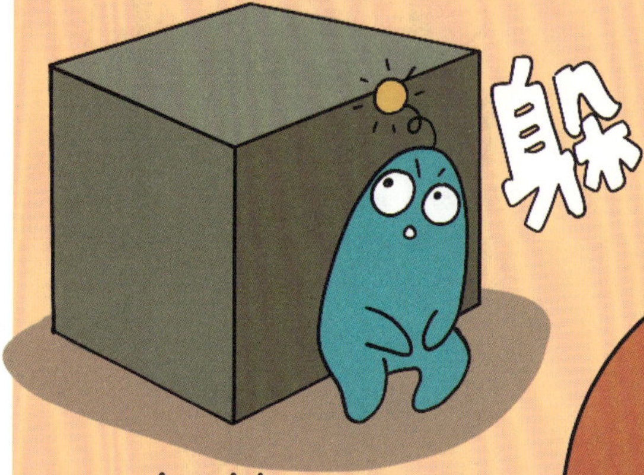

躲

Avoid

（避免被晒）

Block

（物理遮挡）

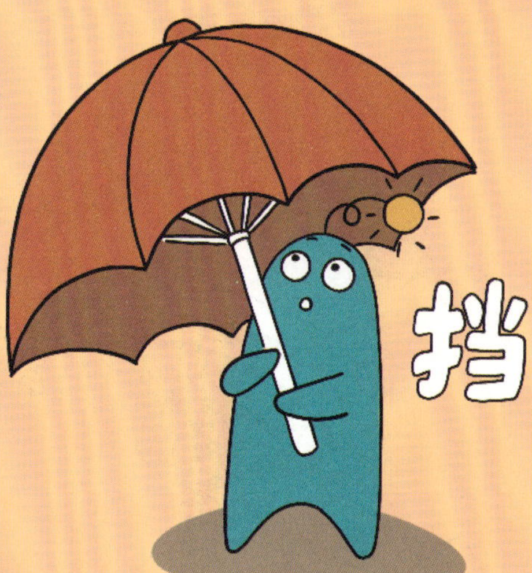

挡

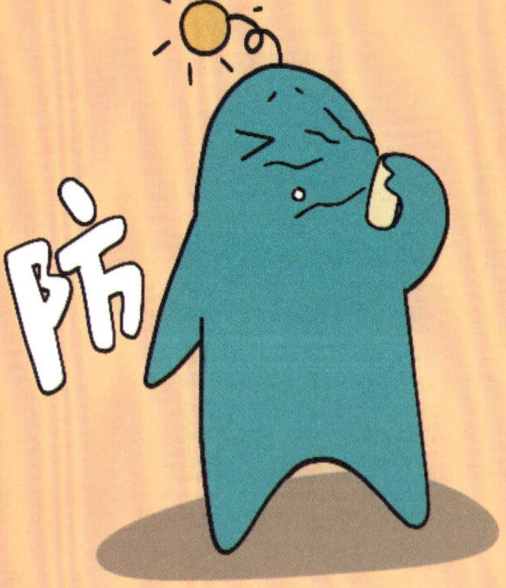

防

Cream

（防晒剂）

紫外线指数不同，
防晒措施也不同。

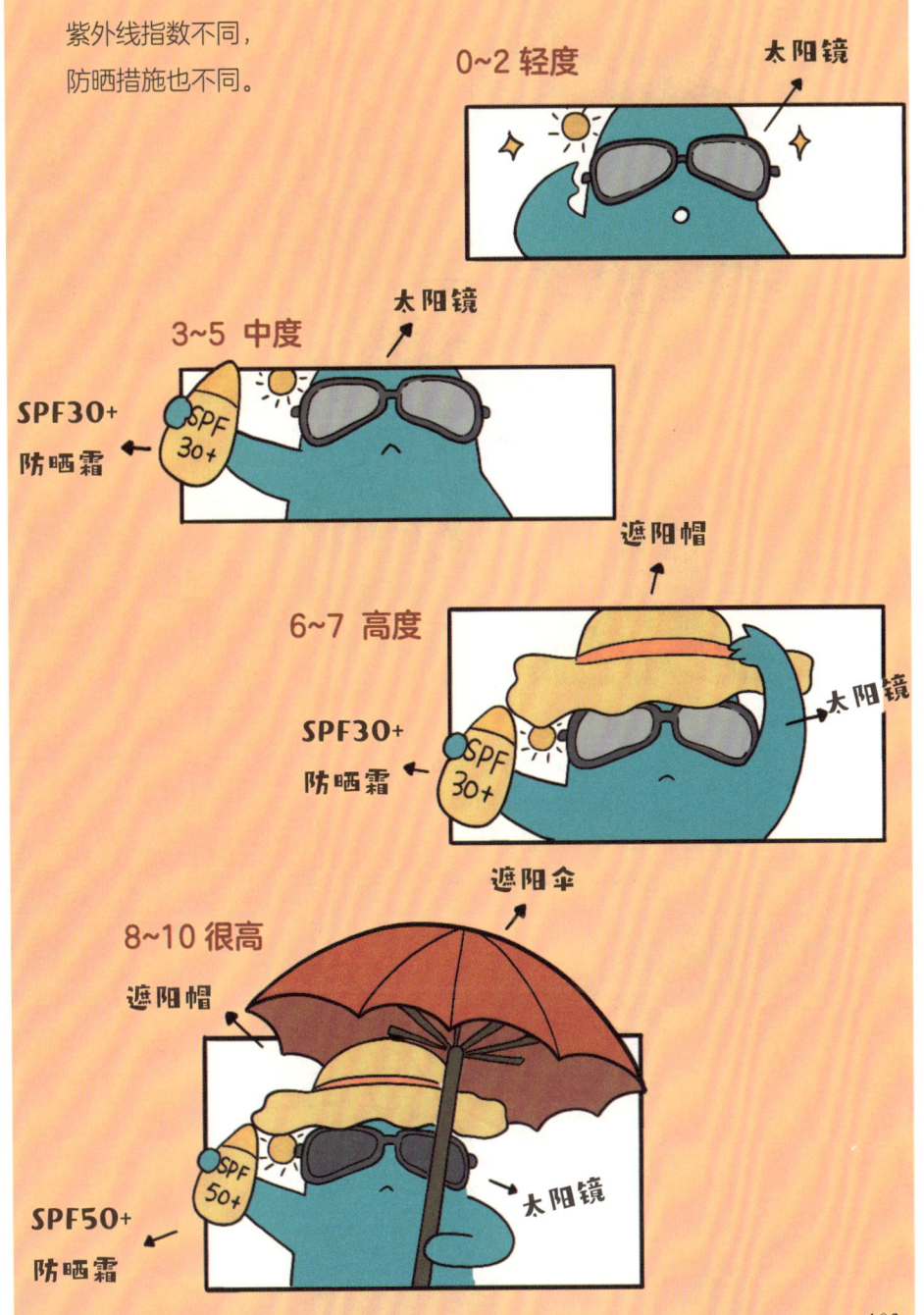

0~2 轻度

太阳镜

3~5 中度

太阳镜

SPF30⁺
防晒霜

6~7 高度

遮阳帽

SPF30⁺
防晒霜

太阳镜

8~10 很高

遮阳伞

遮阳帽

太阳镜

SPF50⁺
防晒霜

11+ 极高

尽量避免户外活动，
必须外出时，
要穿着致密、宽松的衣物，
并尽量寻找遮阳处。

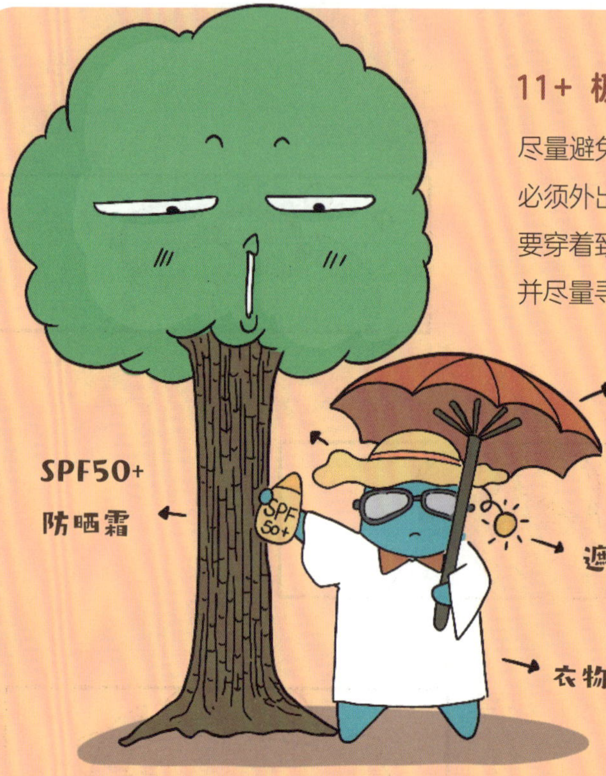

SPF50+
防晒霜 ←

→ 遮阳伞

→ 遮阳帽

→ 衣物

小贴士：
儿童及婴儿更要注重防晒，
一般使用纯物理防晒霜、
衣物或遮阳伞等物理防晒方式。

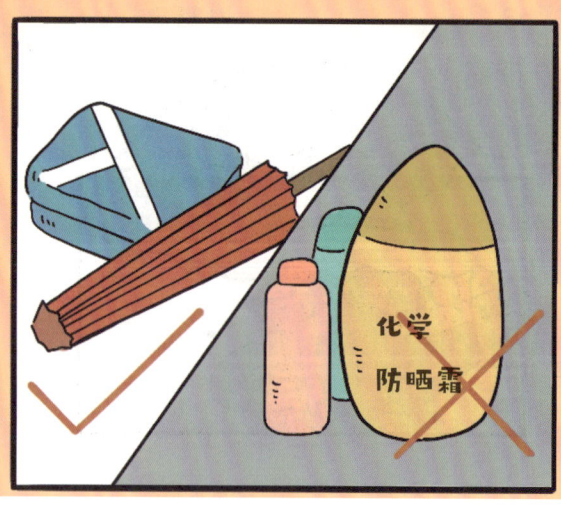

化学
防晒霜

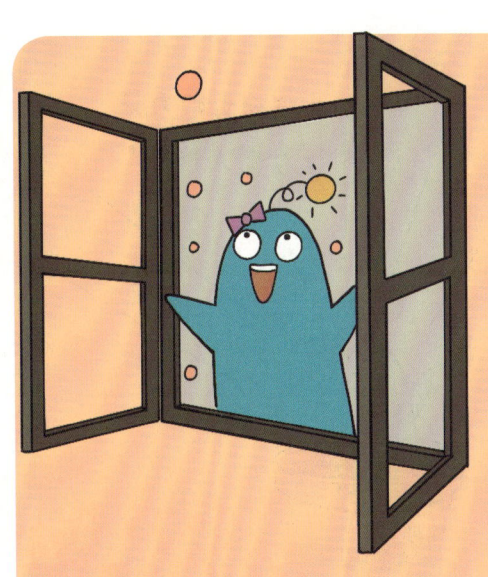

紫外线也不是只有害处，
适当地晒晒太阳，
对于人体合成维生素D、
减轻**抑郁症**、
增强免疫力是有益的。

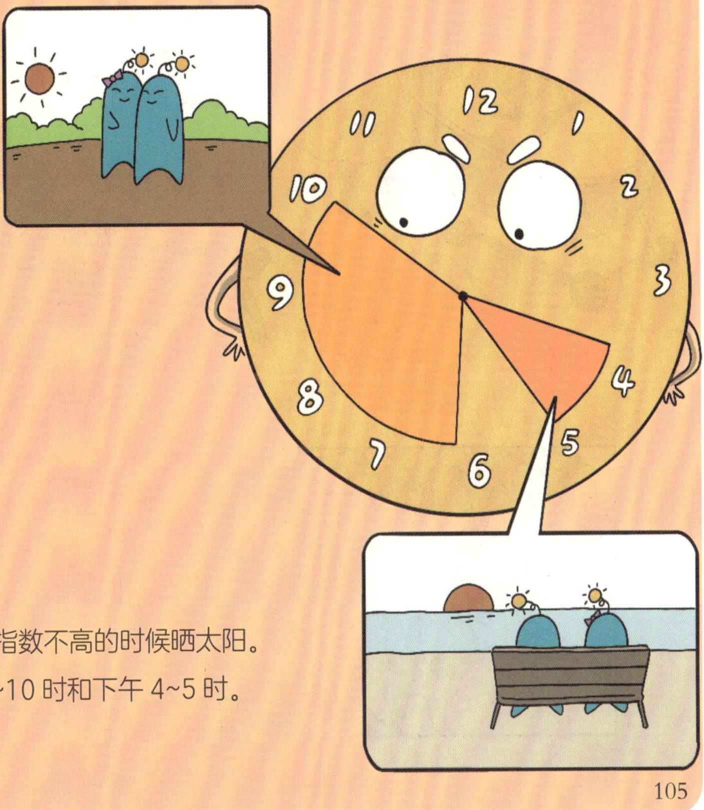

可以在紫外线指数不高的时候晒太阳。
比如在上午6~10时和下午4~5时。

皮肤是人体的
第一道防线，
防晒要从娃娃抓起。

我感到有股力量
正在涌入体内！

怎么？
进化成植物啦？

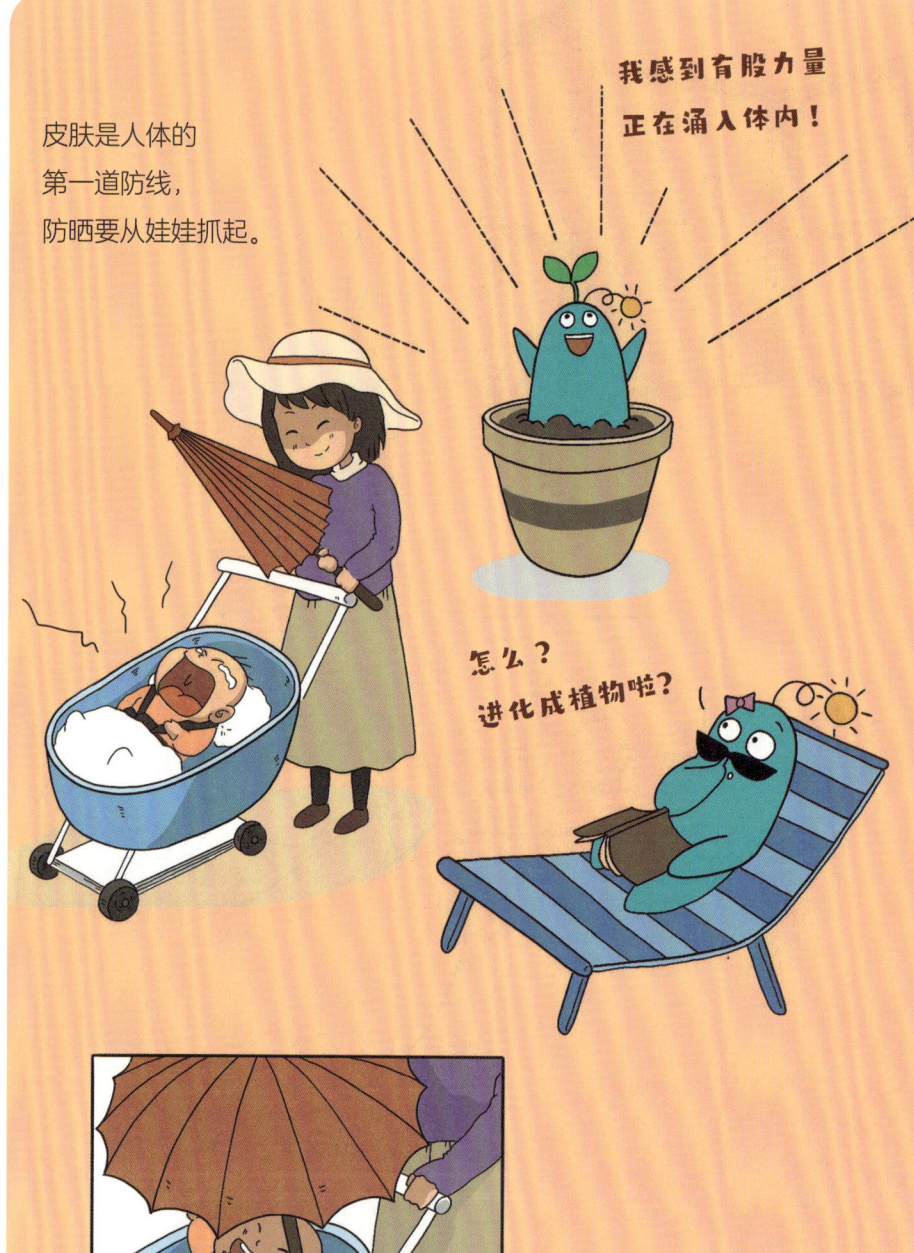

科学防晒，
让笑容和阳光一样灿烂。

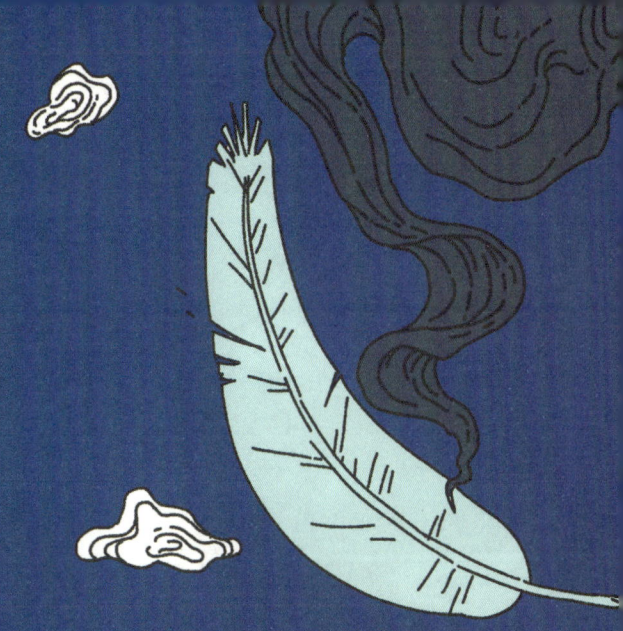

6 梦境、启示与健康

医生说

　　梦是通往人类隐秘的心灵花园的特殊通道。在梦中，压抑的情绪得到释放，隐藏的欲望得以表达，日夜思考的疑难问题在梦中获得灵感。如果你对梦境感兴趣，可以找动力学流派的心理治疗师去做梦的解析，了解一个更真实的自己。

——湖南省脑科医院中西医结合抑郁症科　周剑

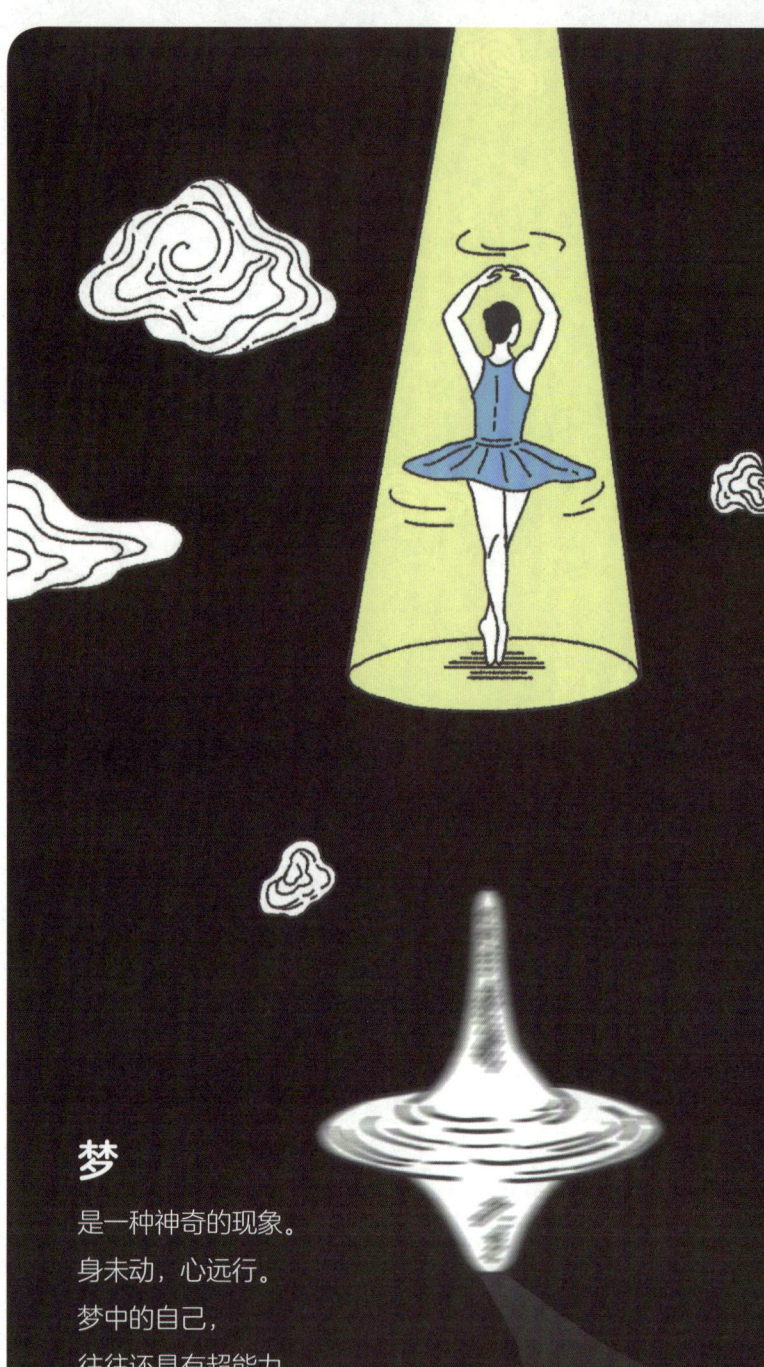

梦

是一种神奇的现象。
身未动，心远行。
梦中的自己，
往往还具有超能力。

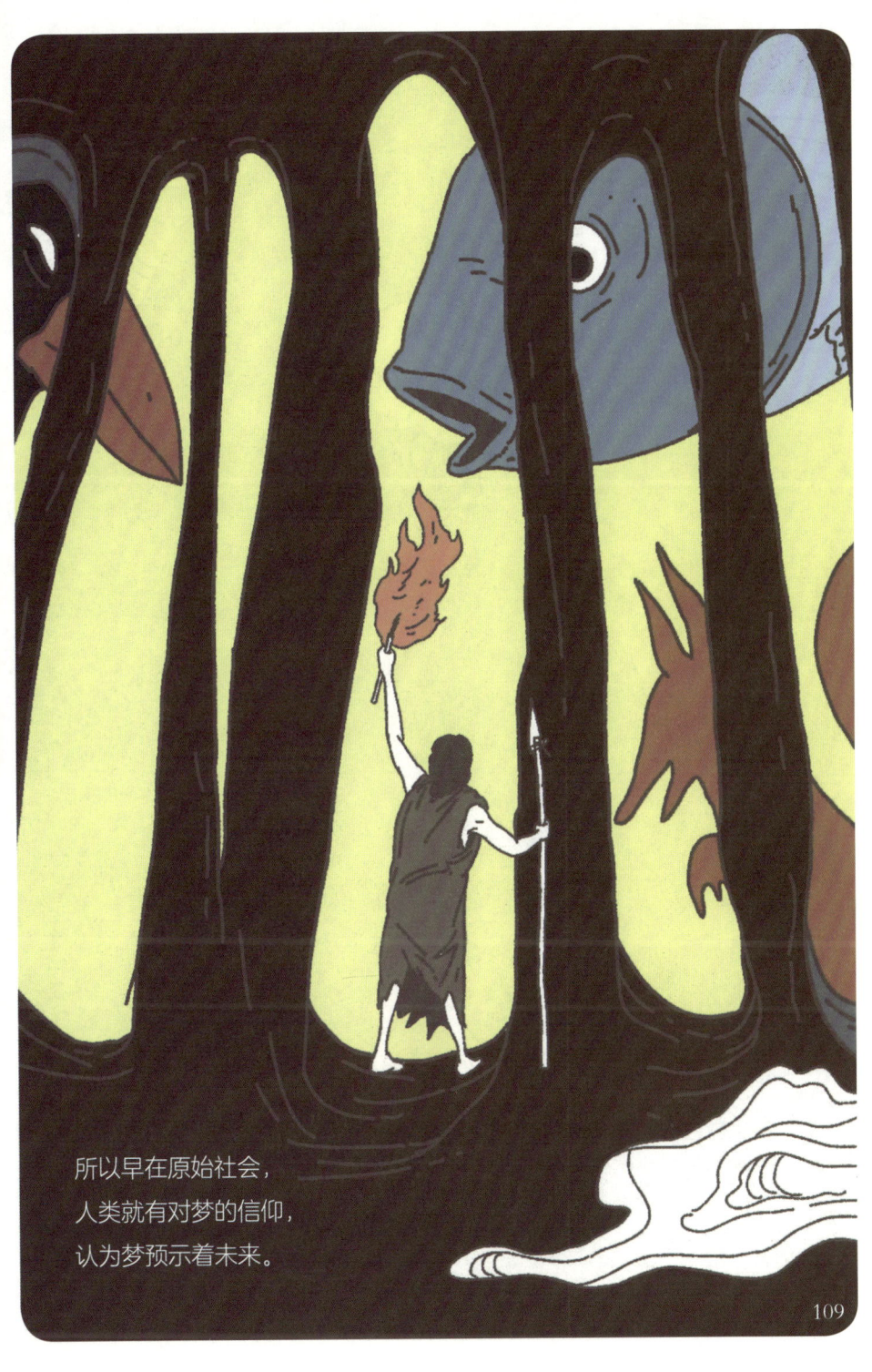

所以早在原始社会，
人类就有对梦的信仰，
认为梦预示着未来。

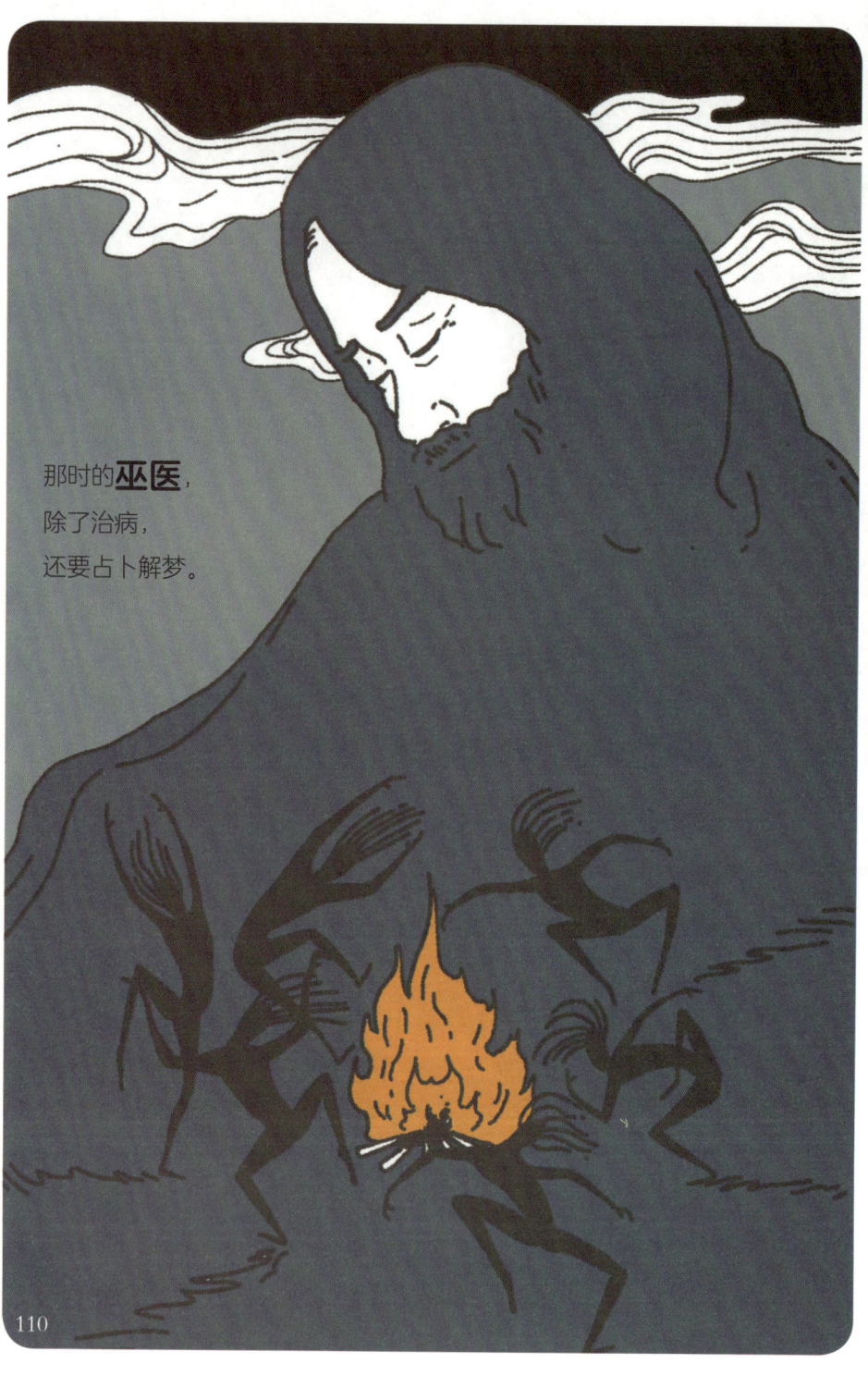

那时的**巫医**，

除了治病，

还要占卜解梦。

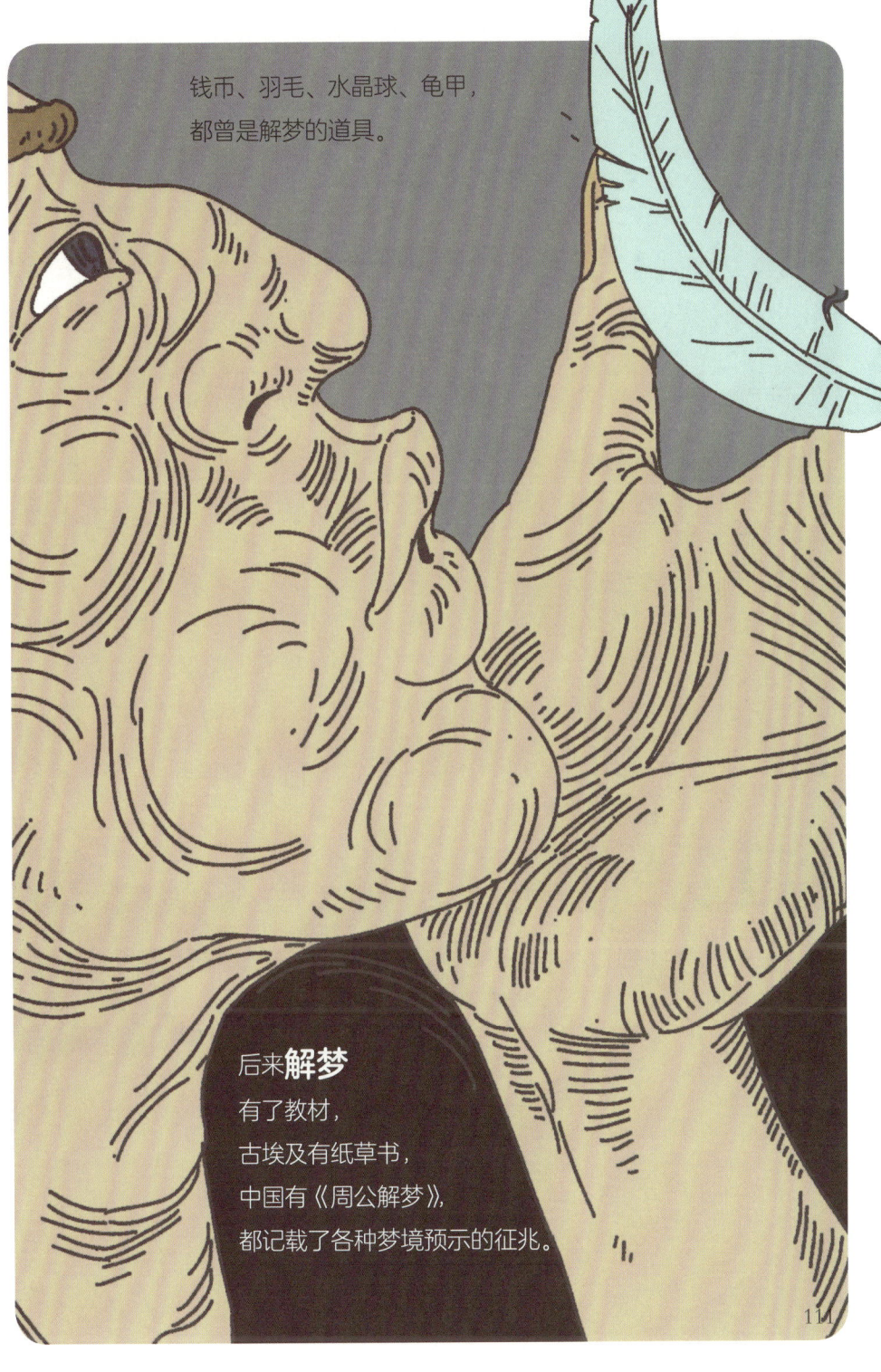

钱币、羽毛、水晶球、龟甲，
都曾是解梦的道具。

后来**解梦**
有了教材，
古埃及有纸草书，
中国有《周公解梦》，
都记载了各种梦境预示的征兆。

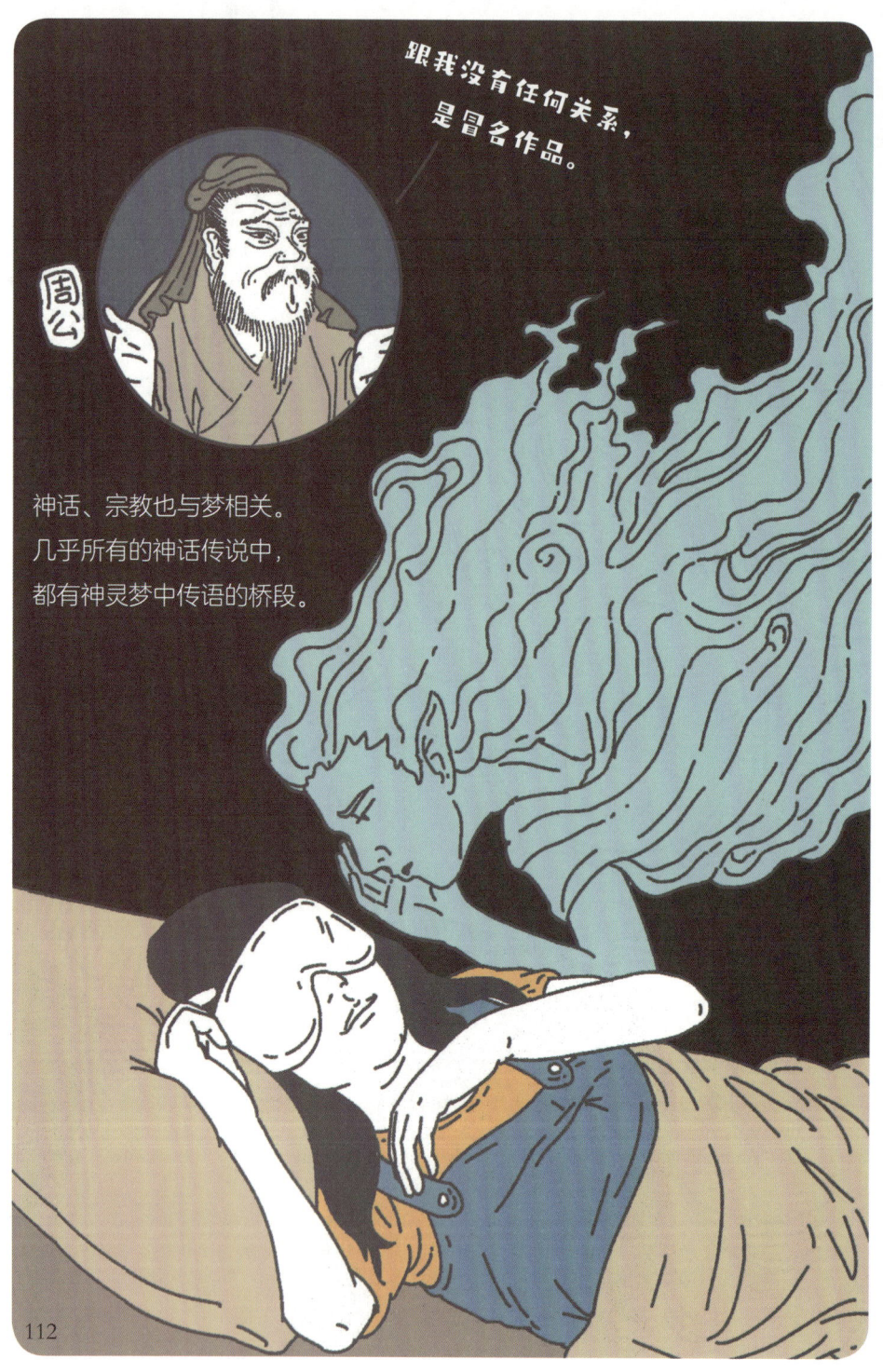

有些梦境

启发过哲学家的思考。

庄周梦到自己变成蝴蝶，

醒来后他开始思考：

究竟是自己梦到**变蝴蝶**了，

还是蝴蝶做梦变成了庄周？

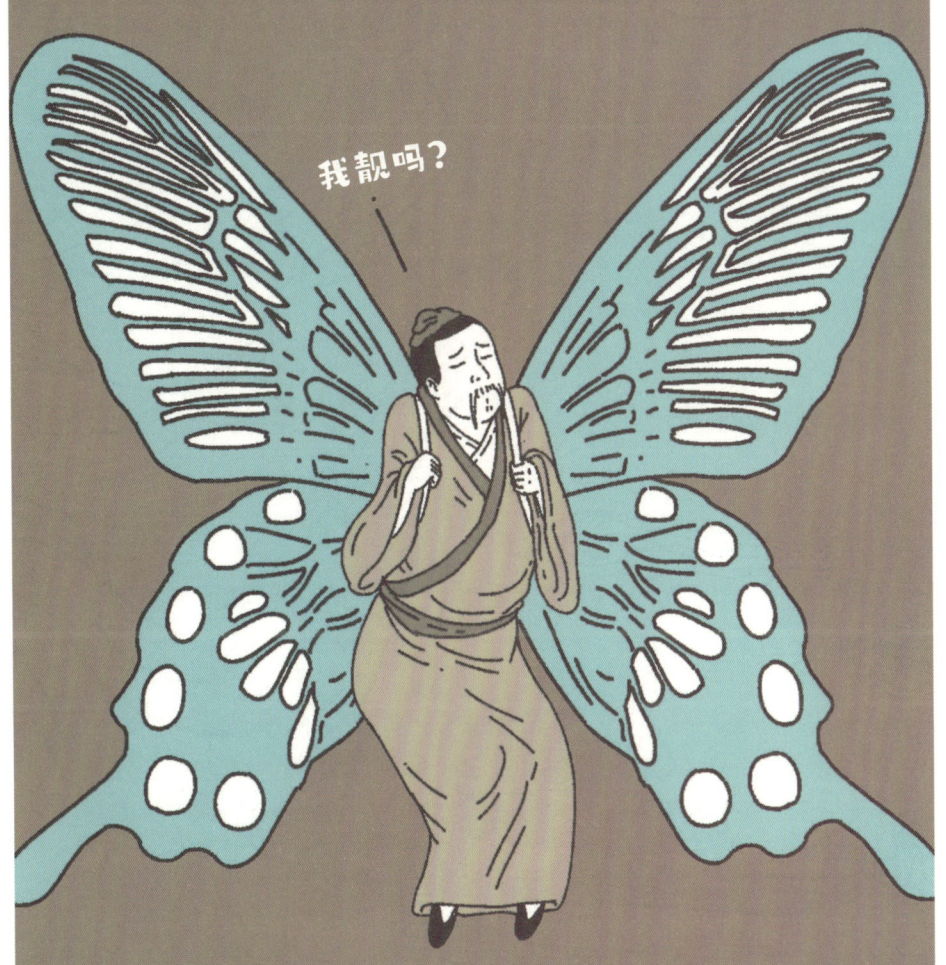

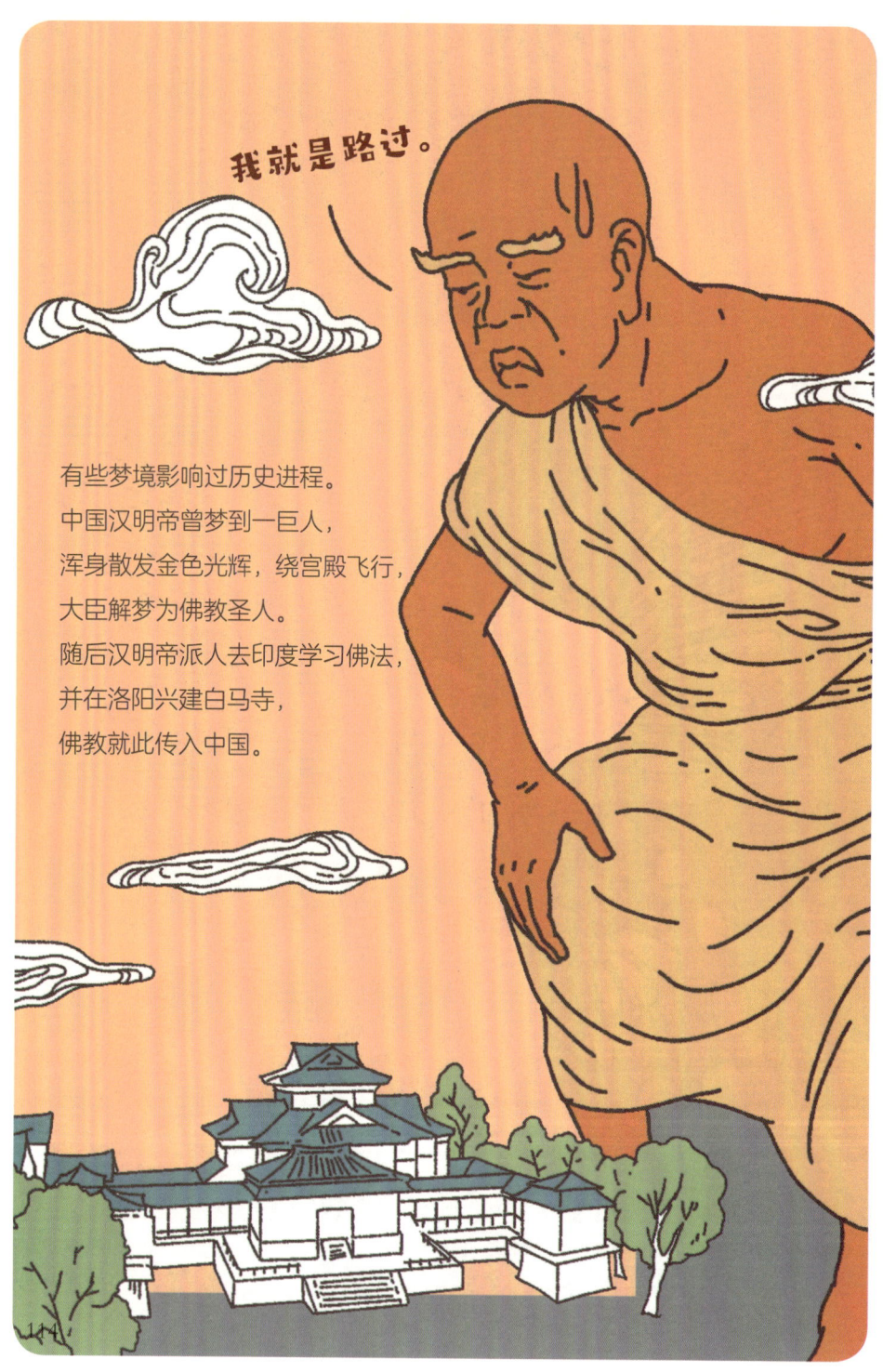

我就是路过。

有些梦境影响过历史进程。
中国汉明帝曾梦到一巨人，
浑身散发金色光辉，绕宫殿飞行，
大臣解梦为佛教圣人。
随后汉明帝派人去印度学习佛法，
并在洛阳兴建白马寺，
佛教就此传入中国。

有些文学作品是作者受到梦境启发后所写。
19 世纪初，英国作家玛丽·雪莱经历坎坷，
梦到有人将死尸复活，
后来结合自己的想象力，
写出了《弗兰肯斯坦》，
又叫《科学怪人》。

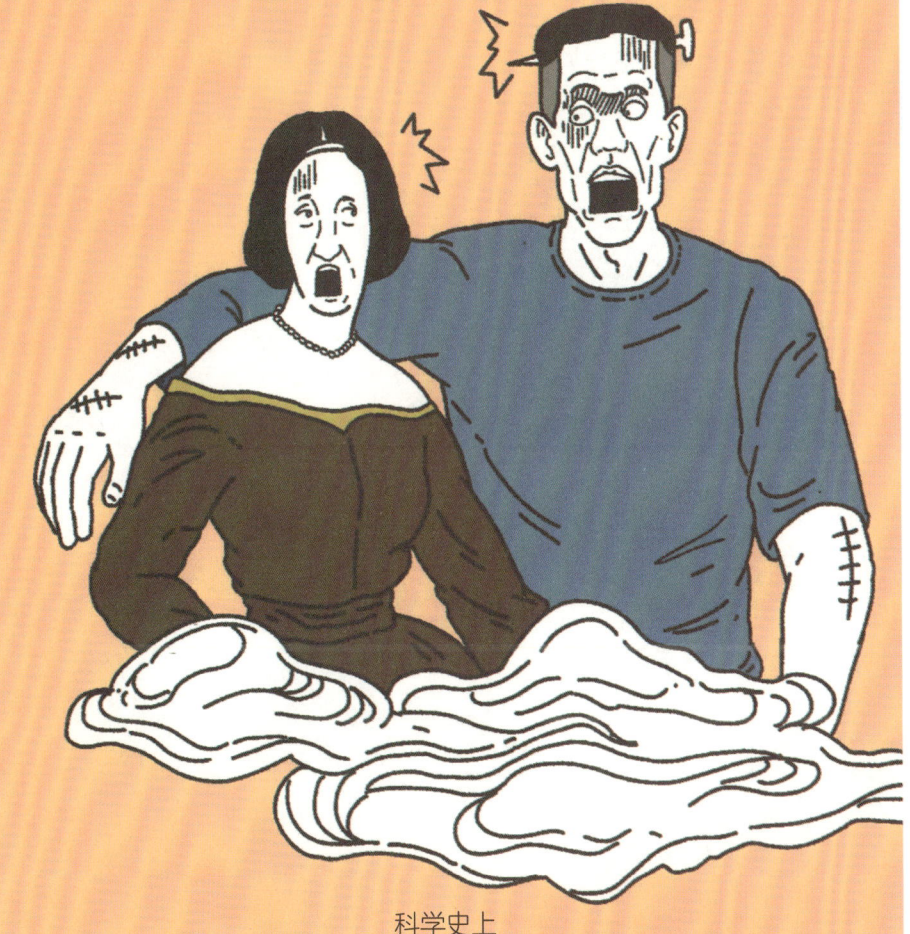

科学史上

有一些**突破性发明**和**理论**，

传说也为梦境所启发。

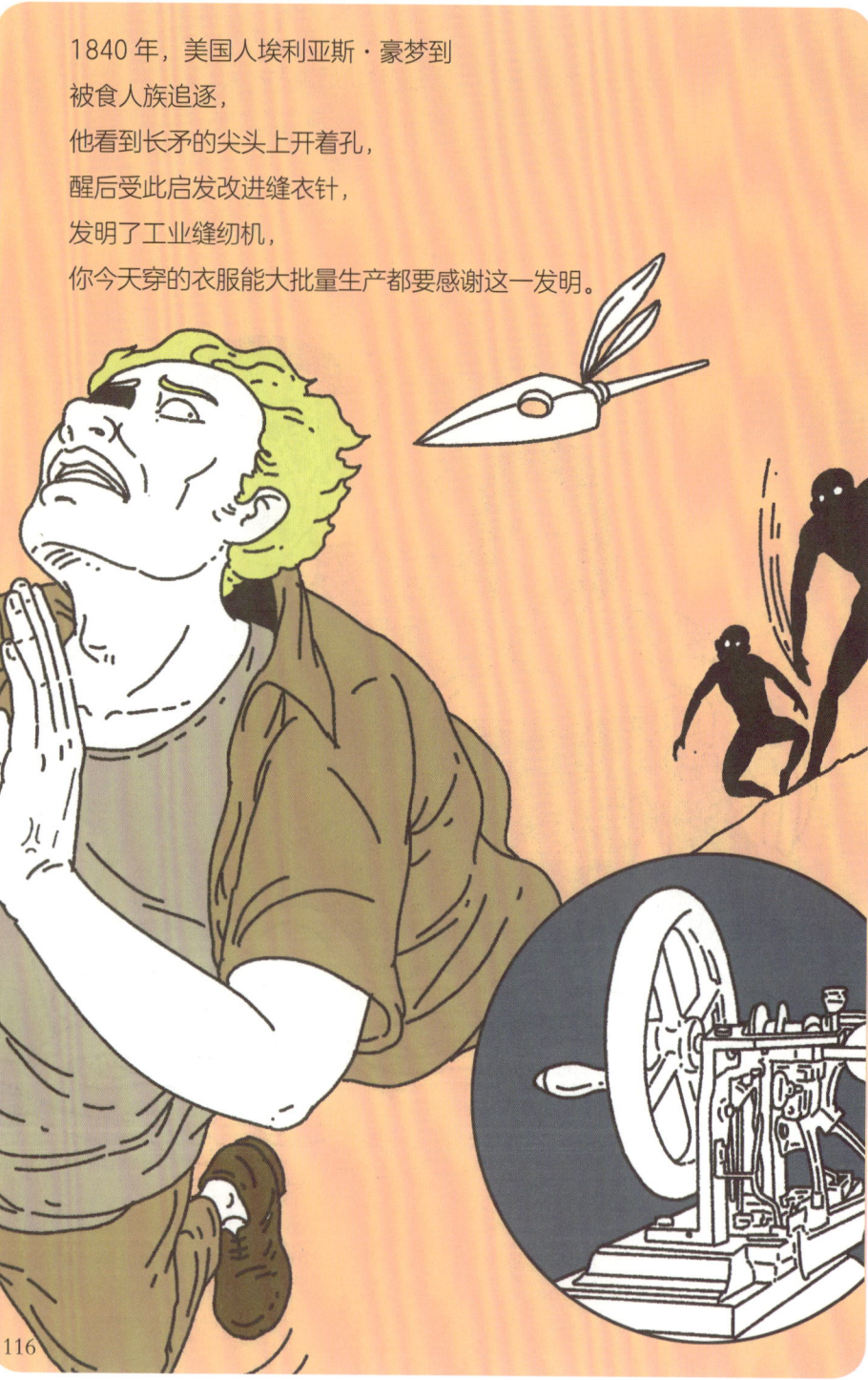

1840 年，美国人埃利亚斯·豪梦到
被食人族追逐，
他看到长矛的尖头上开着孔，
醒后受此启发改进缝衣针，
发明了工业缝纫机，
你今天穿的衣服能大批量生产都要感谢这一发明。

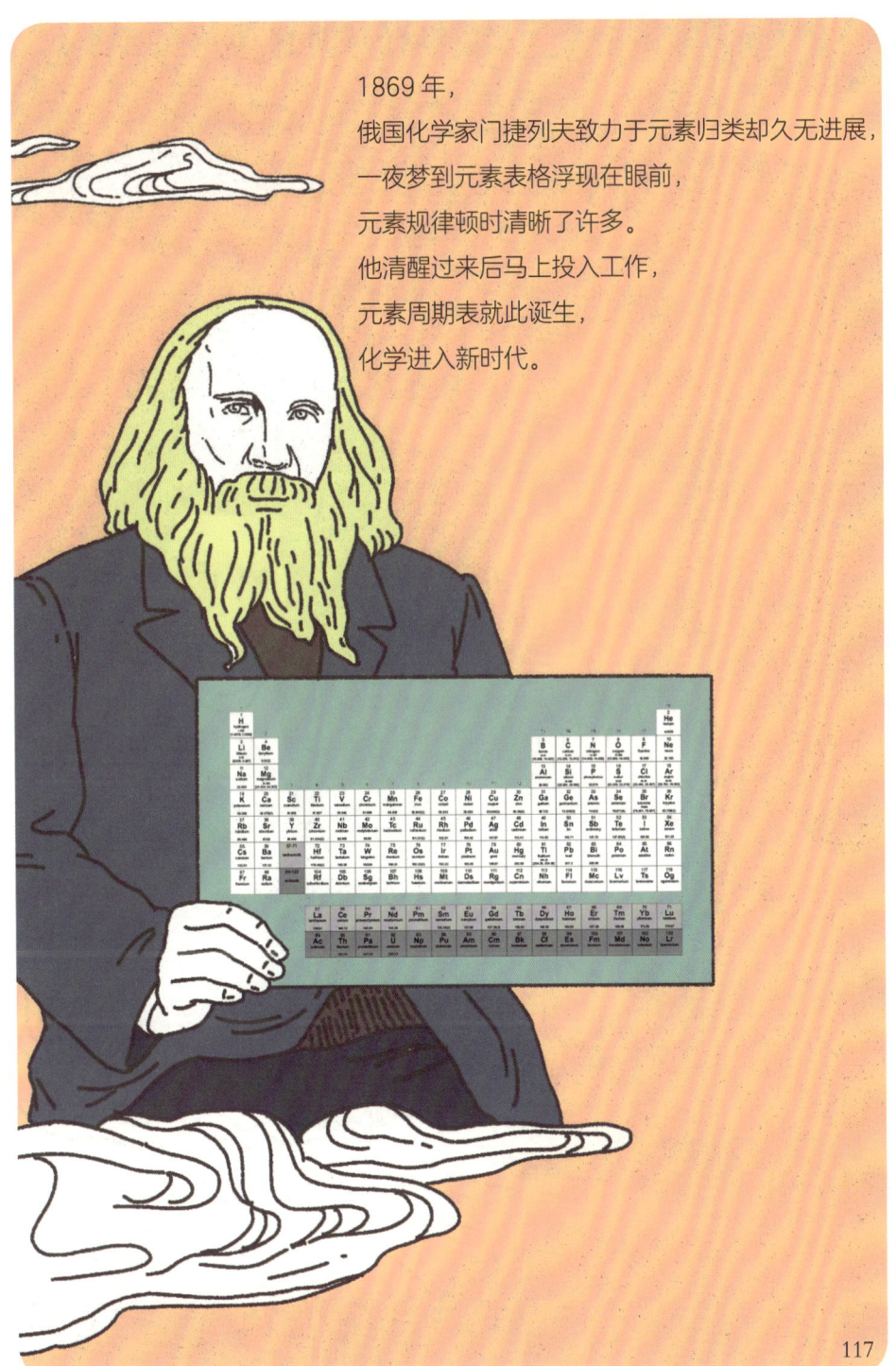

1869 年，
俄国化学家门捷列夫致力于元素归类却久无进展，
一夜梦到元素表格浮现在眼前，
元素规律顿时清晰了许多。
他清醒过来后马上投入工作，
元素周期表就此诞生，
化学进入新时代。

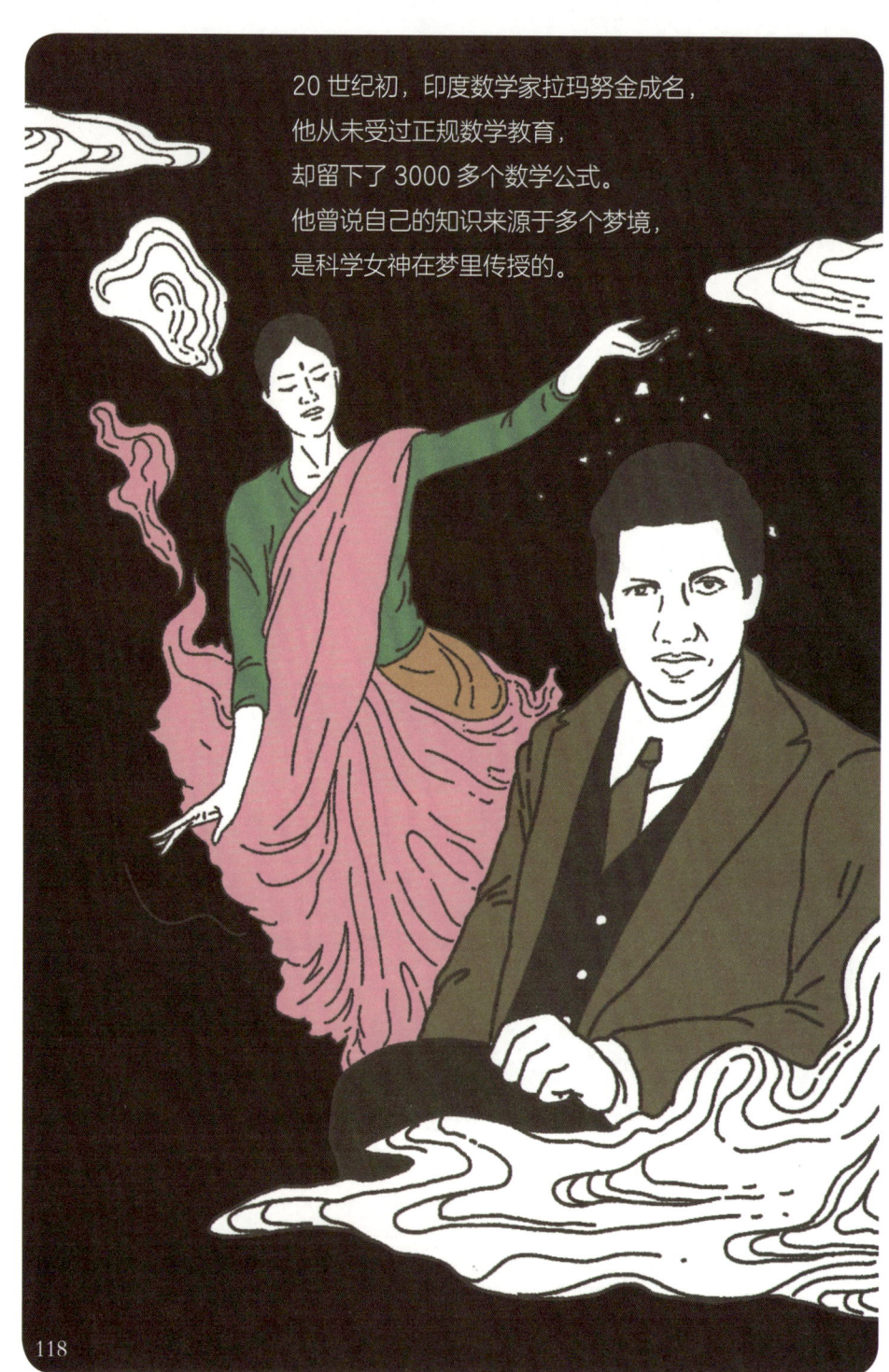

20 世纪初，印度数学家拉玛努金成名，
他从未受过正规数学教育，
却留下了 3000 多个数学公式。
他曾说自己的知识来源于多个梦境，
是科学女神在梦里传授的。

人类跟梦打了几千年交道，
对梦本质的认知，
却还停留在玄学阶段。
一直到 1900 年，
弗洛伊德的名著《梦的解析》问世，
梦的研究才进入心理科学时代。

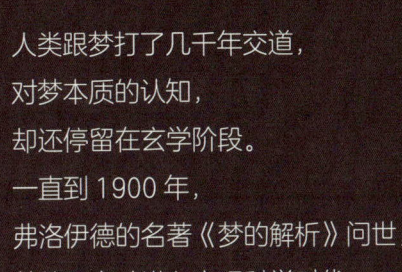

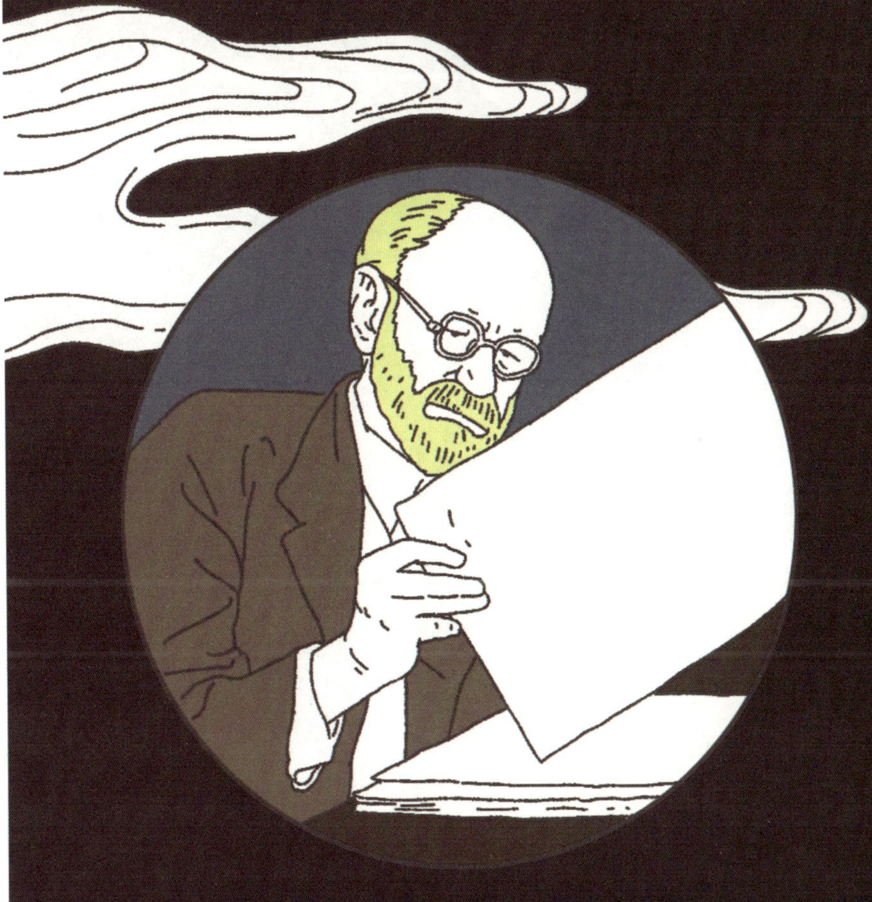

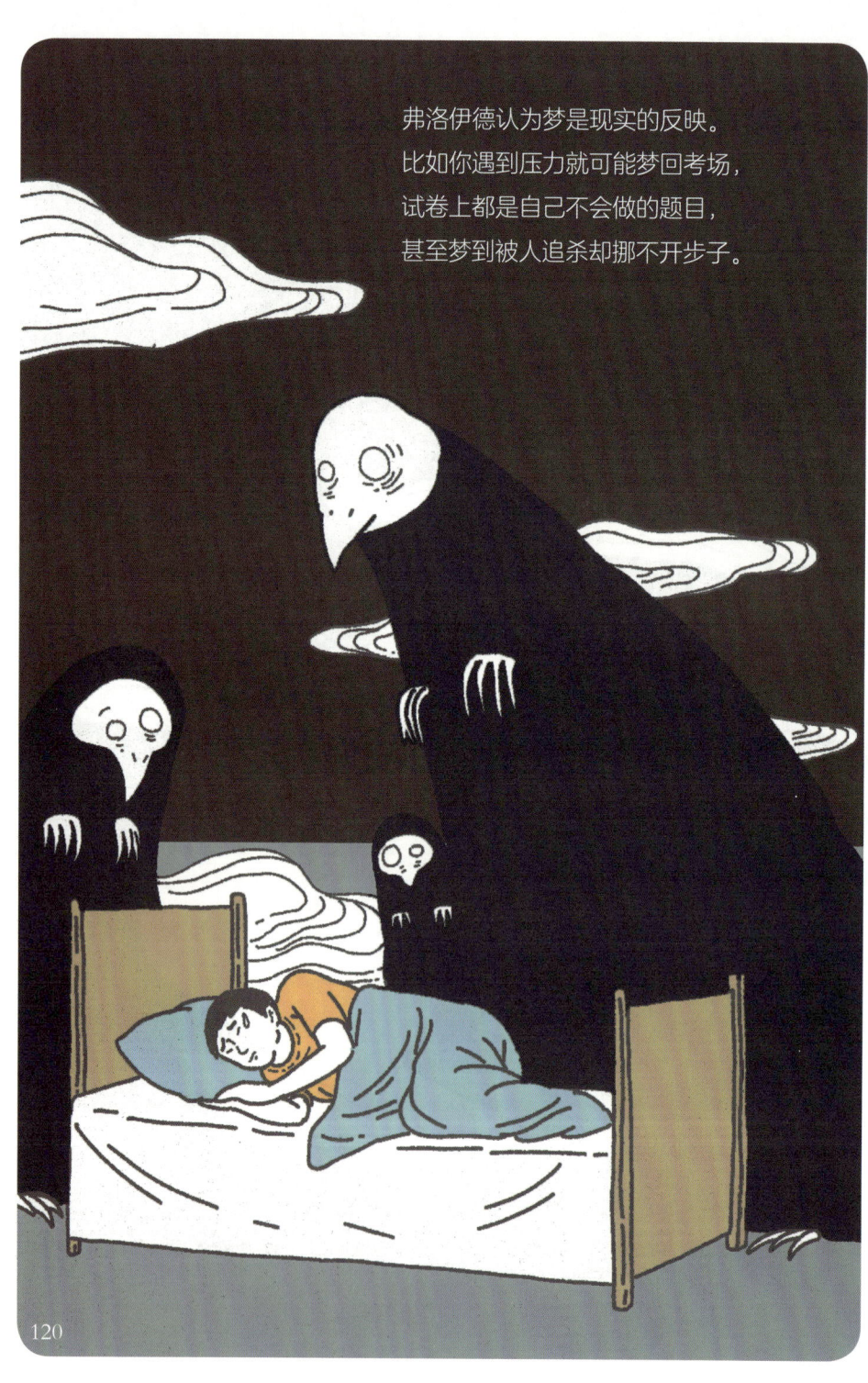

弗洛伊德认为梦是现实的反映。
比如你遇到压力就可能梦回考场，
试卷上都是自己不会做的题目，
甚至梦到被人追杀却挪不开步子。

梦还可能是人的**潜意识**
满足自己被压抑的需求的方式。
比如你想买辆法拉利却囊中羞涩，
梦中可能会拥有一辆豪车。

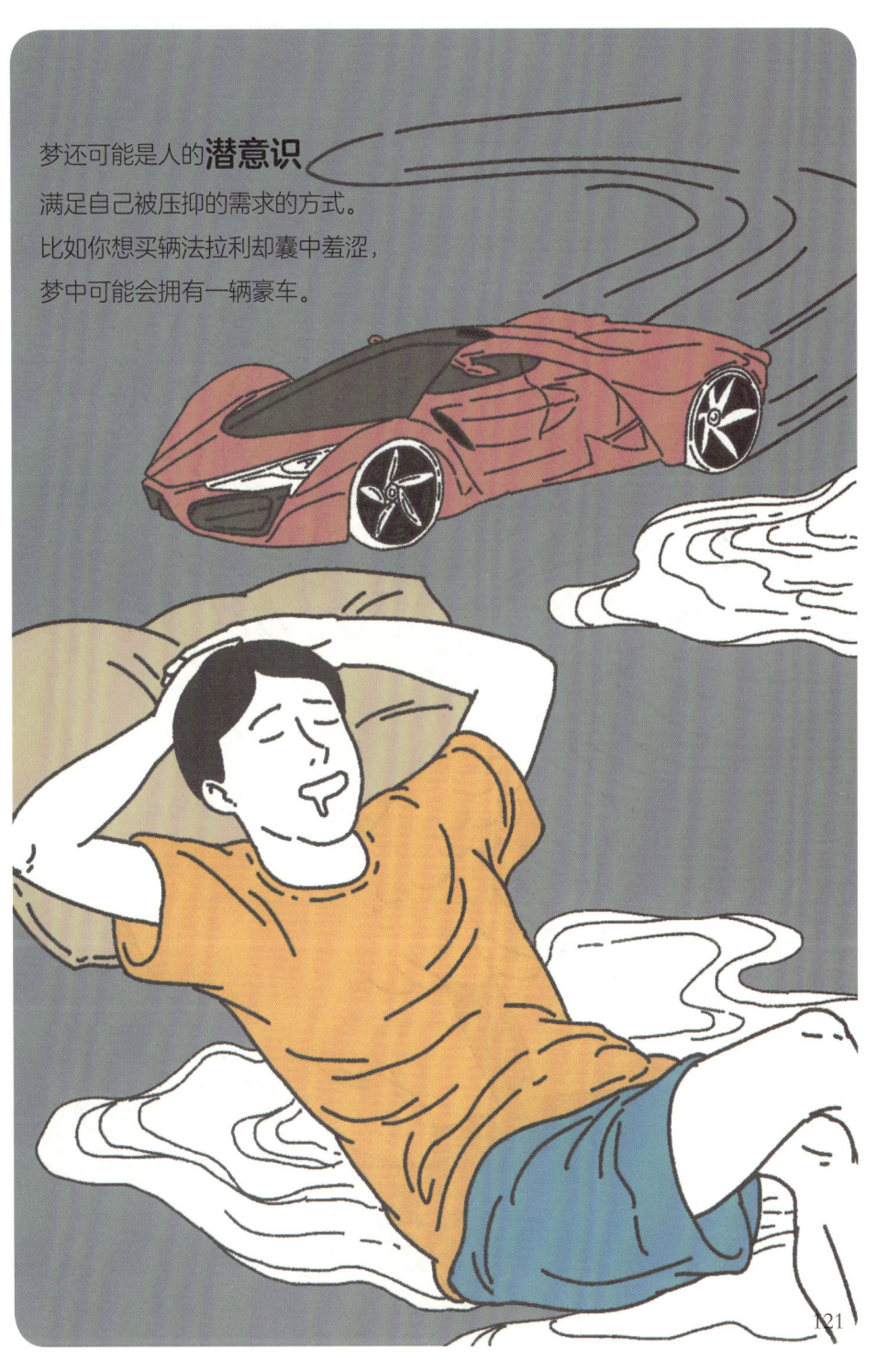

和弗洛伊德同时代的心理学家**荣格**在研究梦时，
更加偏重积极的方面。

比如有人不喜欢军事却梦到自己当了将军，
他会解释为这是进取心的体现。
荣格希望人能倾听自己的梦，了解自己的心灵。

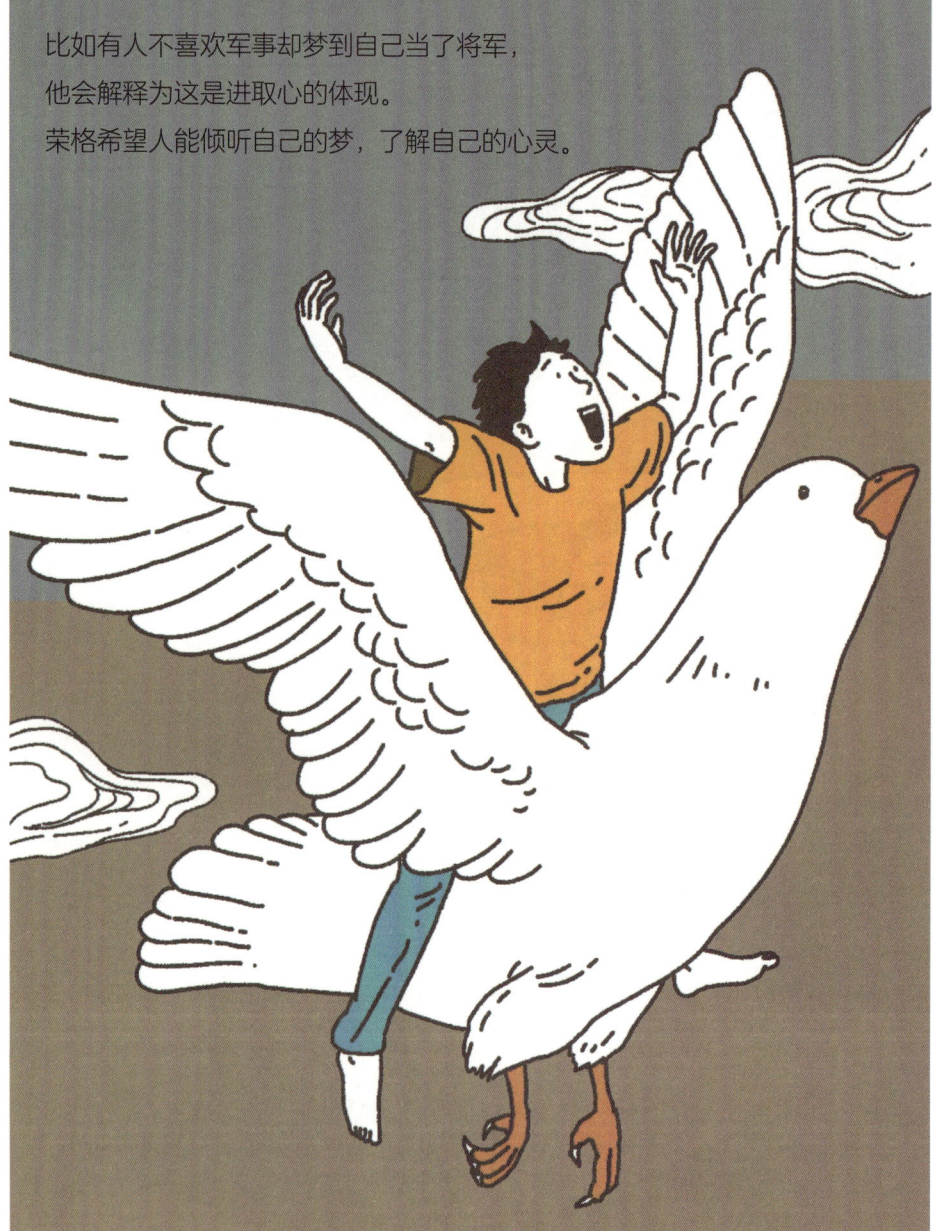

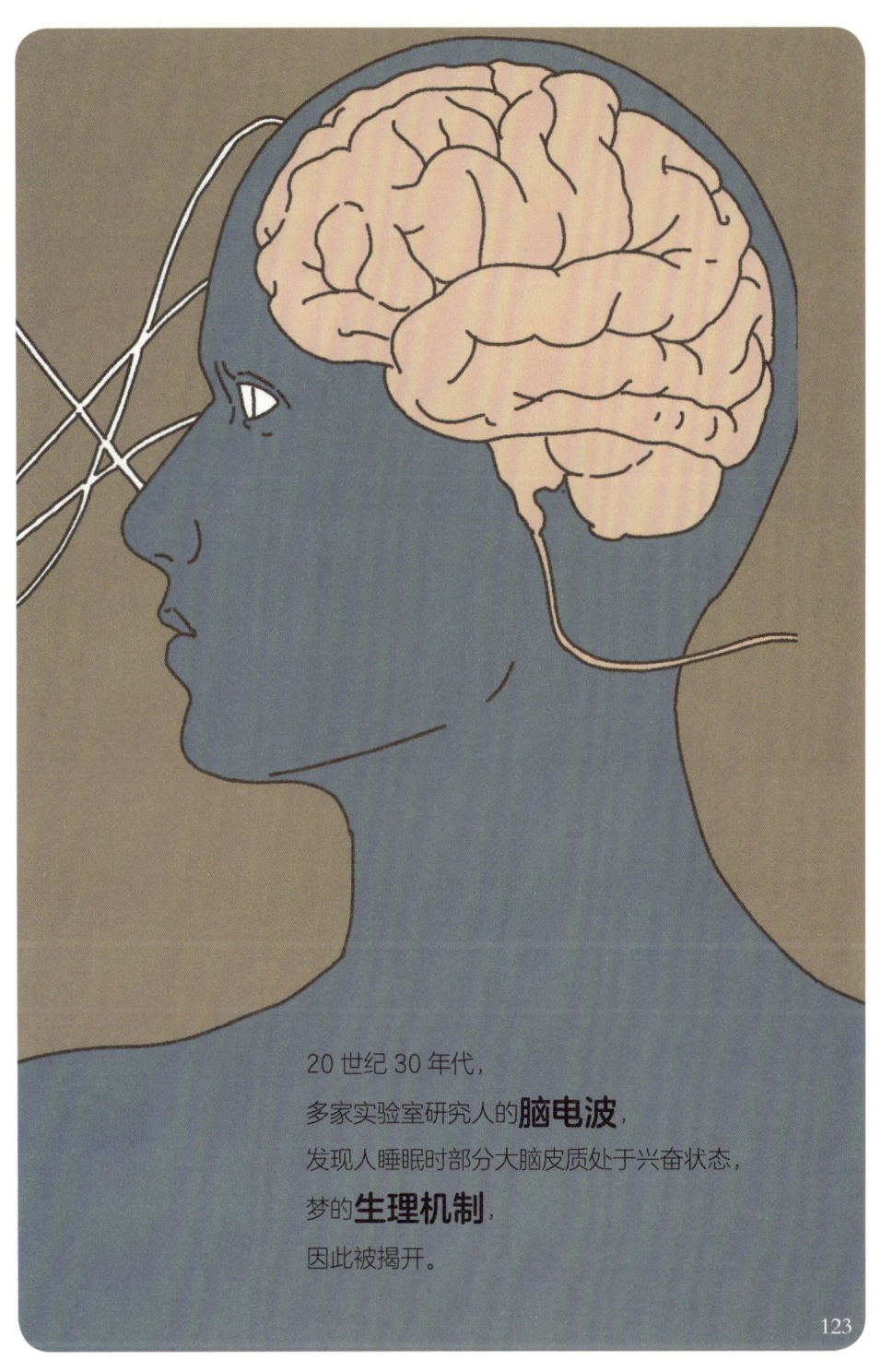

20 世纪 30 年代，
多家实验室研究人的**脑电波**，
发现人睡眠时部分大脑皮质处于兴奋状态，
梦的**生理机制**，
因此被揭开。

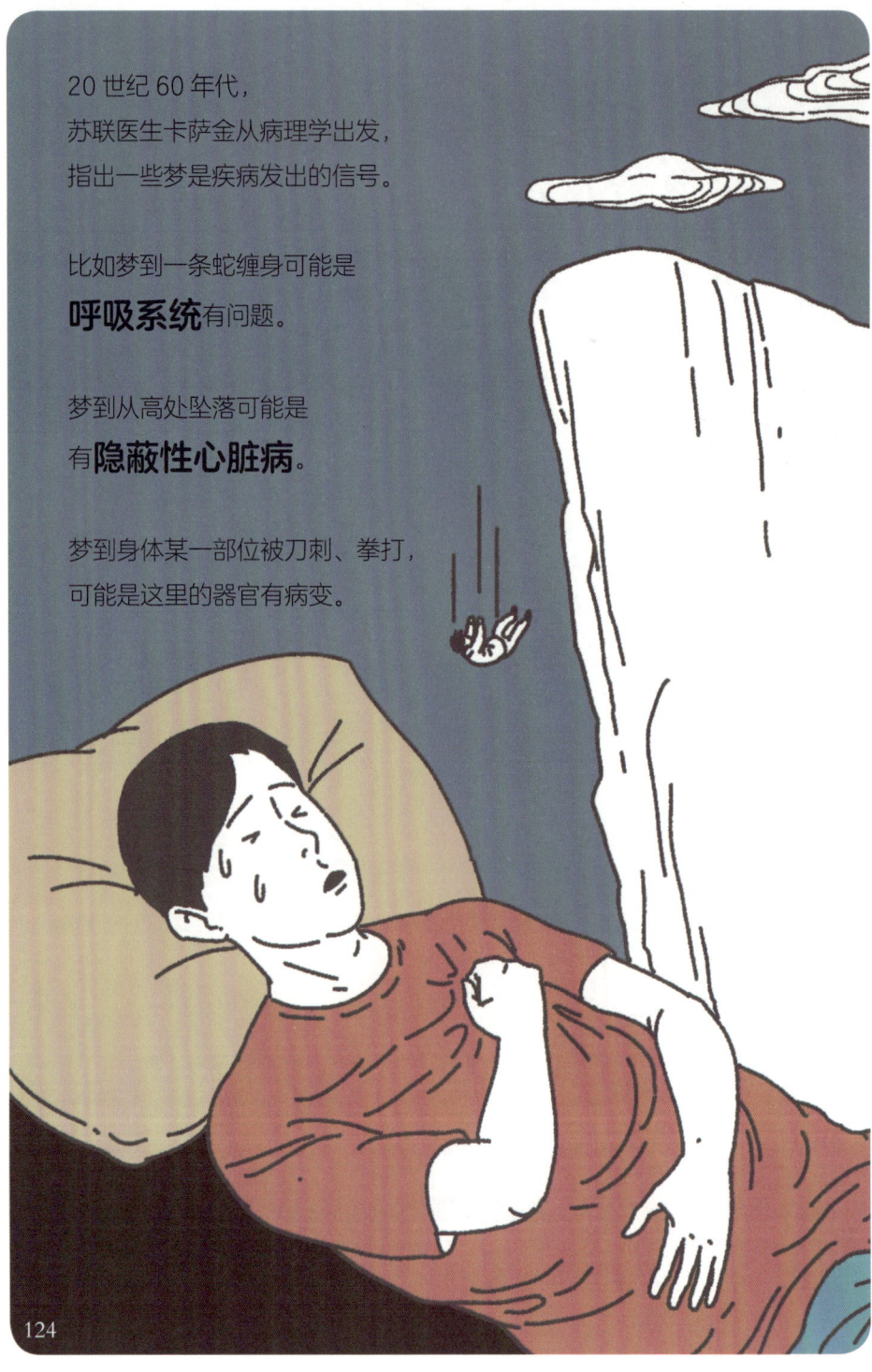

20 世纪 60 年代，
苏联医生卡萨金从病理学出发，
指出一些梦是疾病发出的信号。

比如梦到一条蛇缠身可能是
呼吸系统有问题。

梦到从高处坠落可能是
有**隐蔽性心脏病**。

梦到身体某一部位被刀刺、拳打，
可能是这里的器官有病变。

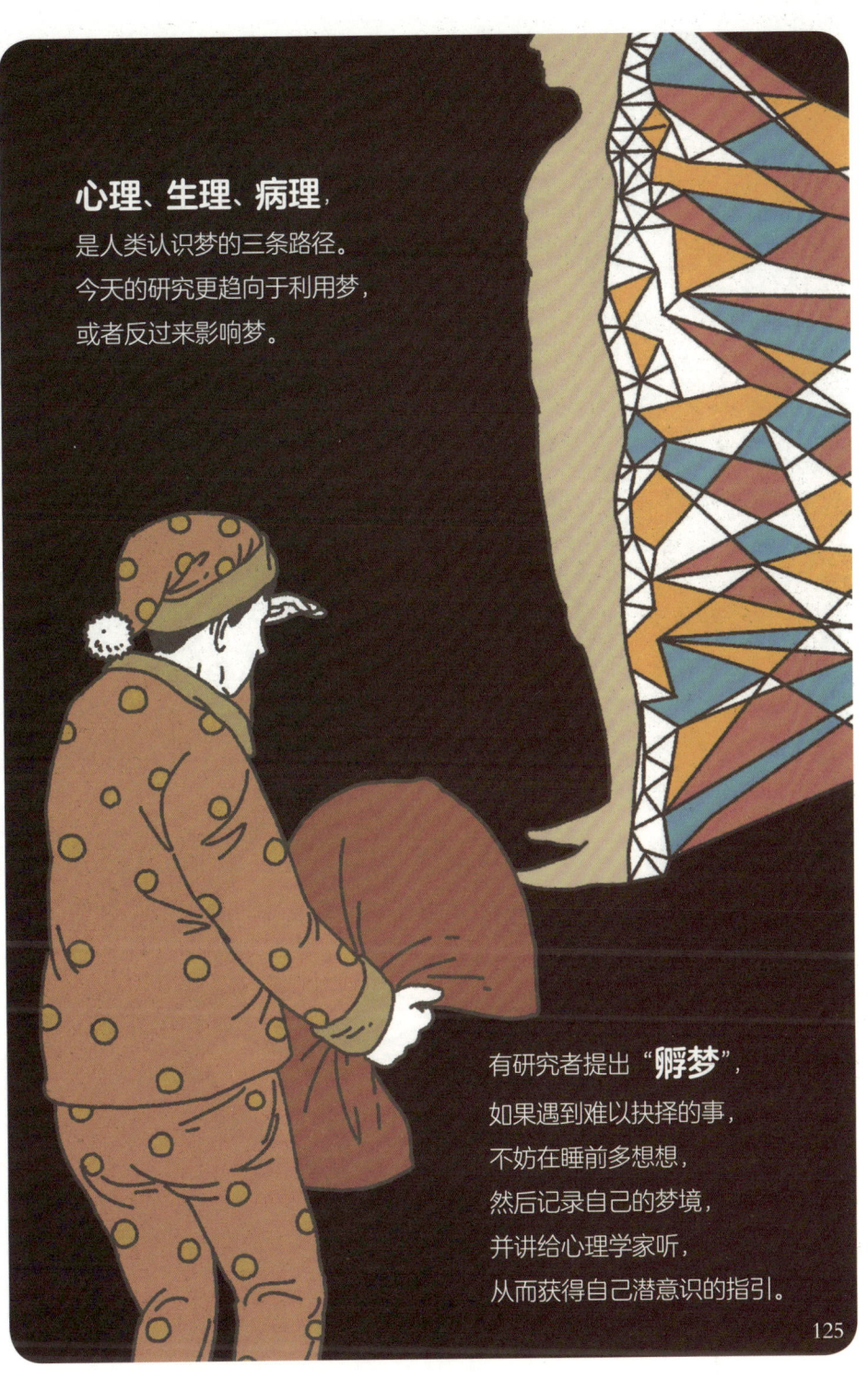

心理、生理、病理，
是人类认识梦的三条路径。
今天的研究更趋向于利用梦，
或者反过来影响梦。

有研究者提出"**孵梦**"，
如果遇到难以抉择的事，
不妨在睡前多想想，
然后记录自己的梦境，
并讲给心理学家听，
从而获得自己潜意识的指引。

125

有研究者试图**解码梦境**，

通过测量人的脑电波，

监测到波动时把人叫醒，

试图以此建立

脑电波与梦境内容的关联，

关联准不准众说纷纭，

但确定的是，

被叫醒的被试验者心情都不太好。

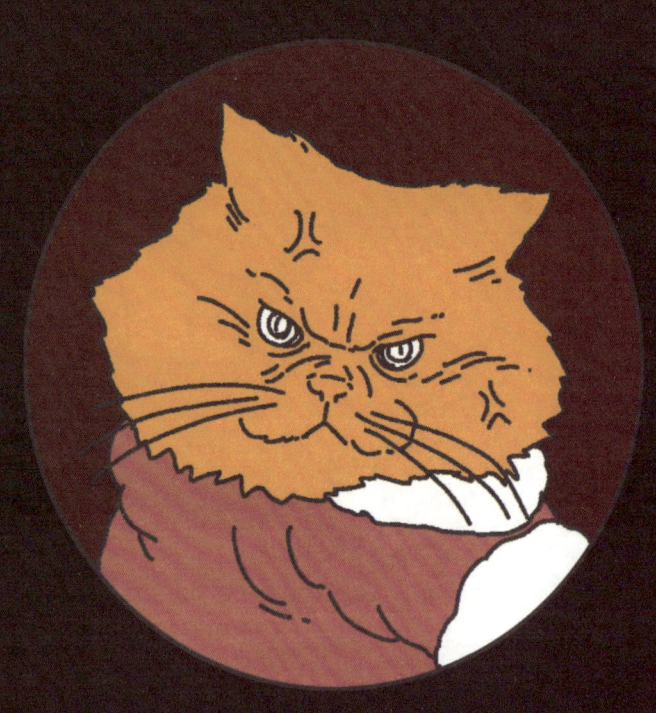

还有研究者开发出特制的目镜，

引导人进入**清醒梦**状态，

让人明知自己做梦而进入梦境，

并反过来影响梦境获得积极体验，

从而治疗一些**精神问题**。

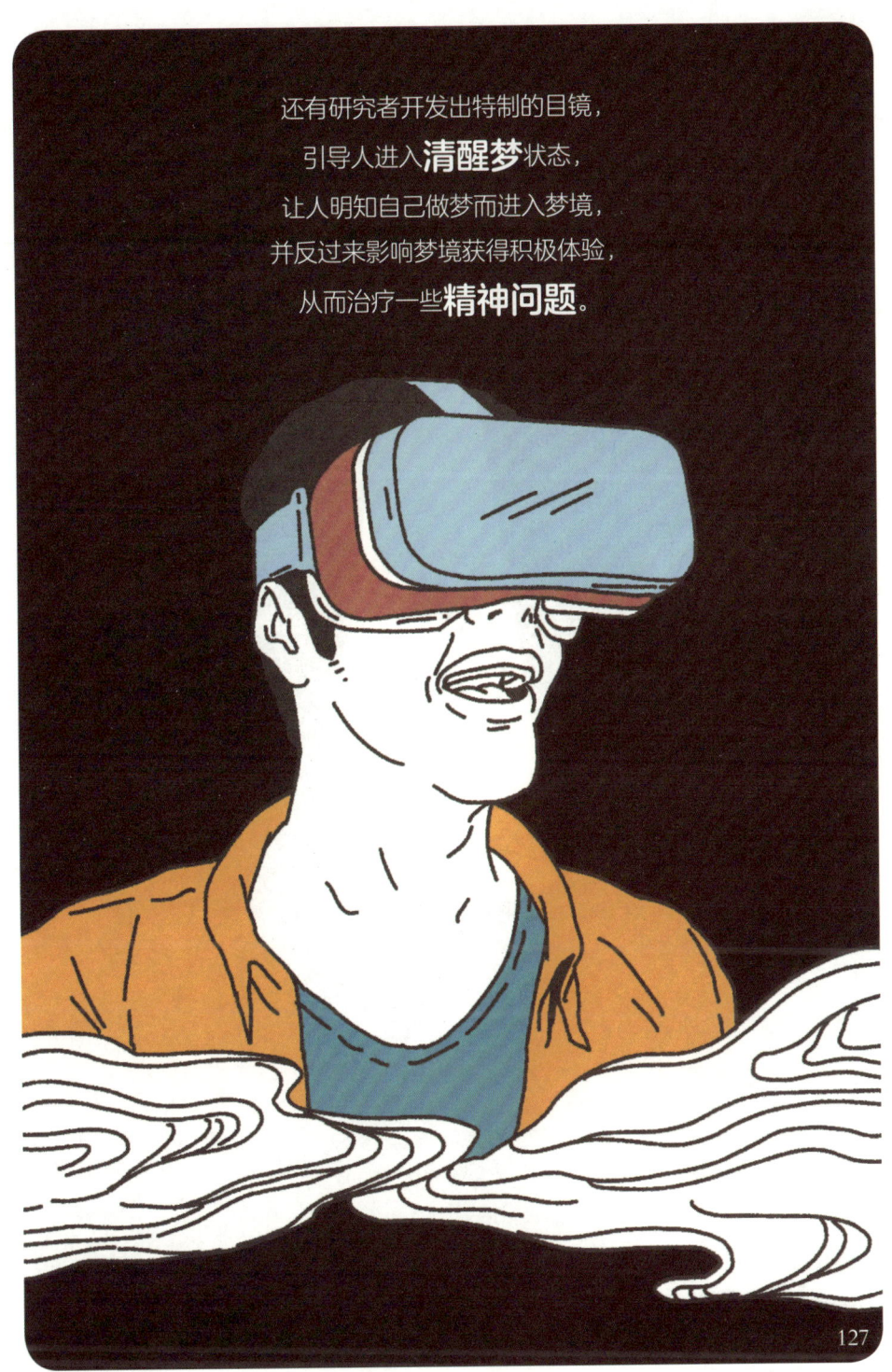

梦的研究和利用越发深入，
也就越能为人类健康服务。

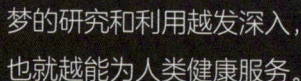
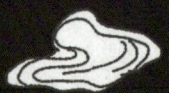
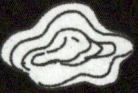

梦终归会醒，
也代替不了现实。
但梦是思想放飞的桃花源，
也是潜意识指引自己的
绝佳方式。
听从内心、脚踏实地，
你一定会站在
人生舞台的中央！

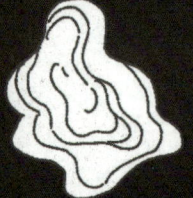

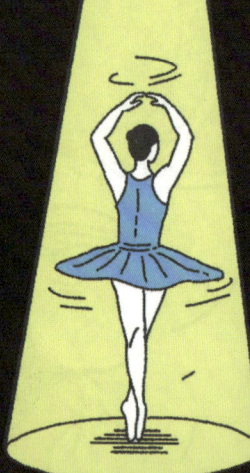

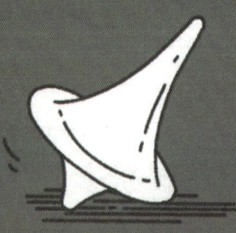

吧嗒！

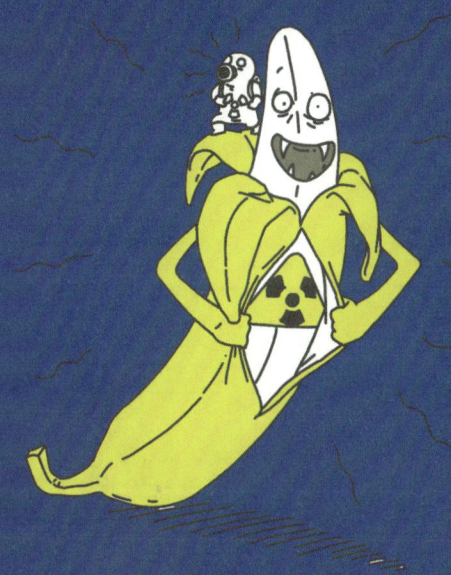

7 万物皆有辐射！

医生说

　　万物皆有辐射，只是程度不一。微波炉、电脑、手机等日常生活用品产生的非电离辐射，能量比较低，对人体来说相对安全。医学仪器，尤其是 X 光机产生的电离辐射能够杀死或损伤细胞，对人体危害性比较强。对辐射不要一味恐慌，科学防辐射才是重点。

——北京大学国际医院影像科　徐宗胜

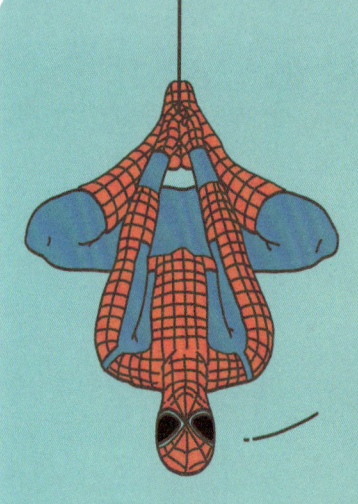

被蜘蛛咬了不会基因突变，
但被辐射却有可能。

当然，
被辐射也变不成蜘蛛侠，
却可能伤害身体。

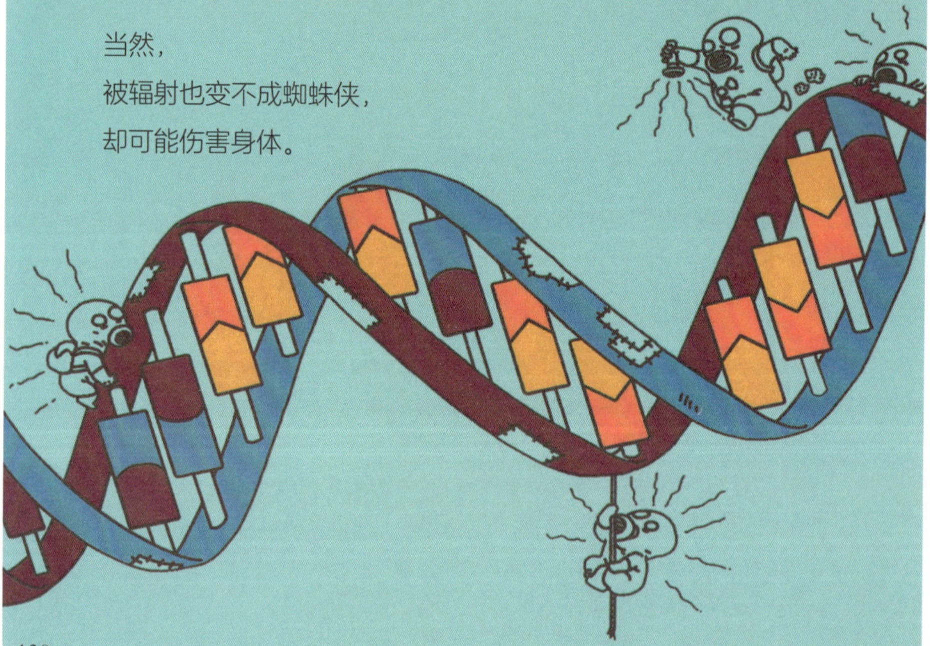

辐射

是个很容易引起恐慌的字眼，

传说能引起白血病、癌症，

导致胎儿畸形，

甚至致死。

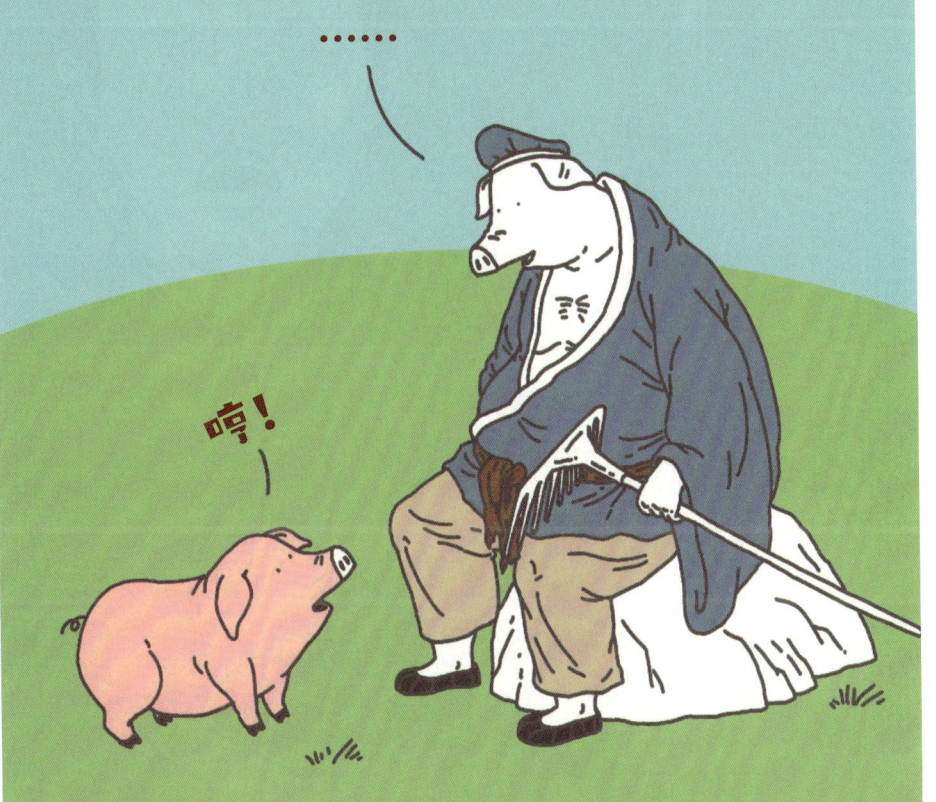

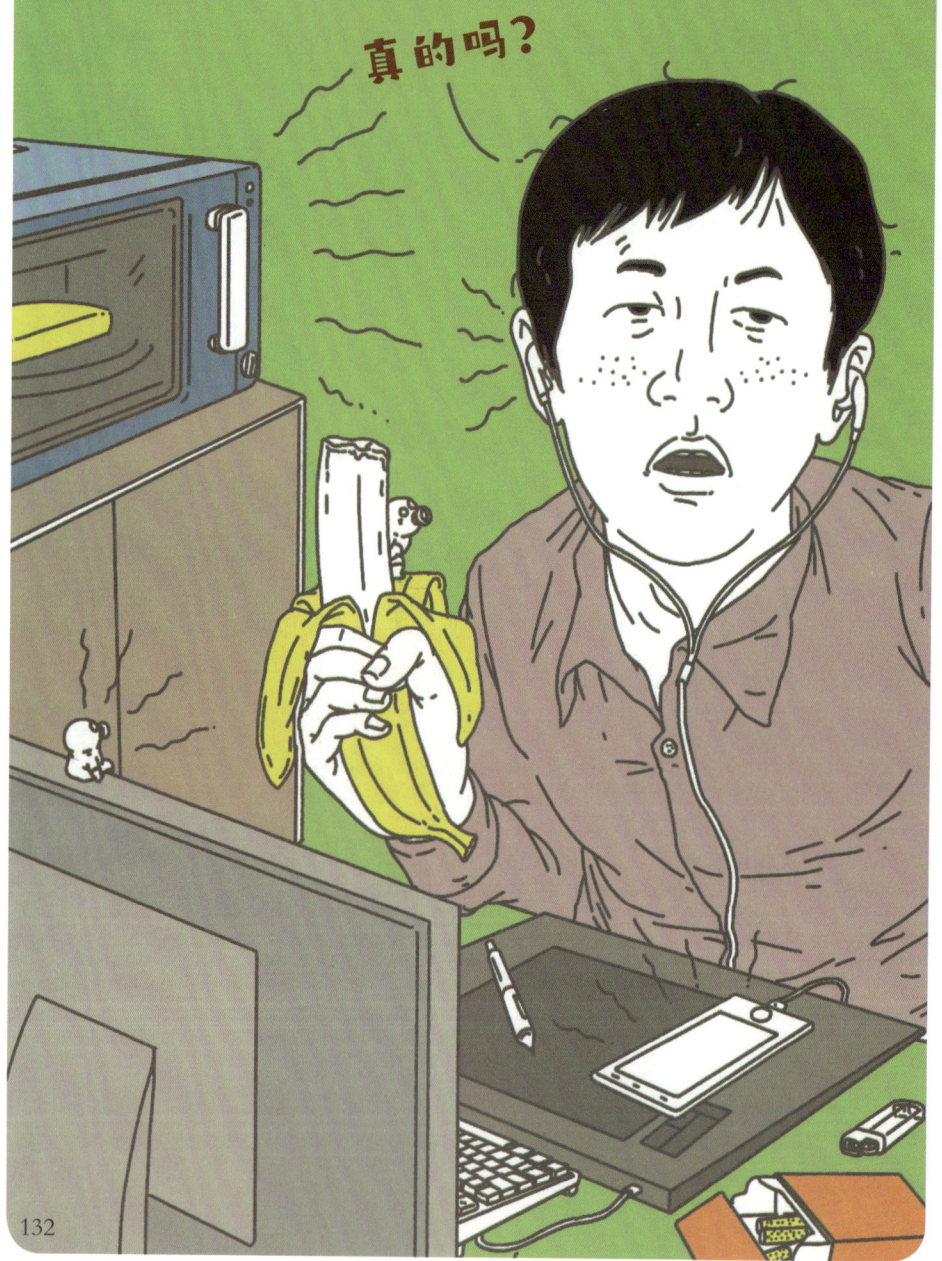

手机和香蕉确实都有辐射，
但两者有根本性的不同。

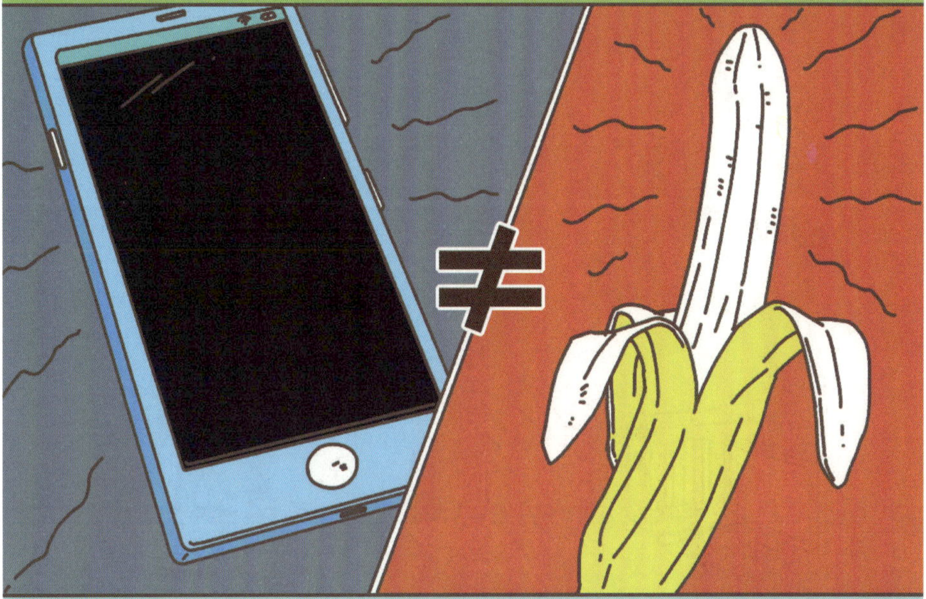

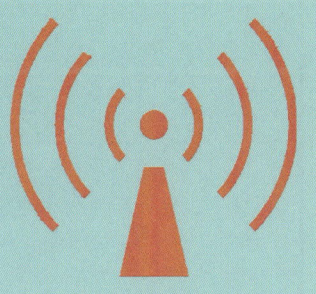

手机发出频率较低的**电磁波**，
这叫**电磁辐射**，
绝大部分对人体没影响，
一般也就带来点热量。

以下这些物品发出的都是
电磁辐射
（人畜无害）

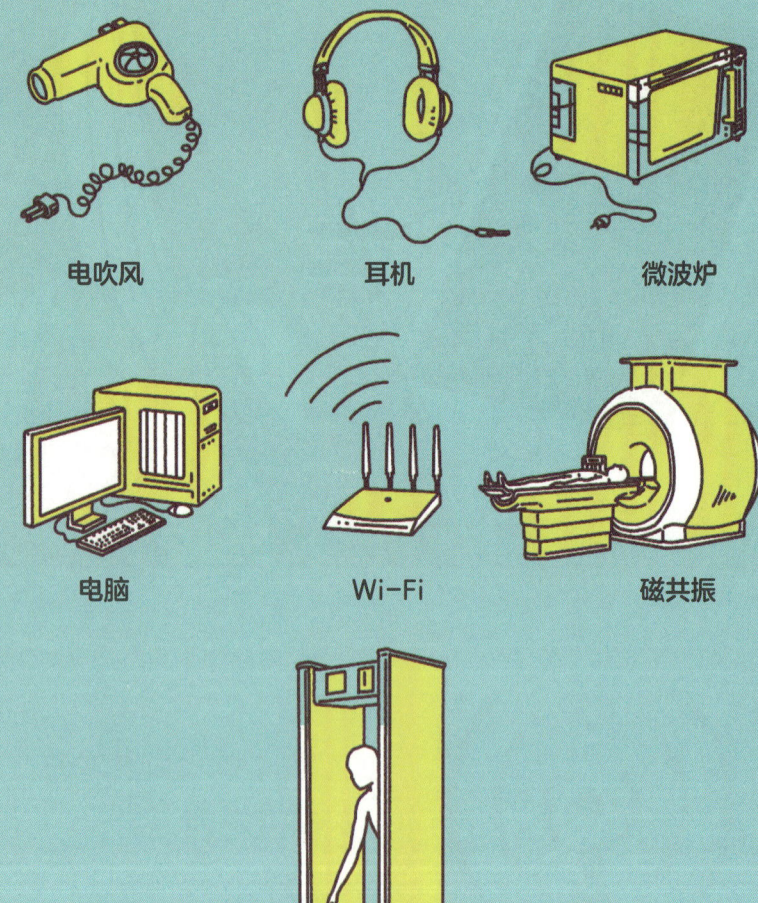

电吹风

耳机

微波炉

电脑

Wi-Fi

磁共振

人体金属安检门、安检仪

香蕉富含**钾元素**，

其中很小一部分有放射性，

发出的辐射叫

电离辐射。

能破坏**生物大分子**，

损害人体健康的元凶就是它。

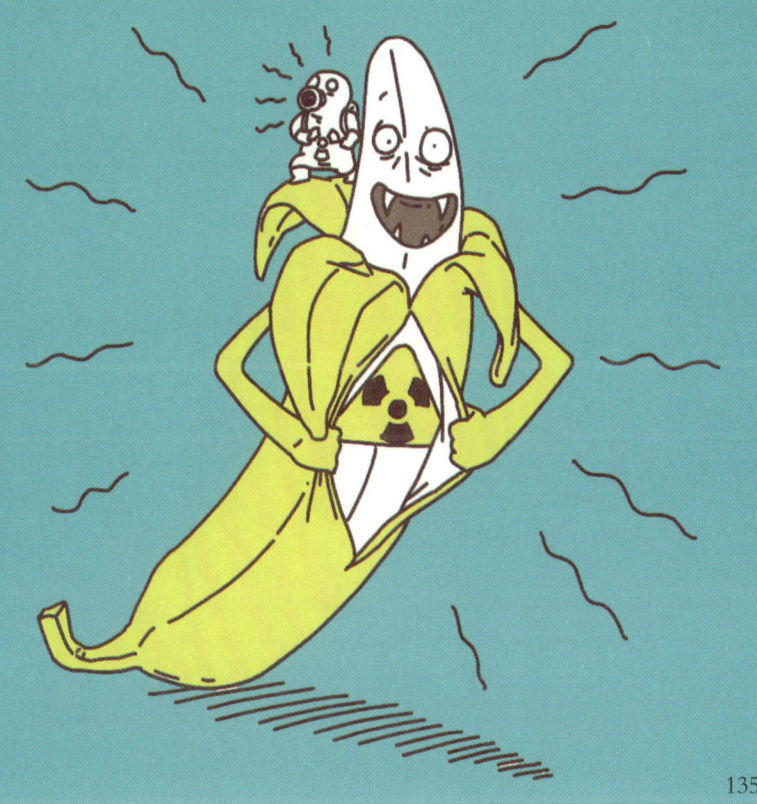

但别恐慌，
离开辐射量谈伤害都是耍流氓。

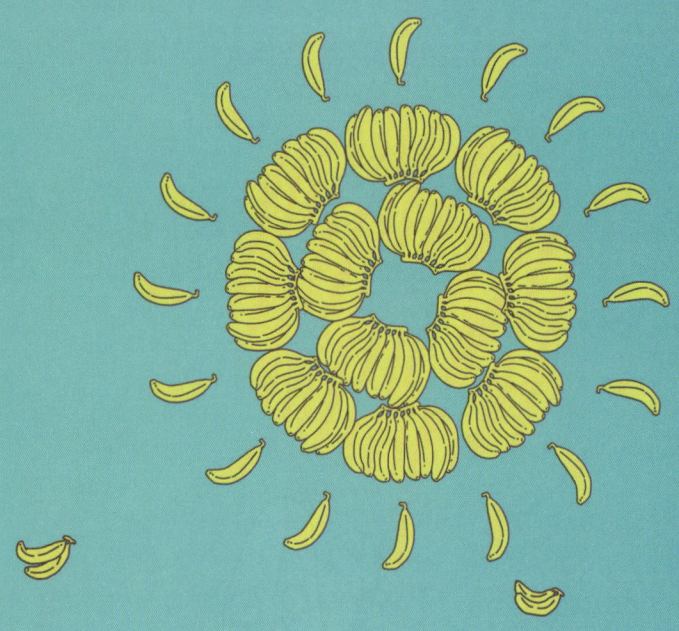

电离辐射单位叫**毫西弗**（mSv）。
吃 4000 万根香蕉，
达到 4000 mSv，
才会致人于死地。

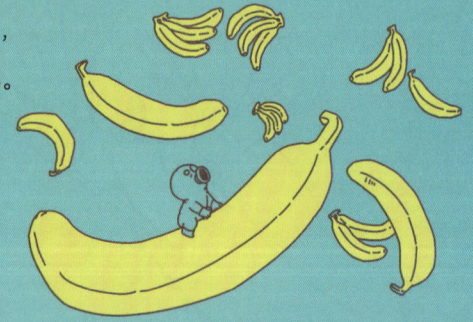

以下这些物品发出的都是
电离辐射。

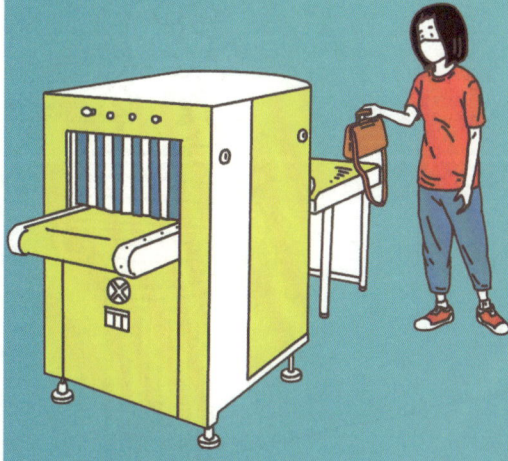

物品安检仪

以 X 线穿透包裹，
不过有防护帘，辐射出不来，
人别钻进去或伸手进去就没事。

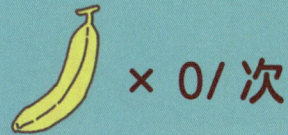

× 0/ 次

香烟

富含钋和放射性铅，
抽一包烟辐射量约 0.0005 mSv。

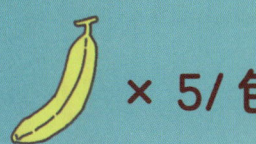

× 5/ 包

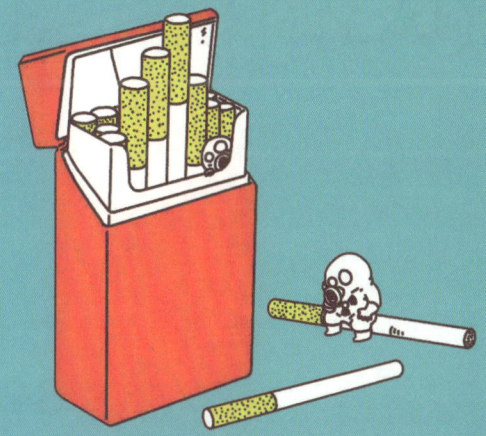

部分**石材**来自于山里，
可能有铀等放射性元素，
含量较高的话，
24 小时辐射量可达 0.0084 mSv。

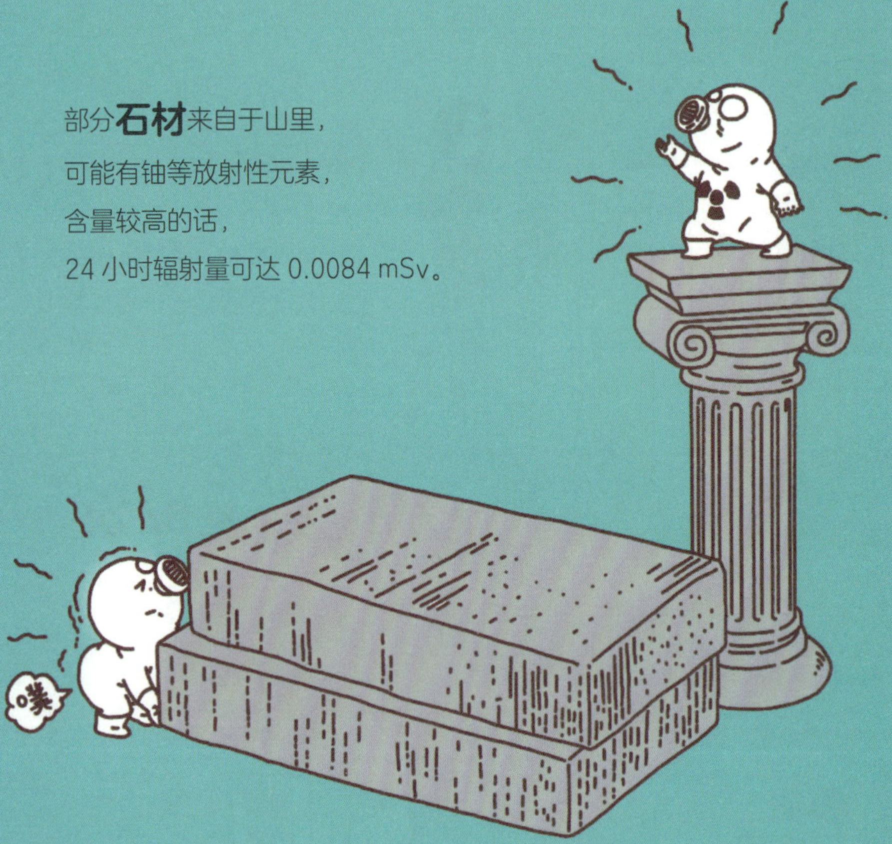

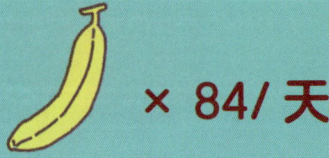

× 84/ 天

核电站

靠核裂变发电，
只要核电站按标准建设，
方圆 5 km 内居民一年承受的辐射量为 0.02 mSv。

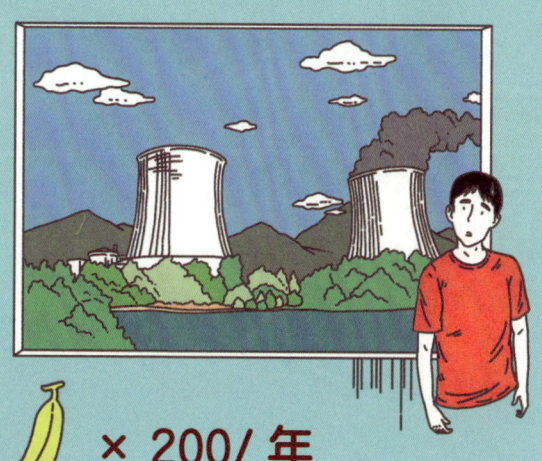

× 200/ 年

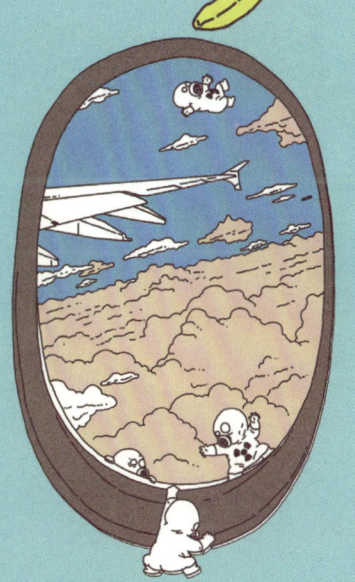

高空大气相对稀薄，

坐飞机

容易受到宇宙射线辐射，
辐射量为每 10 小时 0.05 mSv。

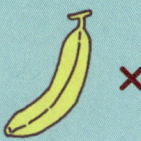

× 50/ 小时

拍 X 线片

以 X 线穿透人体，
一次胸片检查辐射量为 0.1 mSv。

所以拍 X 线片时，
重点部位要防护起来，以防万一。

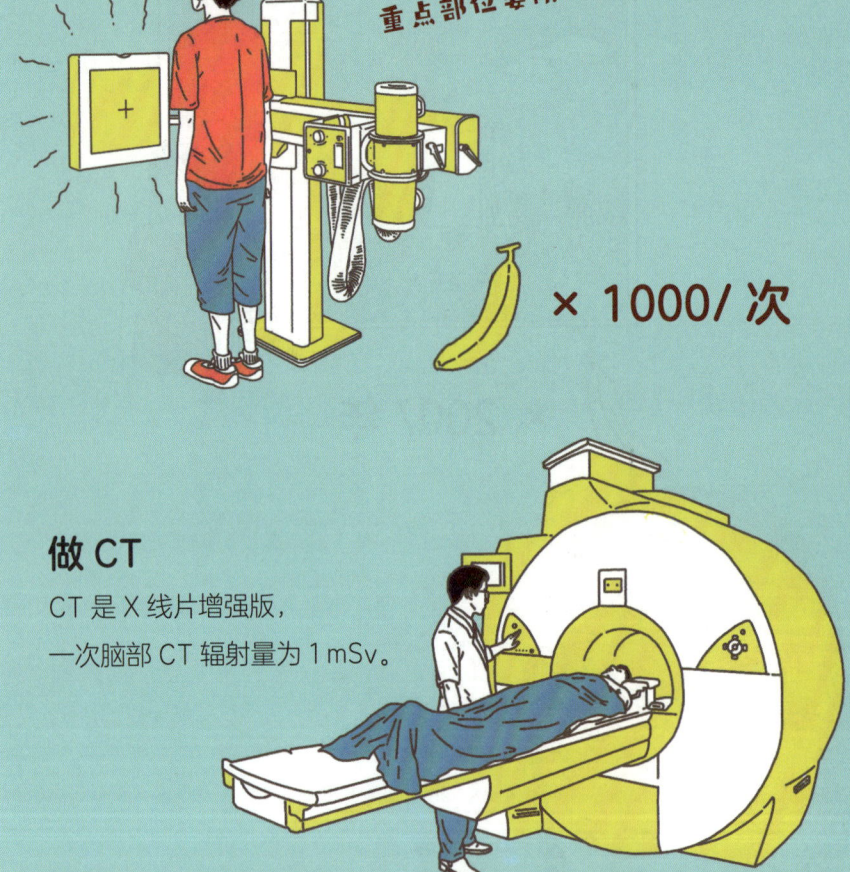

× 1000/ 次

做 CT

CT 是 X 线片增强版，
一次脑部 CT 辐射量为 1mSv。

× 10 000/ 次

居里夫人核实验室

有放射性元素残留，在其实验室住 1 个月将承受的辐射量为 1.08 mSv。

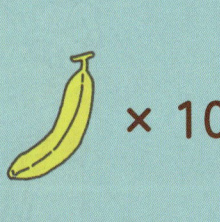

× 10 800/ 月

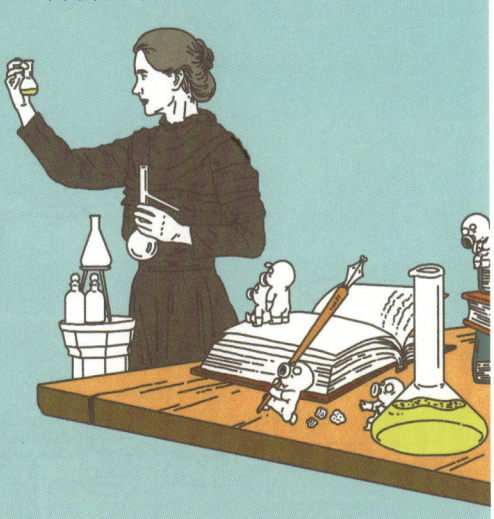

切尔诺贝利事故区

事故已过去 34 年，
但仍有放射性元素残留，
在当地住 1 个月大约承受 3.6 mSv 辐射。

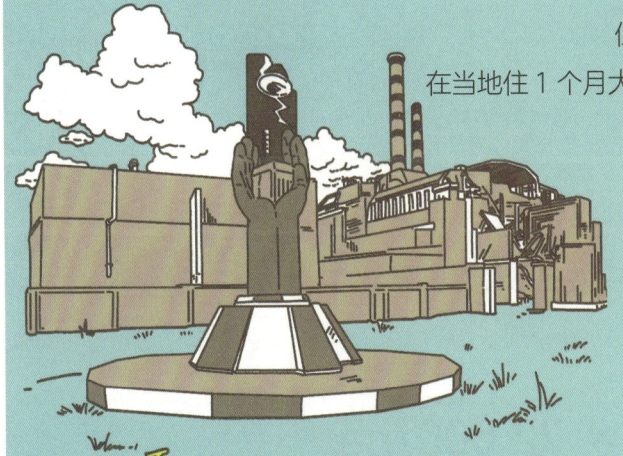

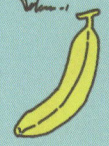

× 36 000/ 月

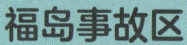

福岛事故区

事故刚过去 9 年,
有大量放射性元素残留,
在此住 1 个月需承受的辐射量大约为 7.2 mSv。

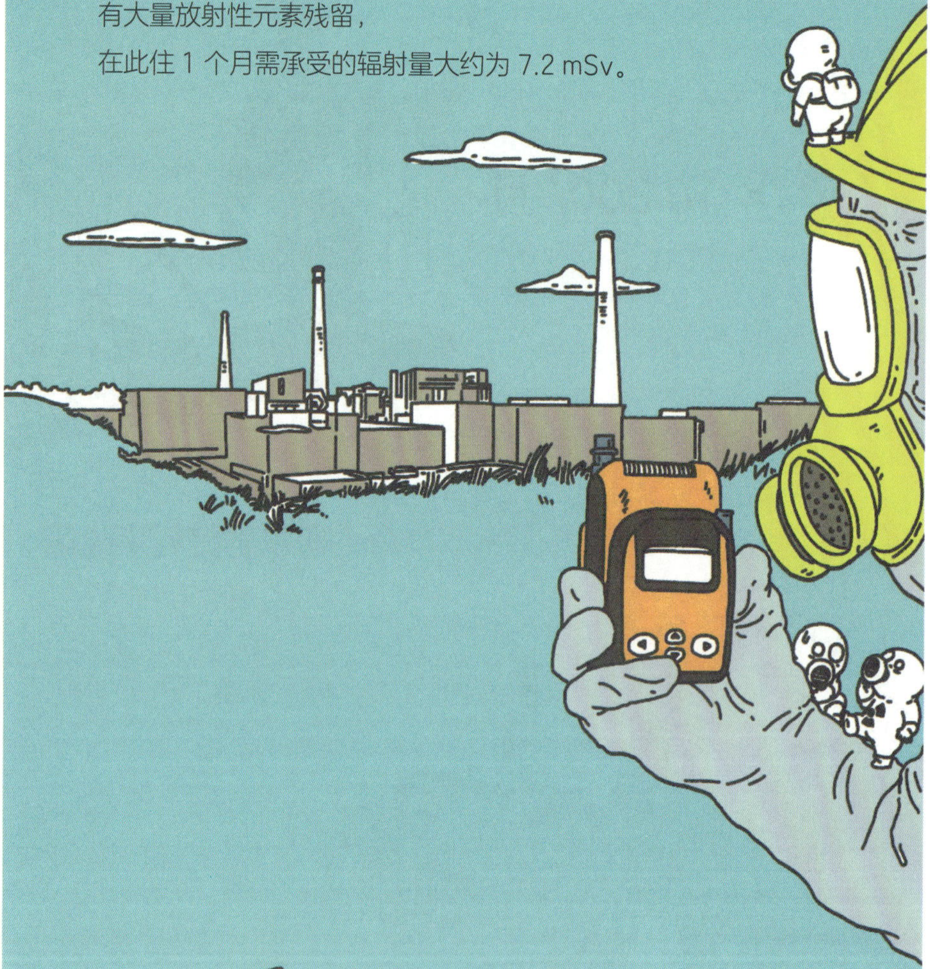

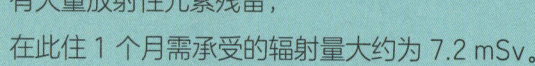

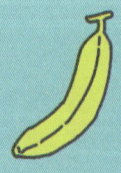 × 72 000/ 月

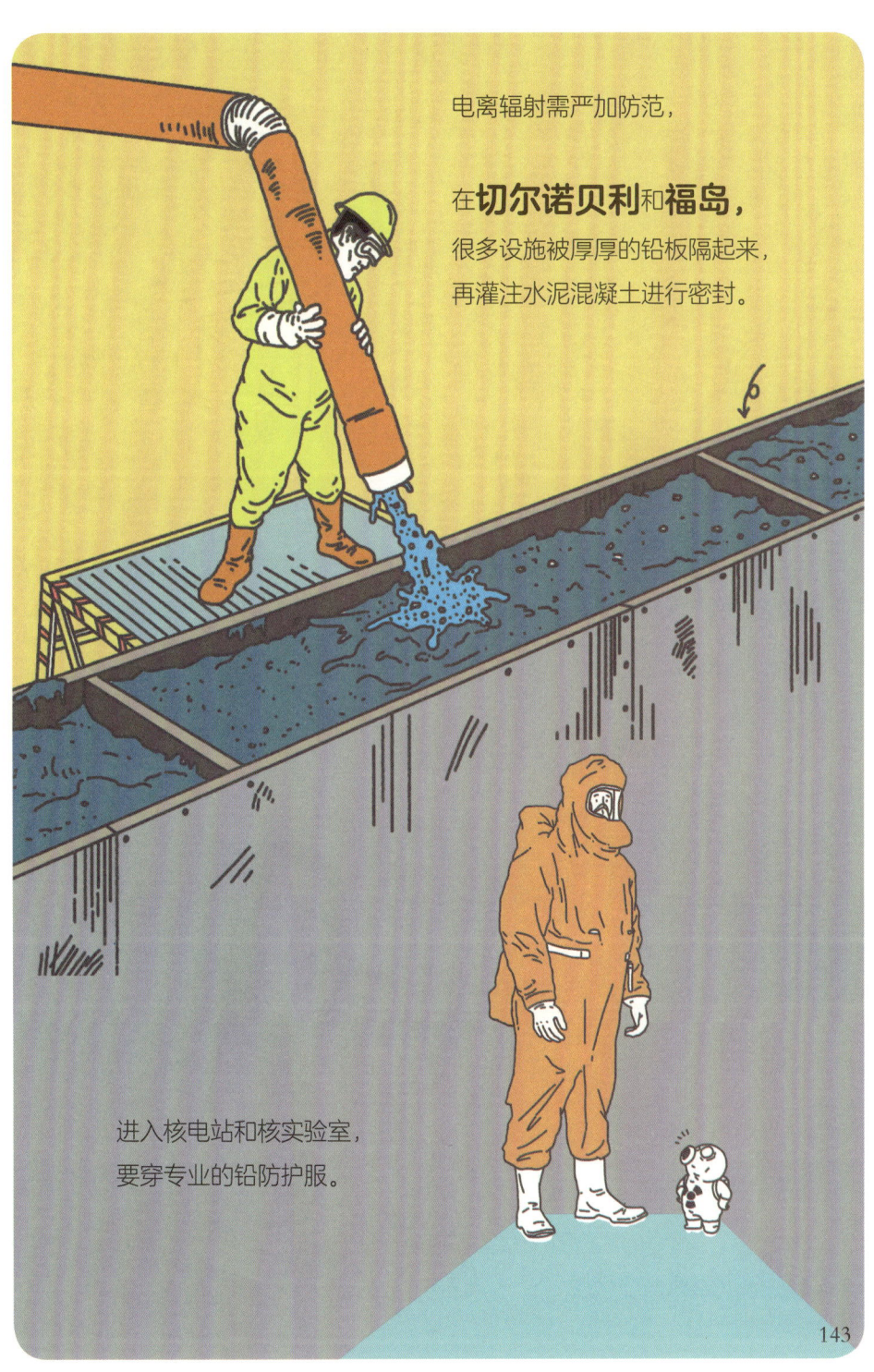

电离辐射需严加防范，

在切尔诺贝利和福岛，
很多设施被厚厚的铅板隔起来，
再灌注水泥混凝土进行密封。

进入核电站和核实验室，
要穿专业的铅防护服。

143

日常防辐射产品

主要是防电磁辐射。

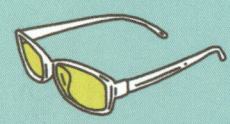

防辐射眼镜

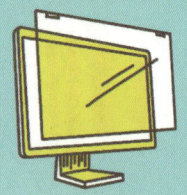

电脑防辐射屏幕

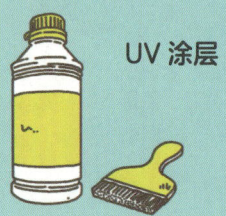

UV 涂层

能防部分紫外线，
但电脑紫外线指数并不高，
还没晒太阳晒来得多。

孕妇防辐射服

装有金属网，
能屏蔽手机信号，
但手机信号本来就没啥危害……

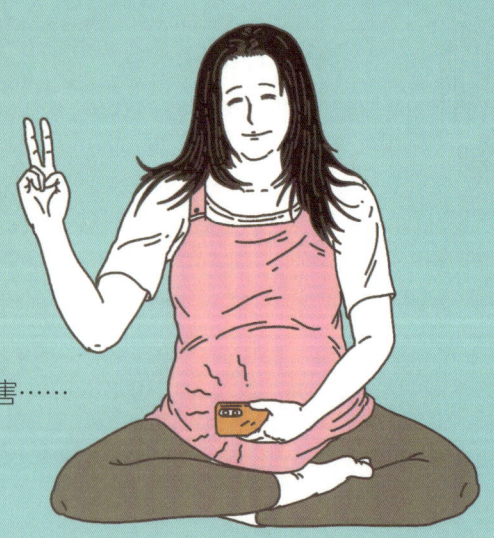

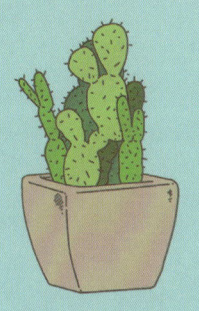

仙人掌
生长于阳光强烈的沙漠，
能吸收部分紫外线，
但效果有限。

其实只要有温度的物体，
你"吸"的**猫**、"撸"的**狗**、贴的**暖宝宝**、用的**暖气**

都是**辐射源**，

都在一刻不停地发出**红外线**，

这是一种对人体无害的电磁辐射。

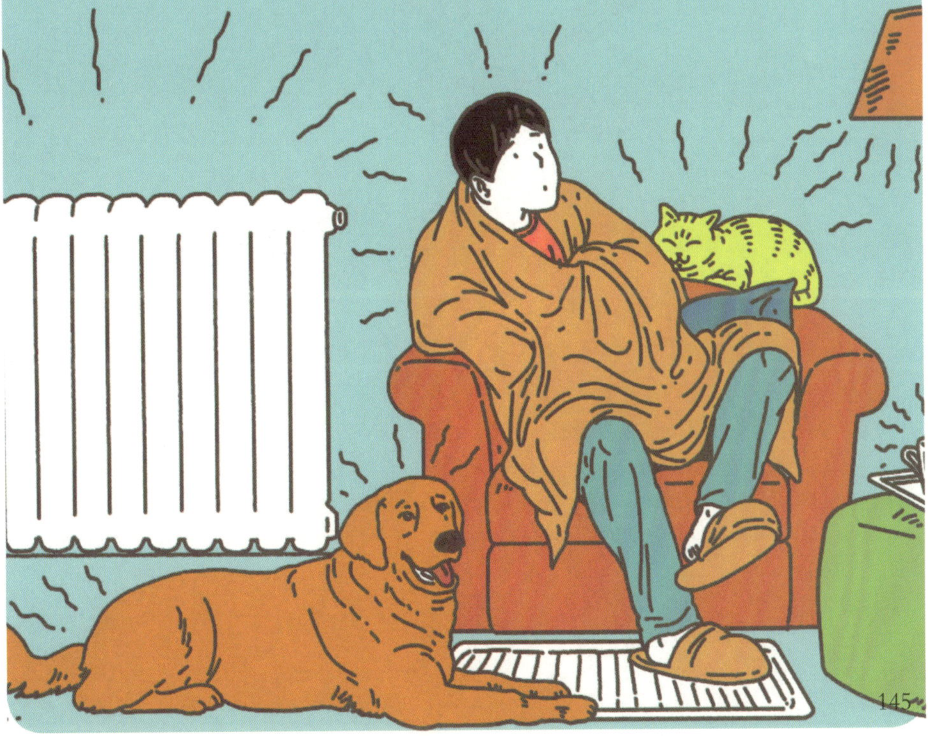

145

辐射没法绝对防！

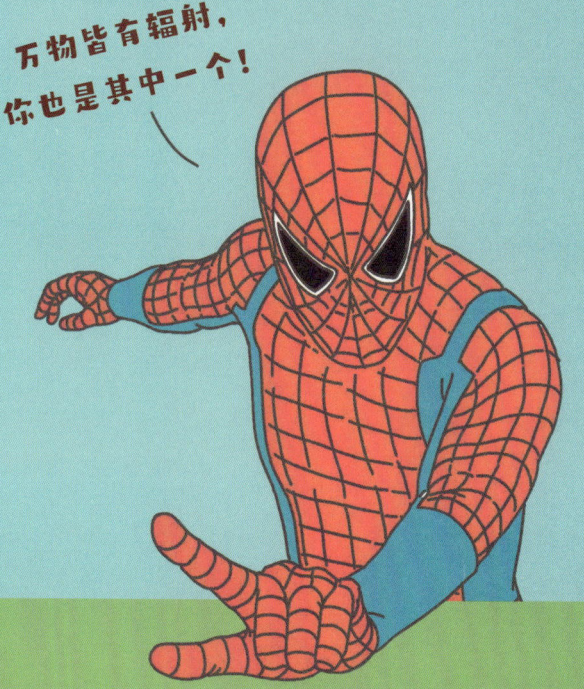

万物皆有辐射，
你也是其中一个！

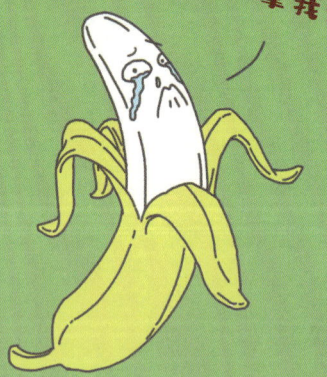

我苦啊！
万物皆有辐射，
干吗只拿我说事儿啊？！

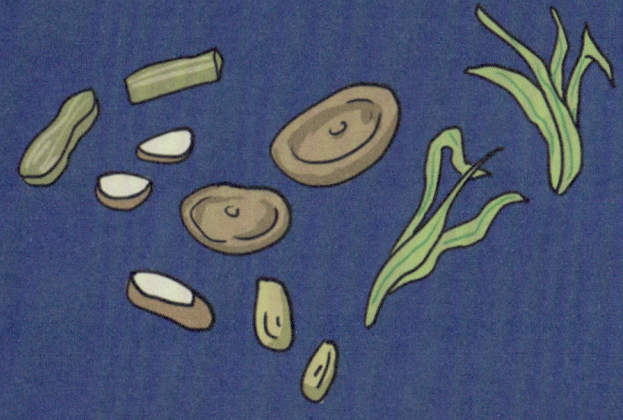

8 药与毒的一线之隔

医生说

　　药的发展是一个从经验到科学的过程。古代有草药、动植物入药，现在有化学与生物工业加持，产生了化学药、生物制剂、原料药、中成药等，有对抗外来病菌入侵、增强免疫系统、促使癌细胞凋亡等功能。然而，药自始至终都是一把双刃剑，合理使用永远是医疗的核心。

——地坛医院药学部　高燕菁

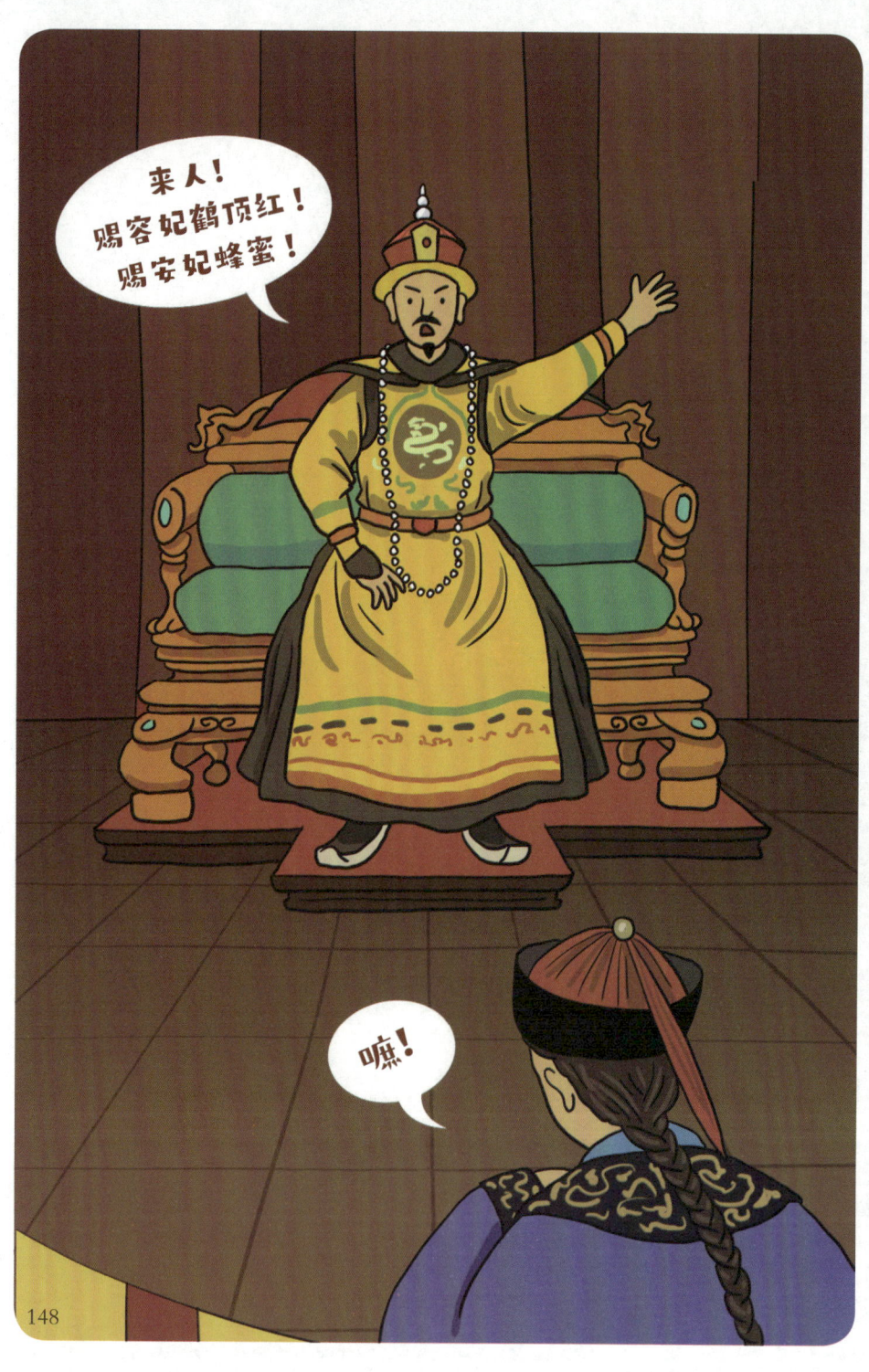

148

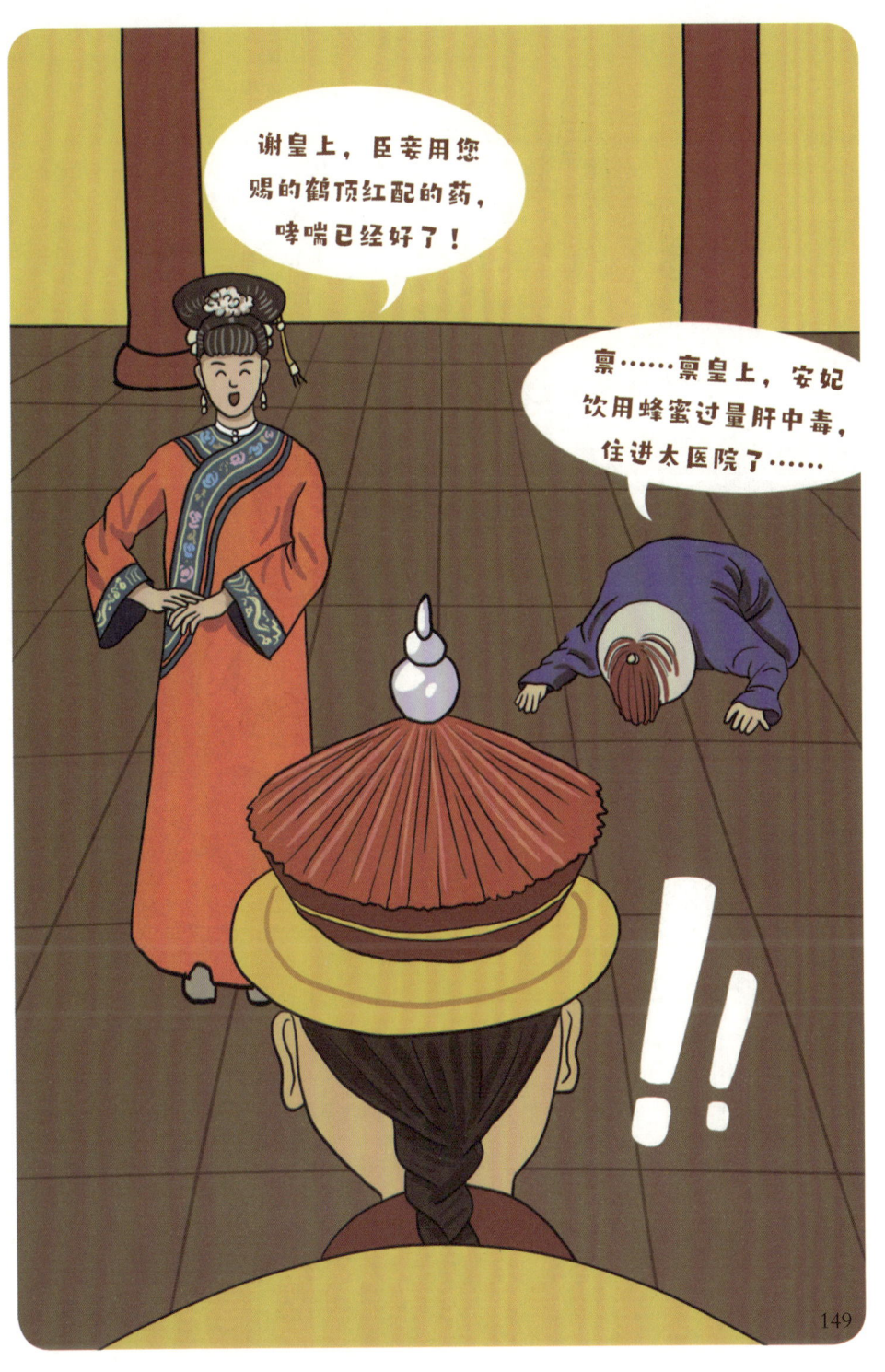

149

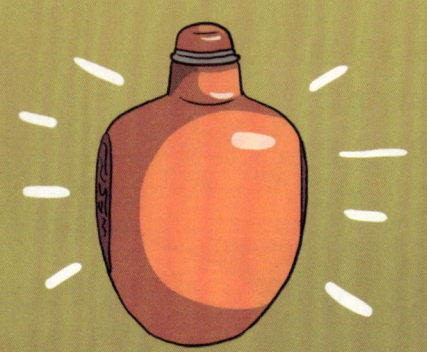

鹤顶红

传说中的皇家秘藏毒药，
主要成分是**砒霜**，
古人却能配成良药治病。

蜂蜜

是周知的滋补药，
若打开方式不对，
可能把人毒倒。

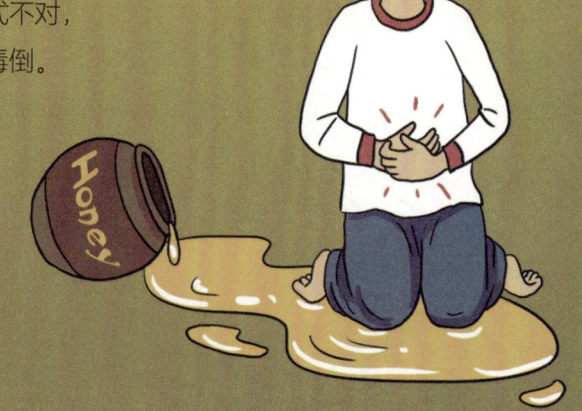

是药亦是毒。

汉代之前，药甚至就叫做**毒药**，

因为有毒的可能性很大。

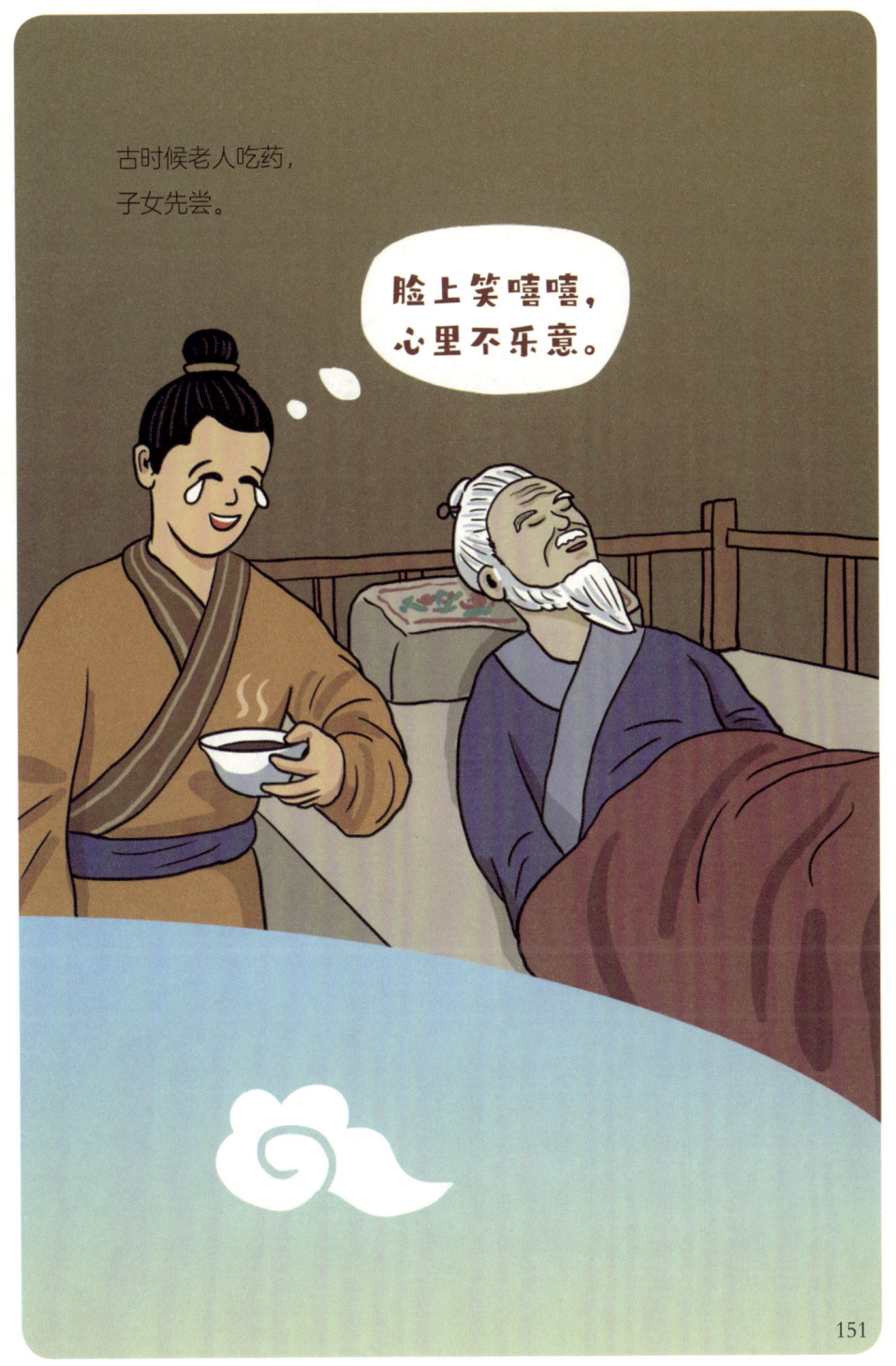

古时候老人吃药，
子女先尝。

脸上笑嘻嘻，
心里不乐意。

医药之祖**神农氏**就厉害了，
为众人尝百草试药。

吧唧……

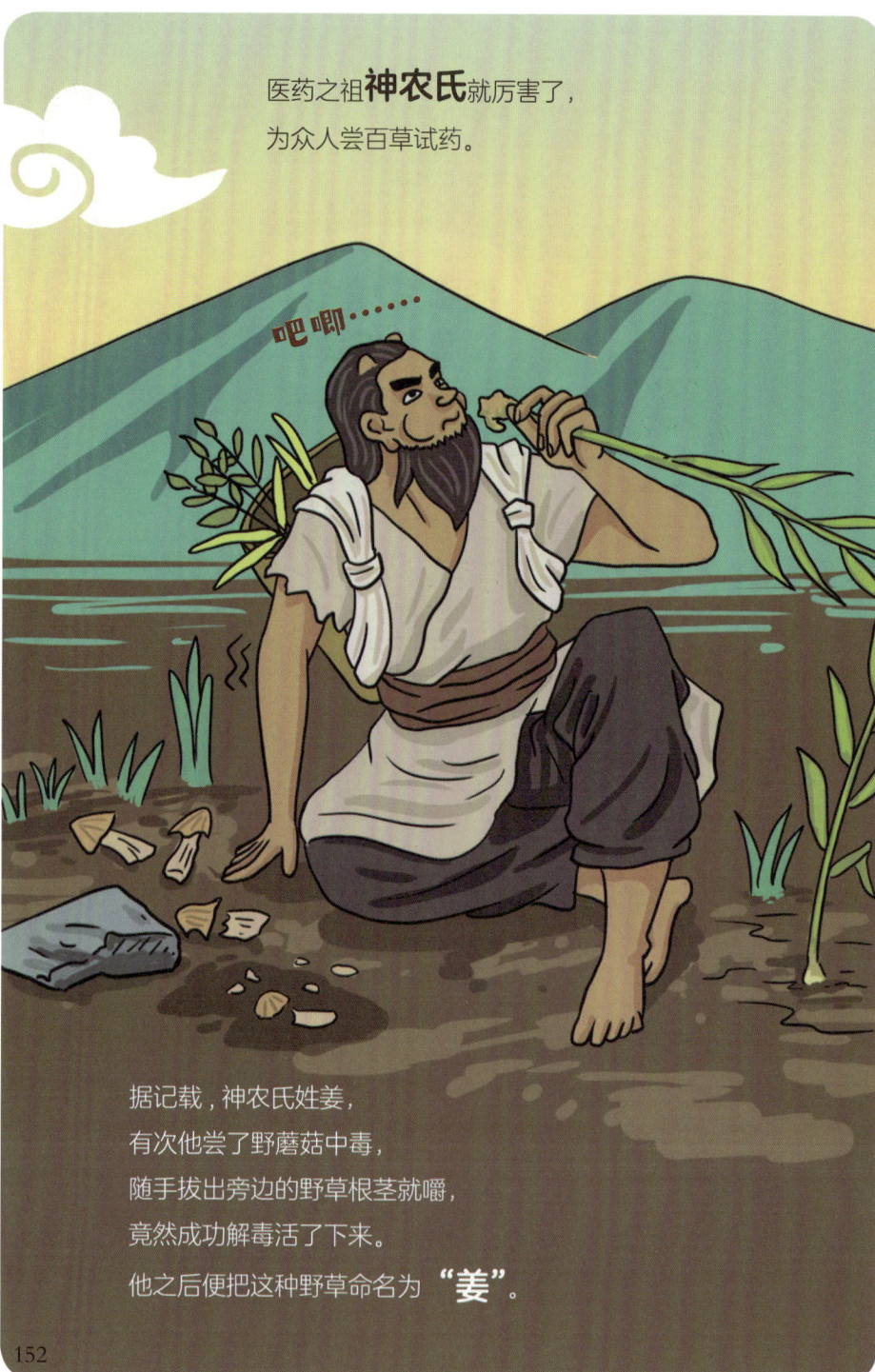

据记载，神农氏姓姜，
有次他尝了野蘑菇中毒，
随手拔出旁边的野草根茎就嚼，
竟然成功解毒活了下来。
他之后便把这种野草命名为**"姜"**。

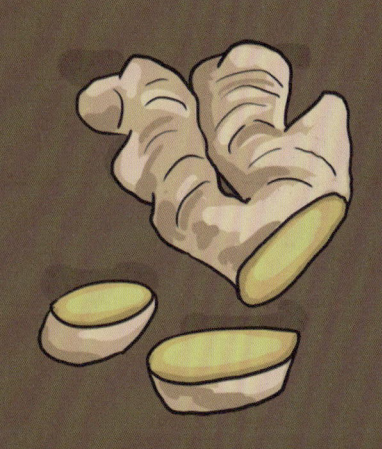

我就是被很多人不小心吃到嘴里，遭嫌弃的主儿。

这种中毒经历，
神农氏几乎每天都有，
最终死于**断肠草**。

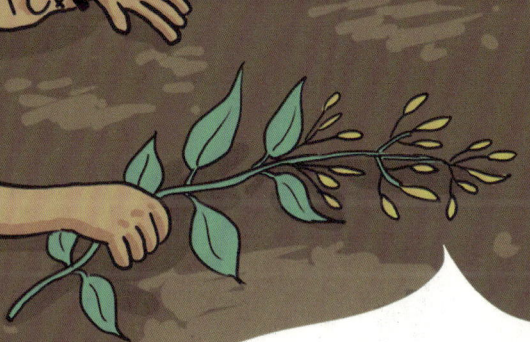

对！我就是那个解了
"杨过情花毒"的断肠草！

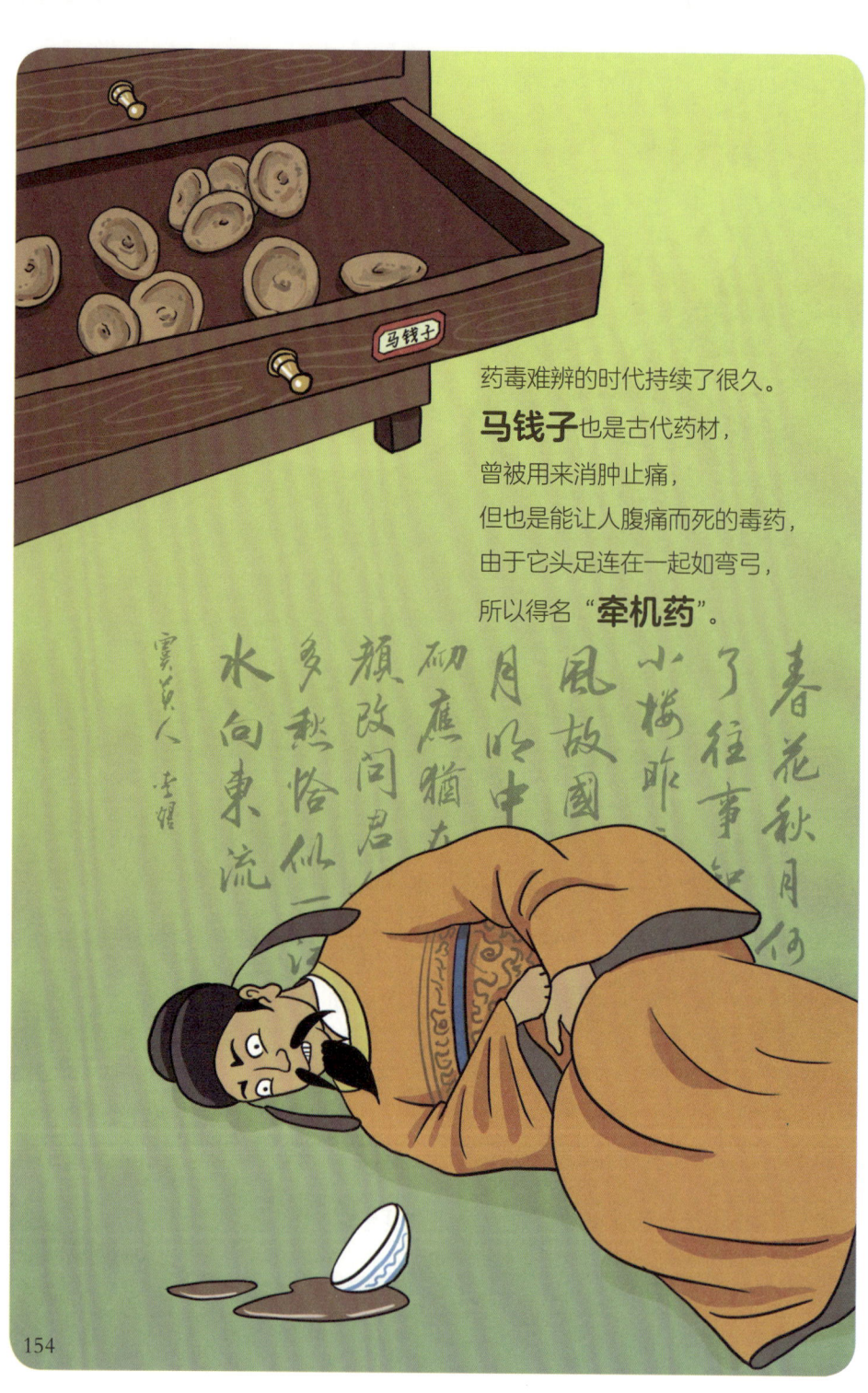

药毒难辨的时代持续了很久。

马钱子也是古代药材，
曾被用来消肿止痛，
但也是能让人腹痛而死的毒药，
由于它头足连在一起如弯弓，
所以得名 **"牵机药"**。

世界别的地方也差不多。

古希腊医学认为**催吐**有益健康，

但当时的催吐剂中含有的金属锑能损害心脏。

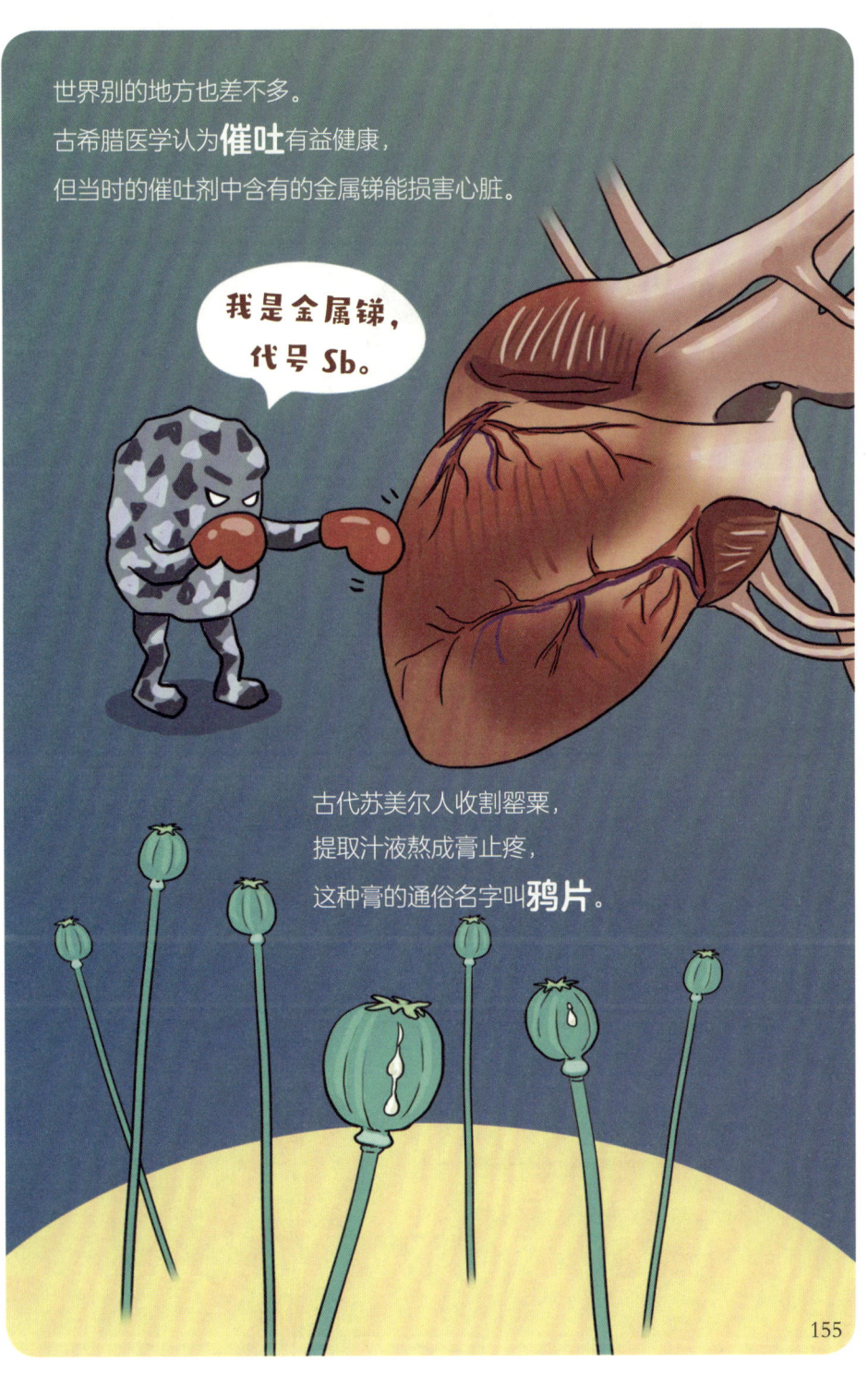

我是金属锑，
代号 Sb。

古代苏美尔人收割罂粟，

提取汁液熬成膏止疼，

这种膏的通俗名字叫**鸦片**。

西方还曾用汞治**梅毒**，
梅毒螺旋体是被杀灭了，
但汞富集在人体内，
造成了包括精神病在内的新问题。

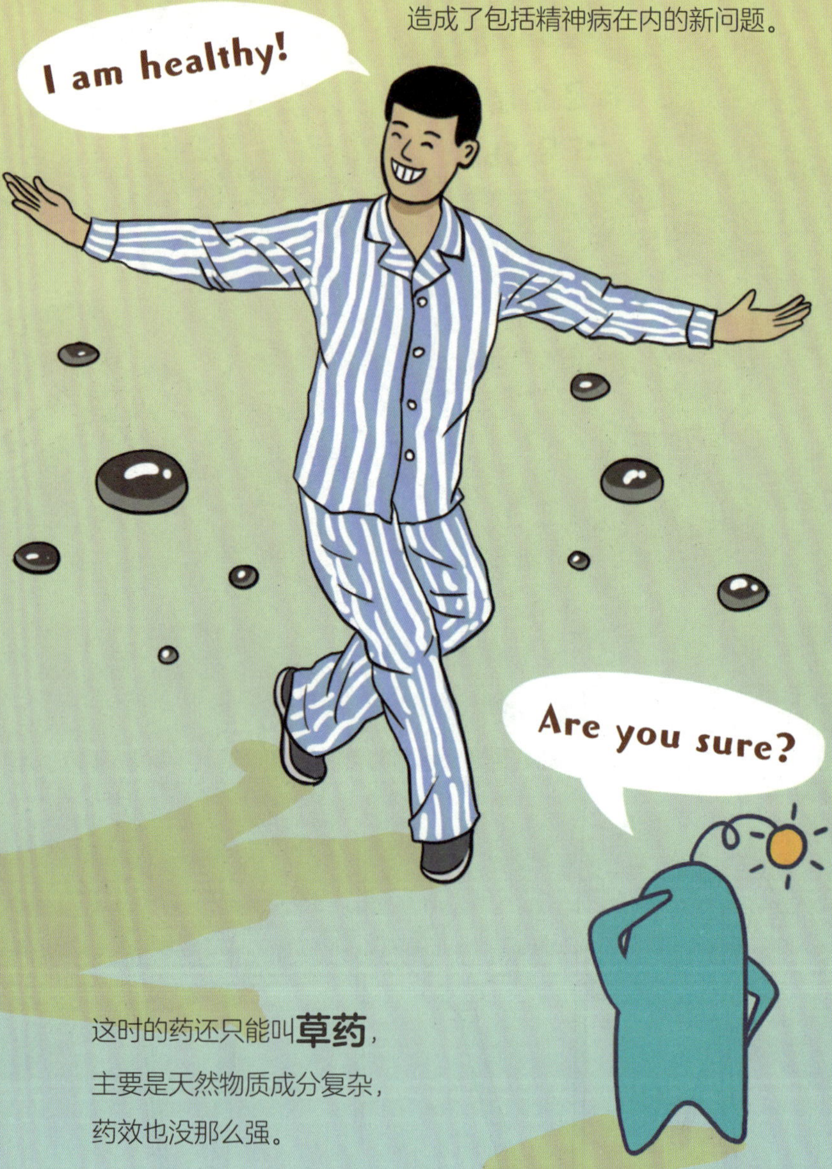

这时的药还只能叫**草药**，
主要是天然物质成分复杂，
药效也没那么强。

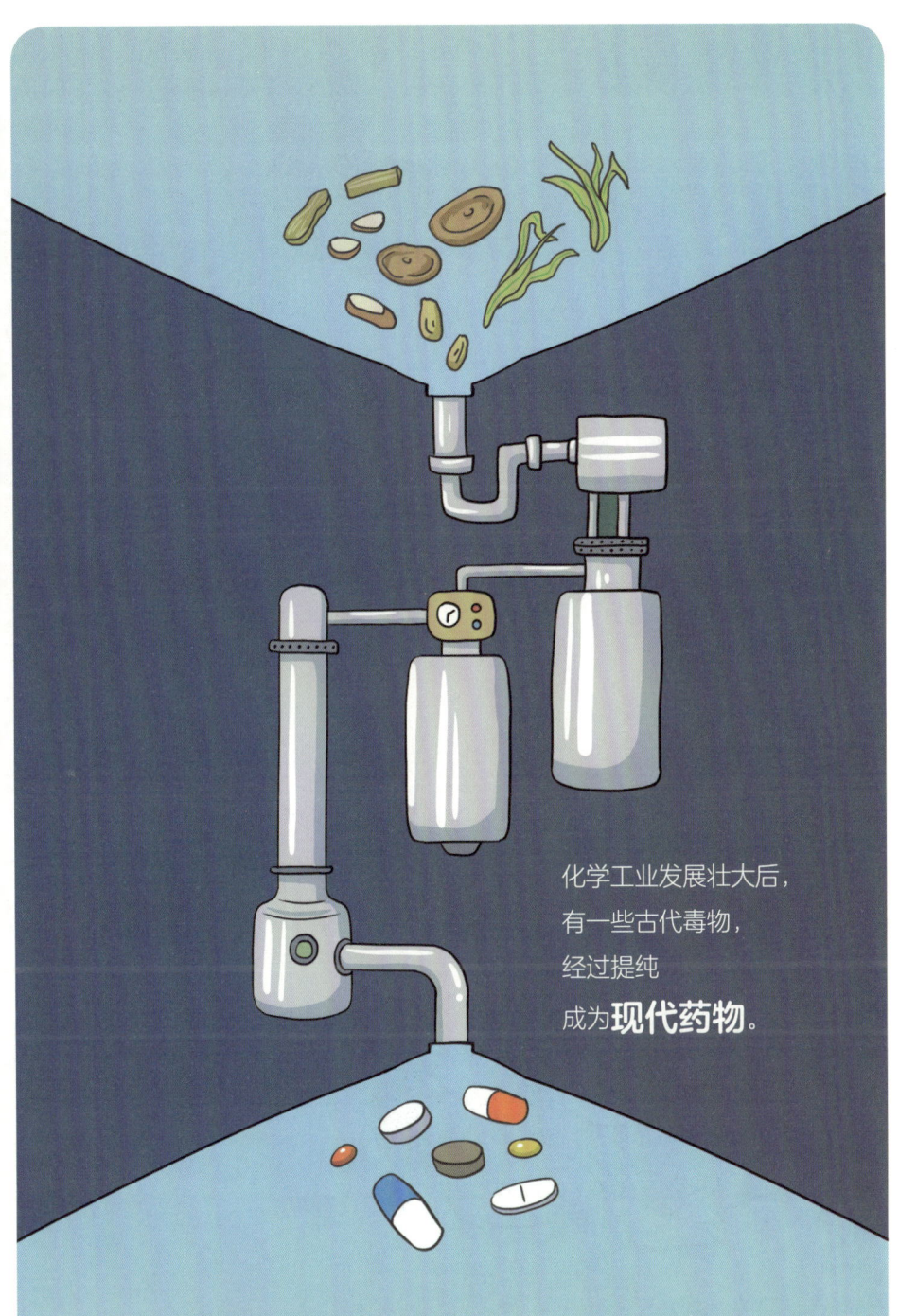

化学工业发展壮大后，
有一些古代毒物，
经过提纯
成为**现代药物**。

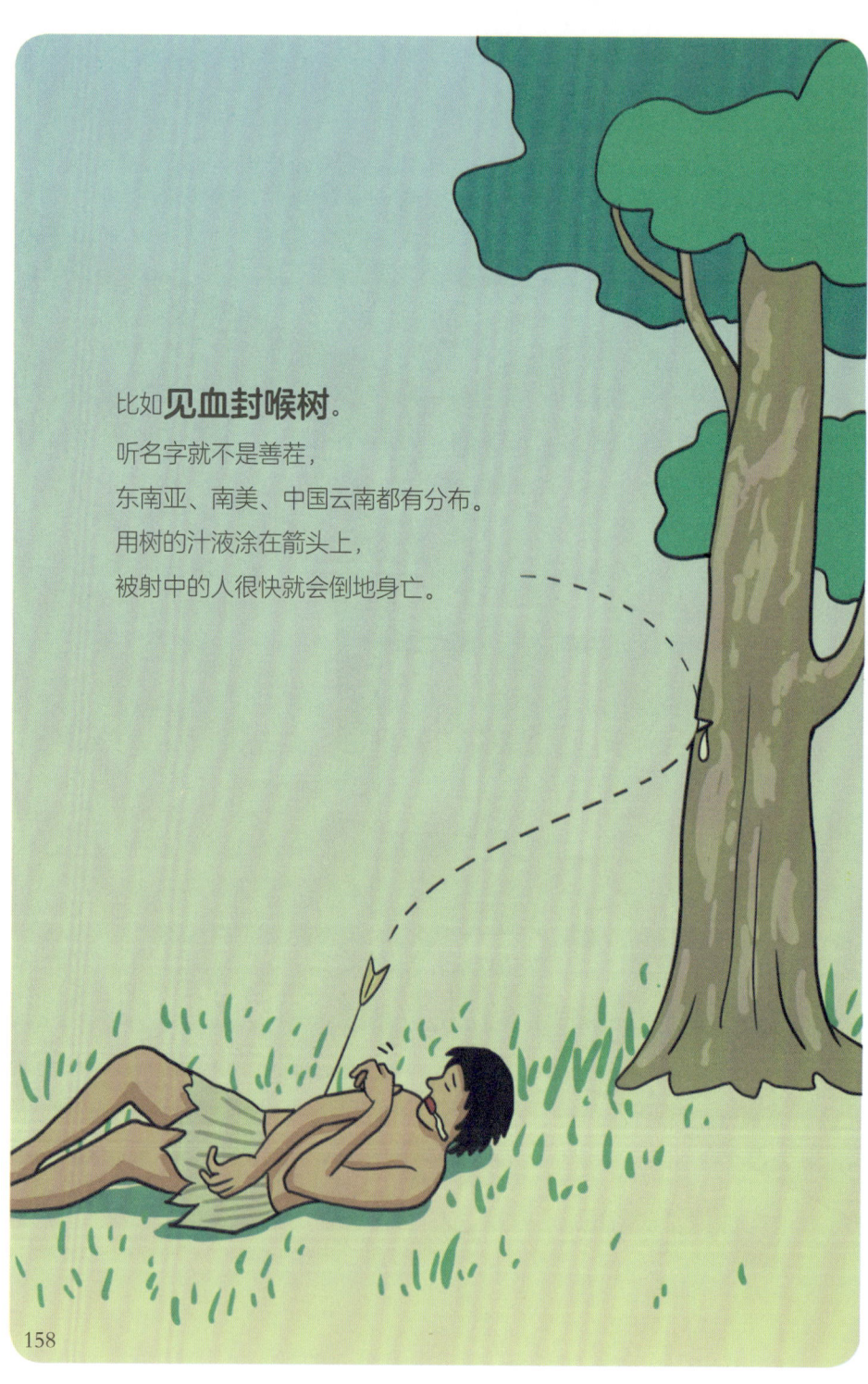

比如**见血封喉树**。

听名字就不是善茬，
东南亚、南美、中国云南都有分布。
用树的汁液涂在箭头上，
被射中的人很快就会倒地身亡。

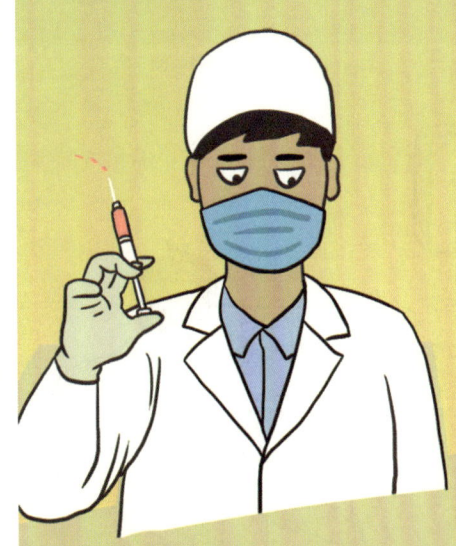

但化学家从中提纯出**生物碱**，
制成麻醉剂，可用于气管插管。

也有很多草药经过提纯，
治疗效果提升，
但是副作用也多了。

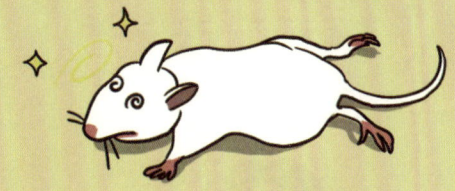

现代药物种类众多，
比较常见的有三类。

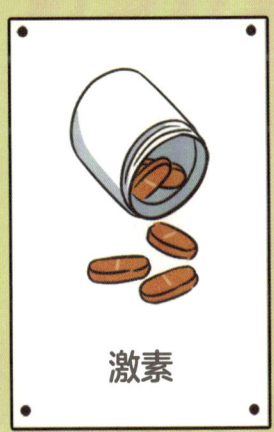

激素

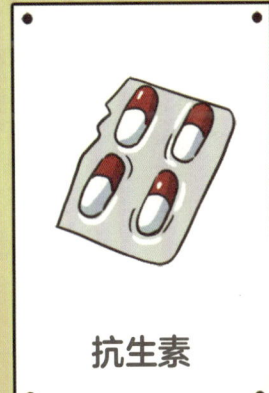

抗生素

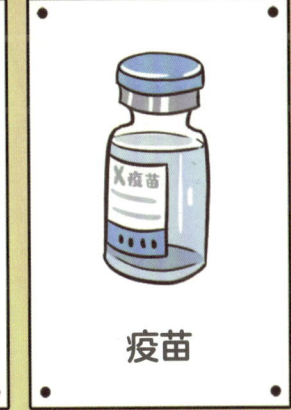

疫苗

1 激素

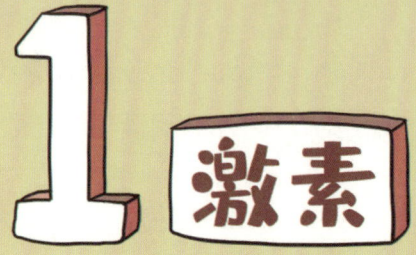

治疗原理：
人体分泌激素不足时，
人工合成激素能弥补。

副作用：
长期使用可能产生依赖性，
用量过多也会出现副作用。

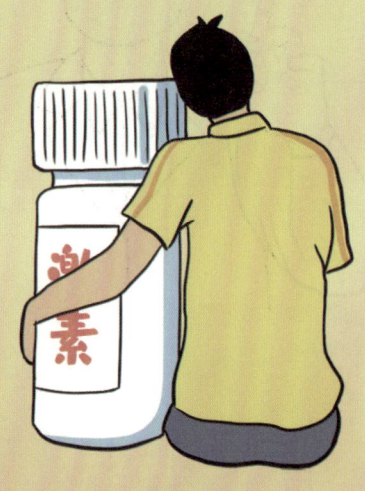

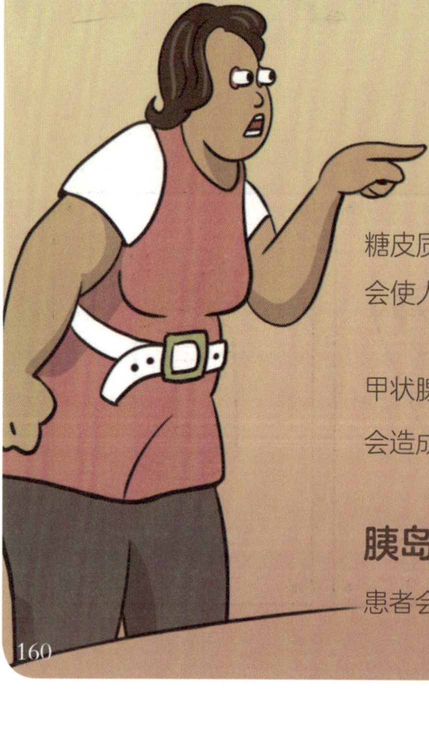

糖皮质激素持续用，
会使人发胖、骨质疏松。

甲状腺激素用太多，
会造成甲状腺功能亢进症（简称"甲亢"）。

胰岛素注射过量，
患者会出现低血糖而昏倒。

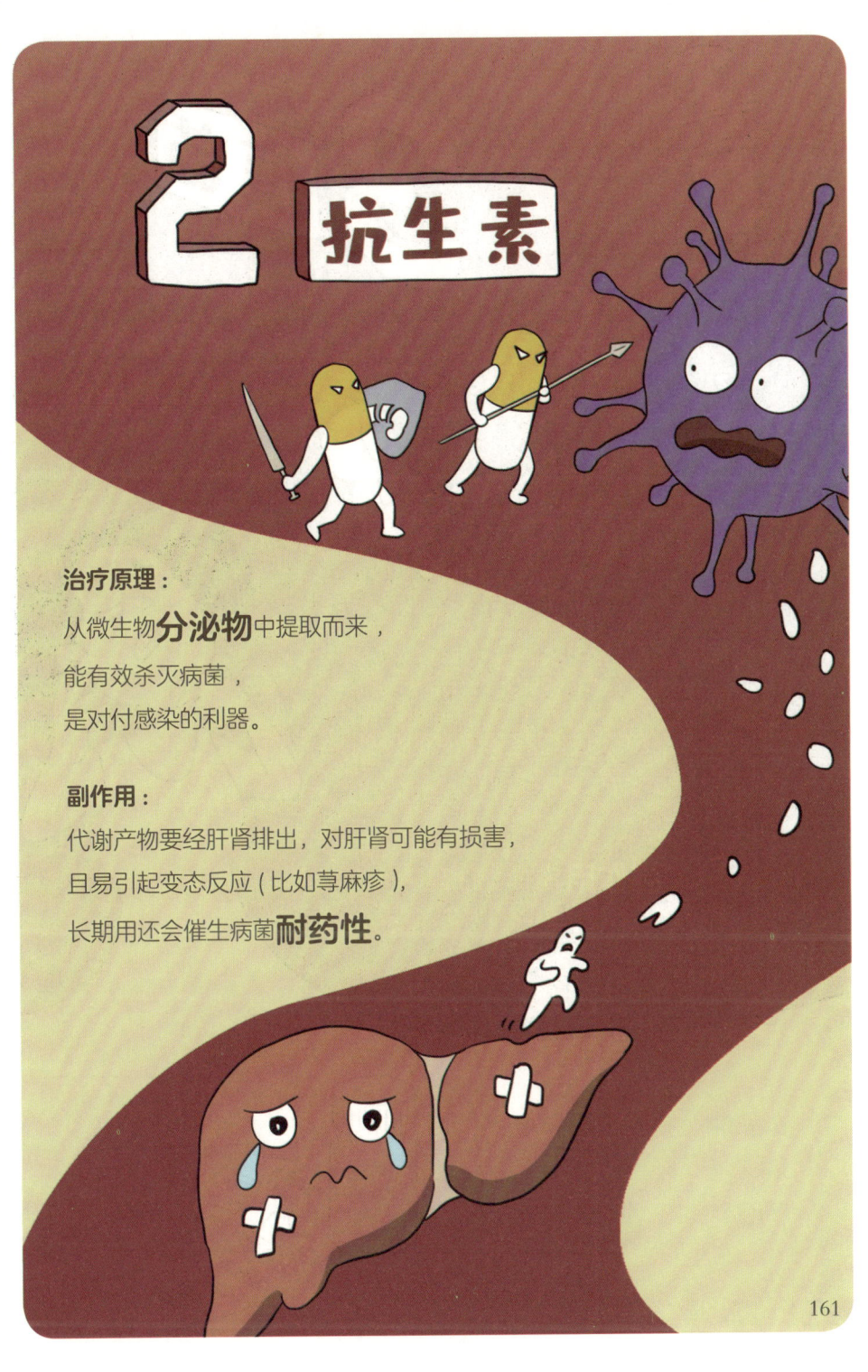

2 抗生素

治疗原理：

从微生物**分泌物**中提取而来，
能有效杀灭病菌，
是对付感染的利器。

副作用：

代谢产物要经肝肾排出，对肝肾可能有损害，
且易引起变态反应（比如荨麻疹），
长期用还会催生病菌**耐药性**。

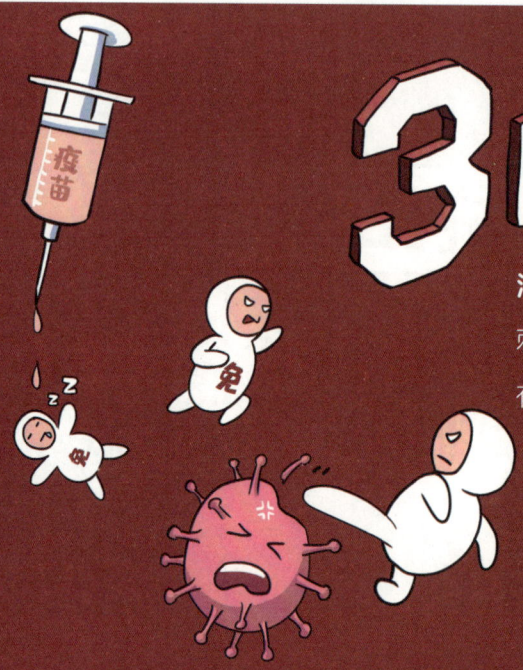

3 疫苗

治疗原理：
刺激人体**免疫系统**，
有针对性地对抗**病原体**。

副作用：
毕竟是异物，
可能引起变态反应，甚至有致残的案例。

为规避风险，
药企都把**副作用**写在说明书里，
哪怕概率再低也要写上，
整得明明白白。

药与毒本是同一事物的两面，
最好的状态还是保持健康，
不用吃药才不用承担副作用。

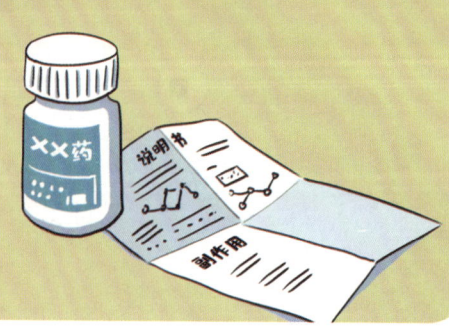

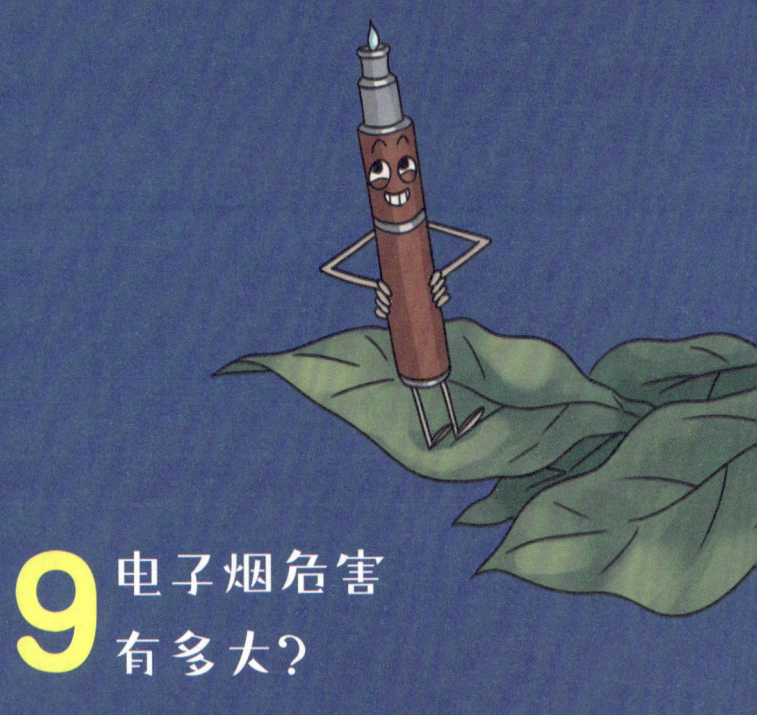

9 电子烟危害有多大？

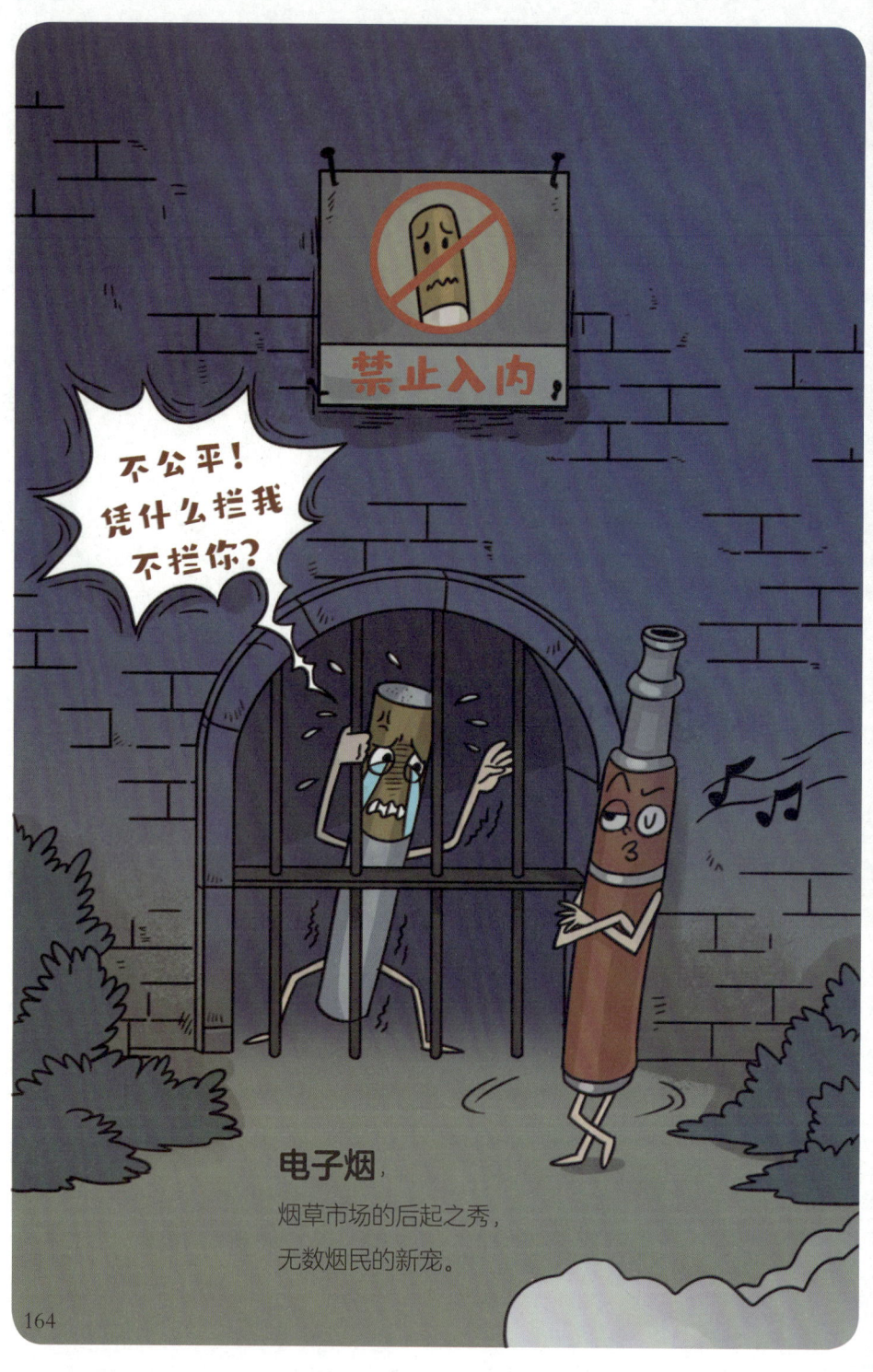

电子烟，

烟草市场的后起之秀，

无数烟民的新宠。

164

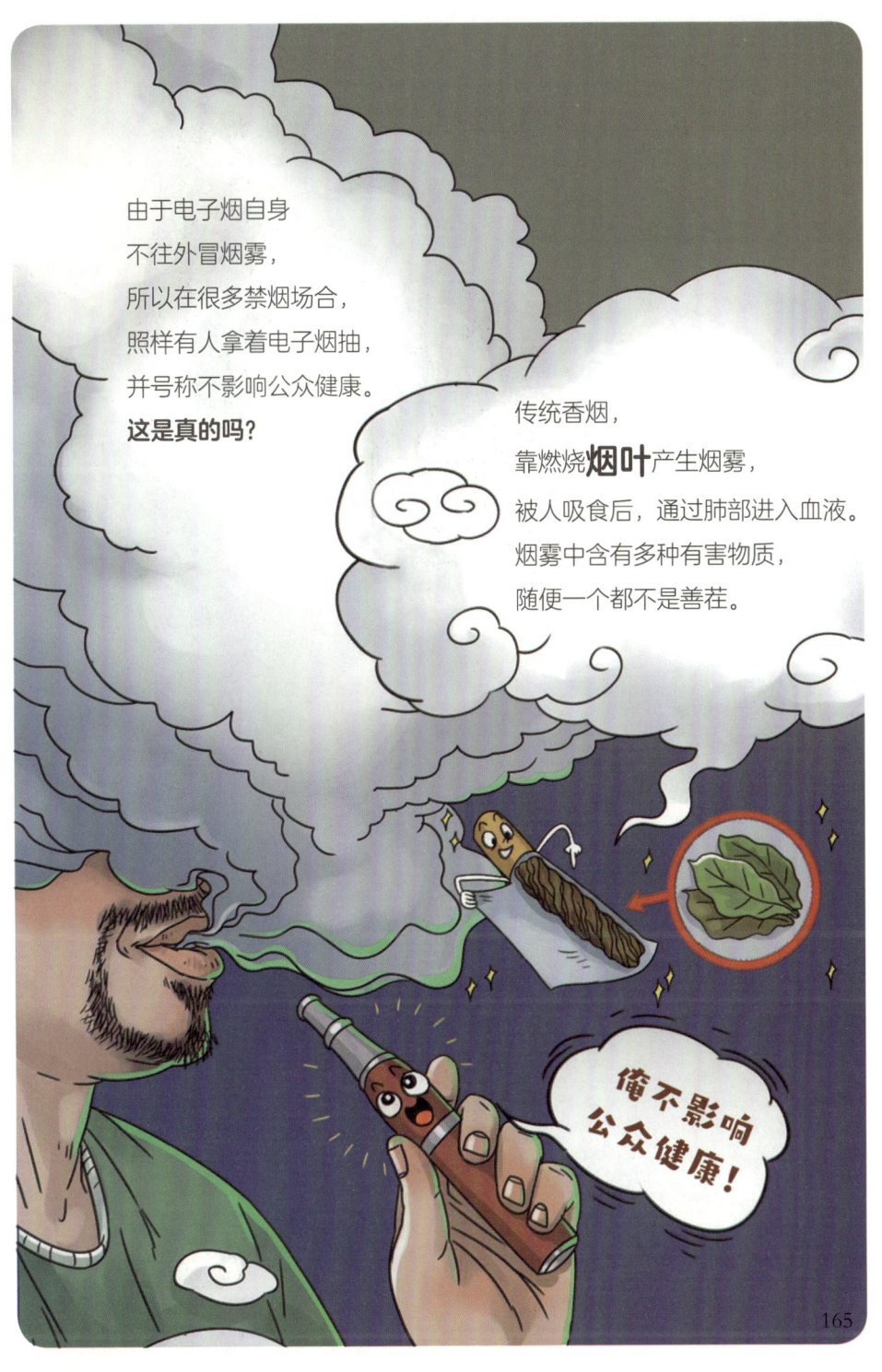

由于电子烟自身
不往外冒烟雾,
所以在很多禁烟场合,
照样有人拿着电子烟抽,
并号称不影响公众健康。
这是真的吗?

传统香烟,
靠燃烧**烟叶**产生烟雾,
被人吸食后,通过肺部进入血液。
烟雾中含有多种有害物质,
随便一个都不是善茬。

俺不影响
公众健康!

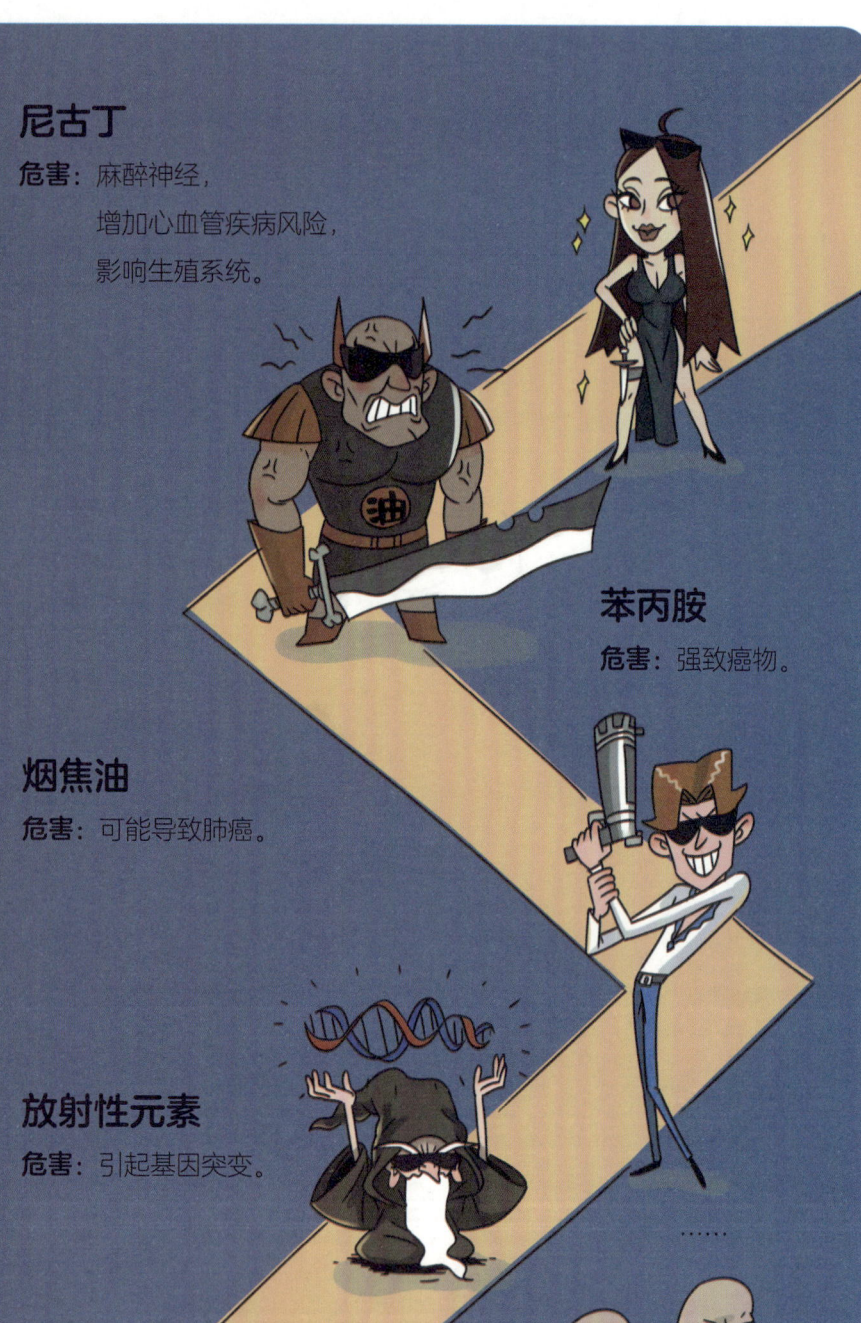

尼古丁

危害：麻醉神经，
增加心血管疾病风险，
影响生殖系统。

苯丙胺

危害：强致癌物。

烟焦油

危害：可能导致肺癌。

放射性元素

危害：引起基因突变。

电子烟制备起来就复杂了。
首先从烟叶中提取出尼古丁，
溶解到丙二醇和甘油中，
做成烟液。

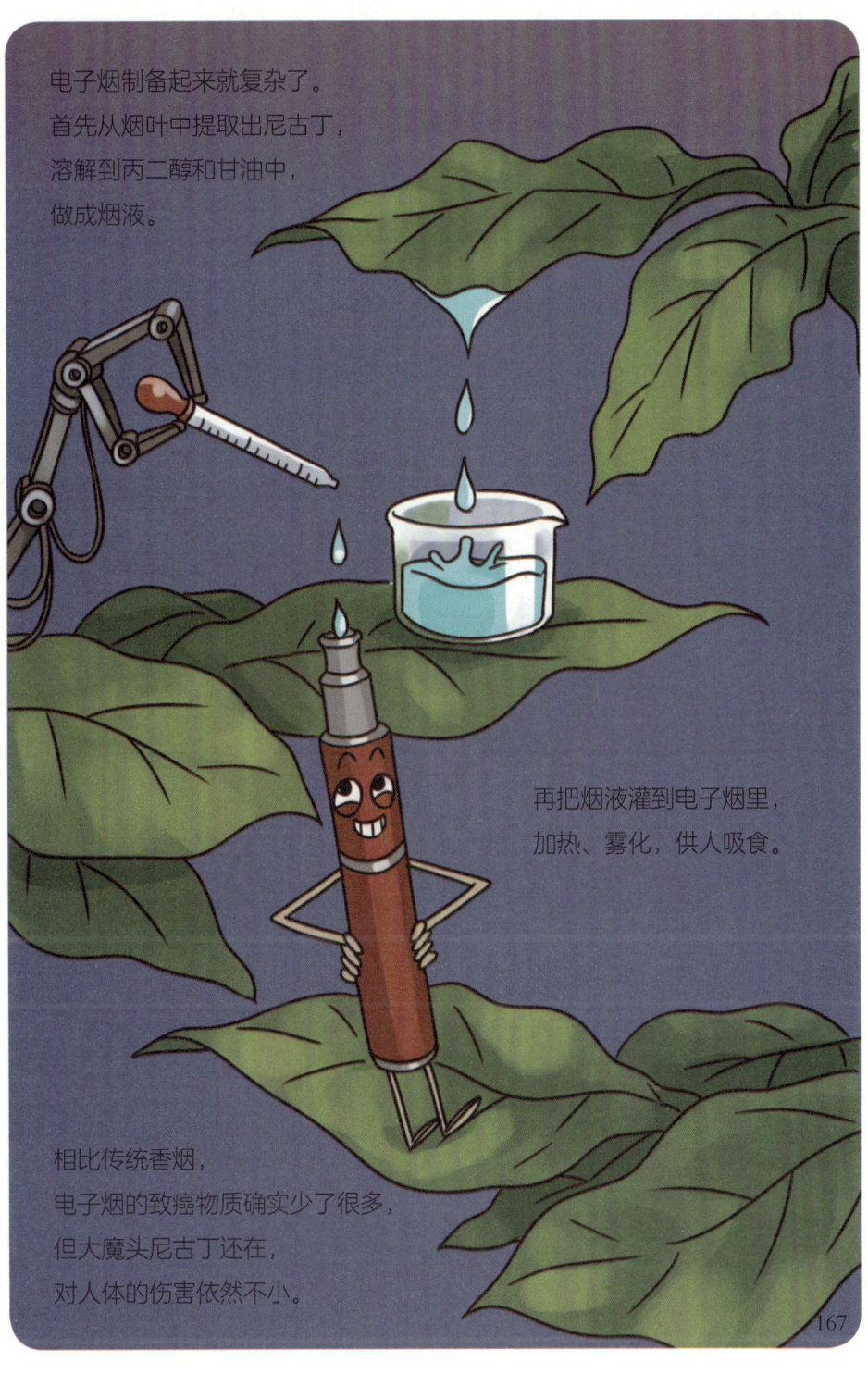

再把烟液灌到电子烟里，
加热、雾化，供人吸食。

相比传统香烟，
电子烟的致癌物质确实少了很多，
但大魔头尼古丁还在，
对人体的伤害依然不小。

167

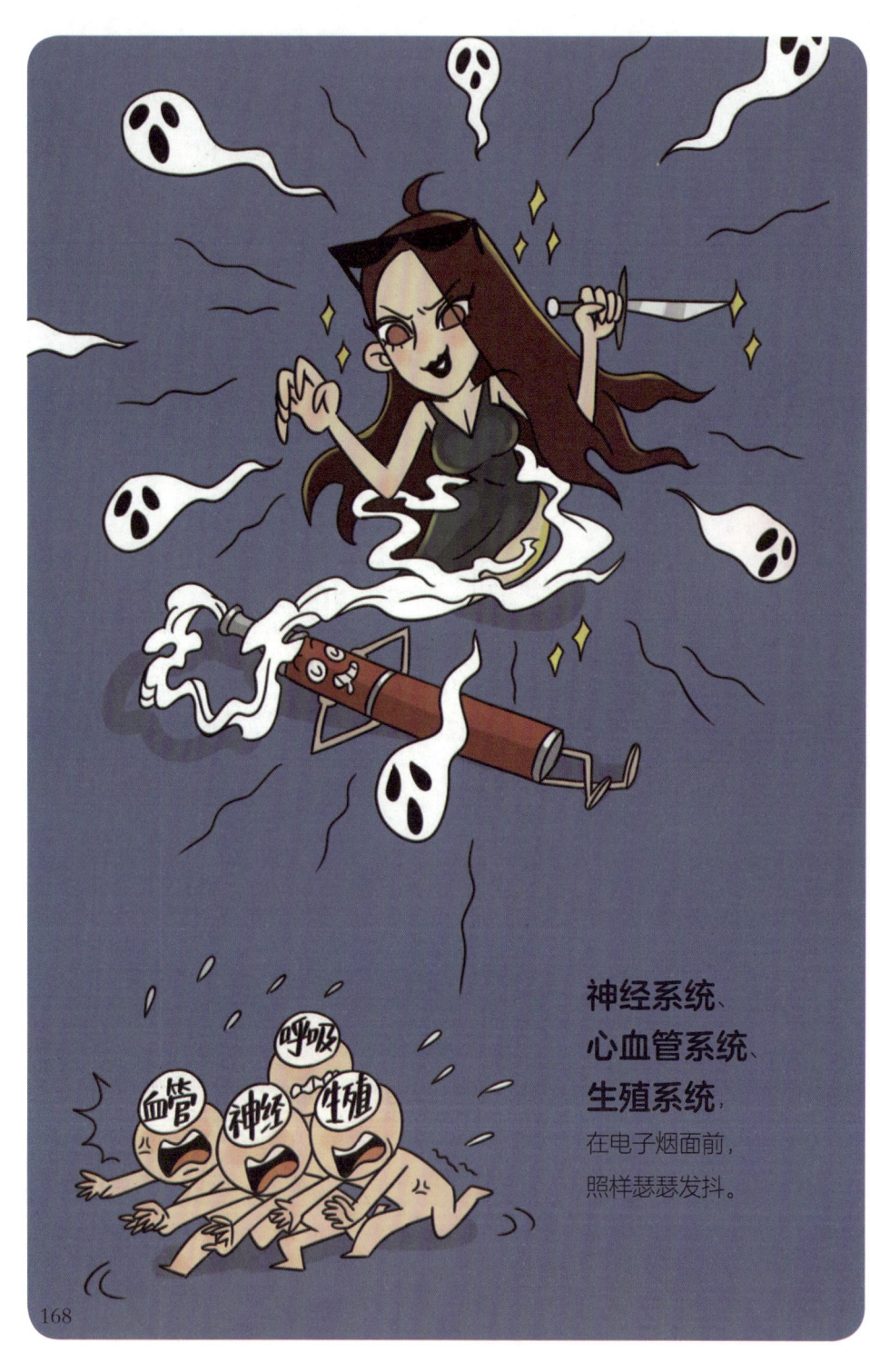

神经系统、
心血管系统、
生殖系统，
在电子烟面前，
照样瑟瑟发抖。

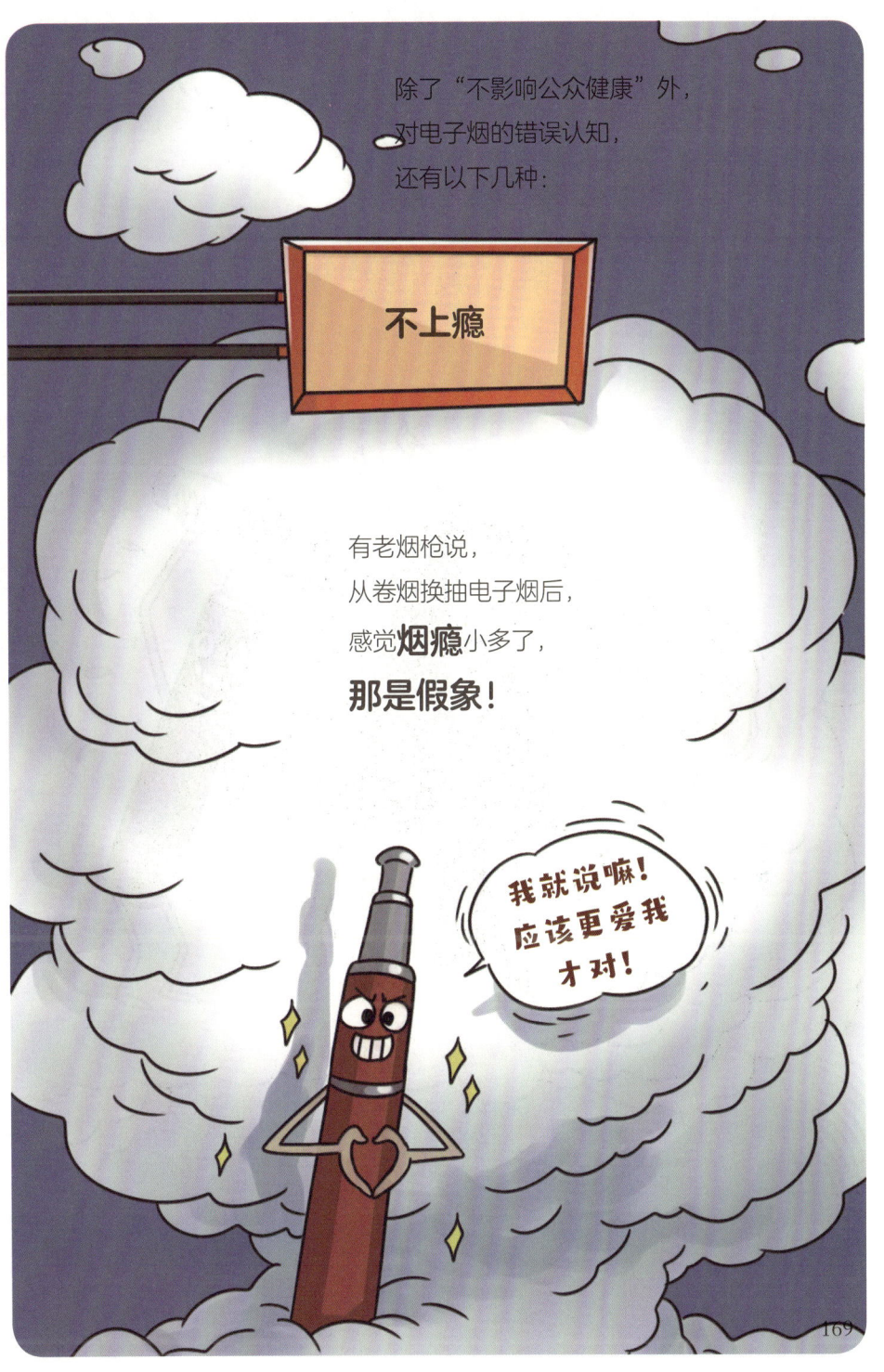
除了"不影响公众健康"外,
对电子烟的错误认知,
还有以下几种:

不上瘾

有老烟枪说,
从卷烟换抽电子烟后,
感觉**烟瘾**小多了,
那是假象!

我就说嘛!
应该更爱我
才对!

导致抽烟上瘾的是尼古丁。
电子烟烟液经过提纯，
其中尼古丁含量可能反而更高，
抽的次数确实少了，
但总量一点都没少。

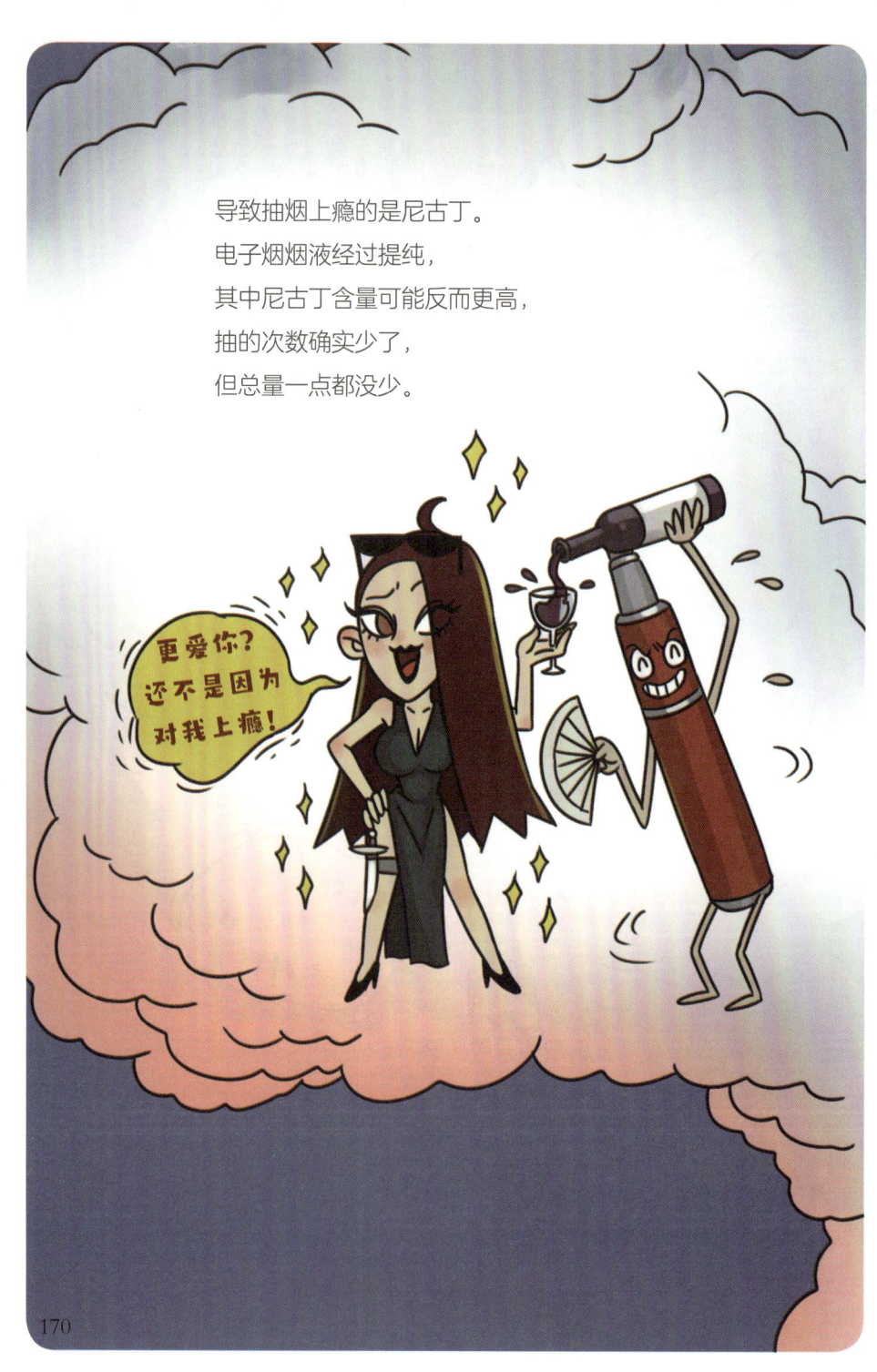

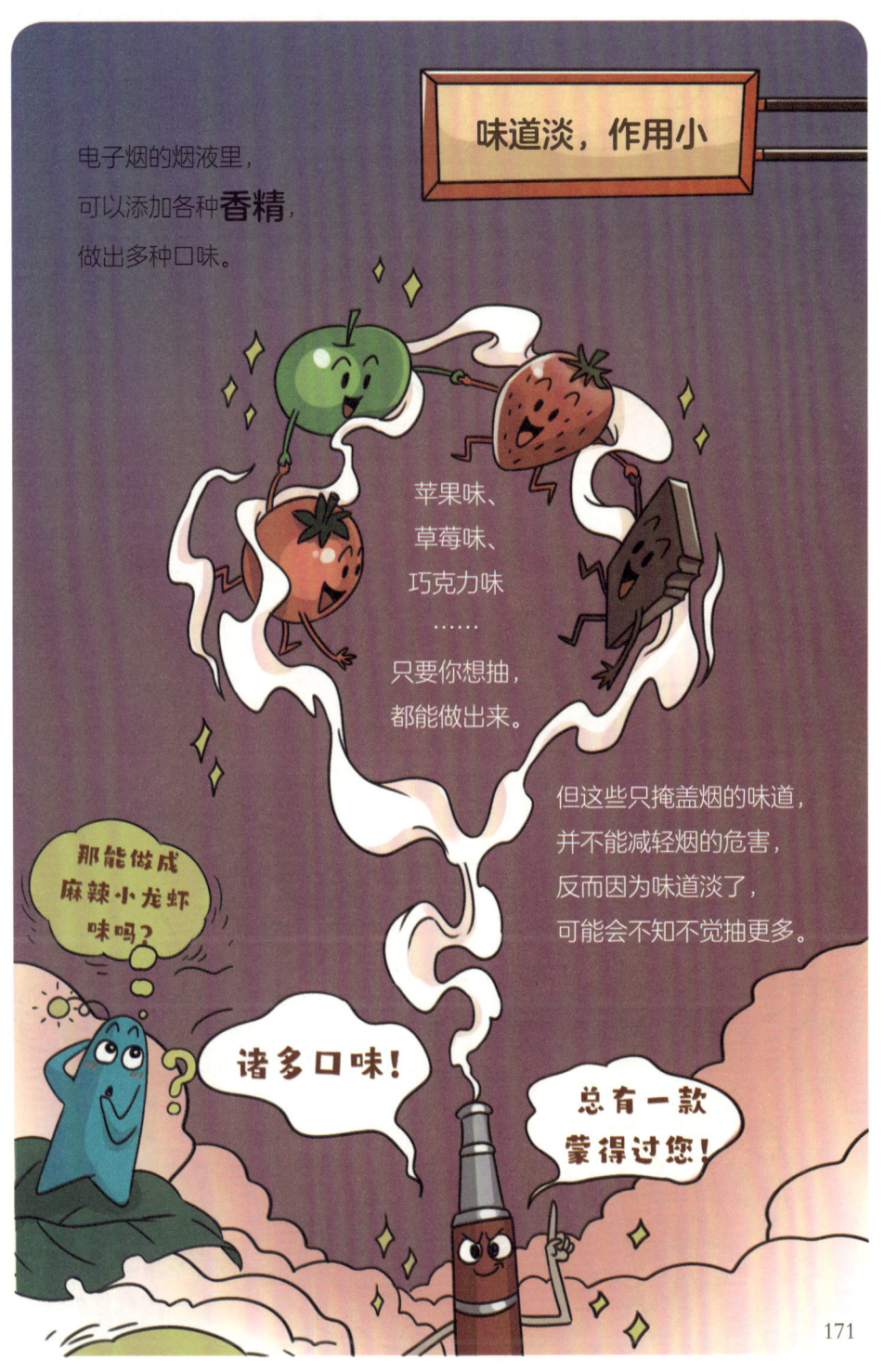

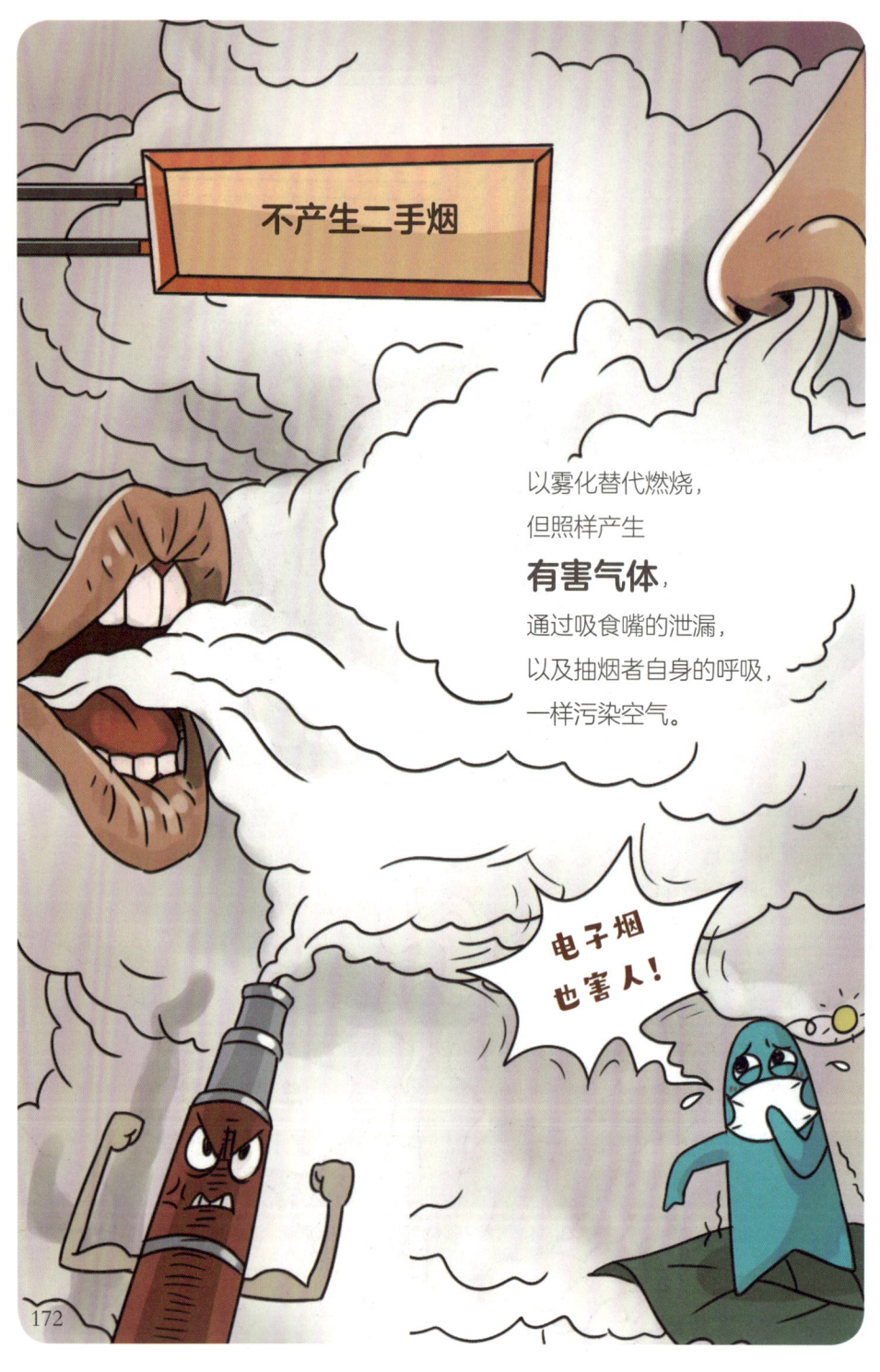

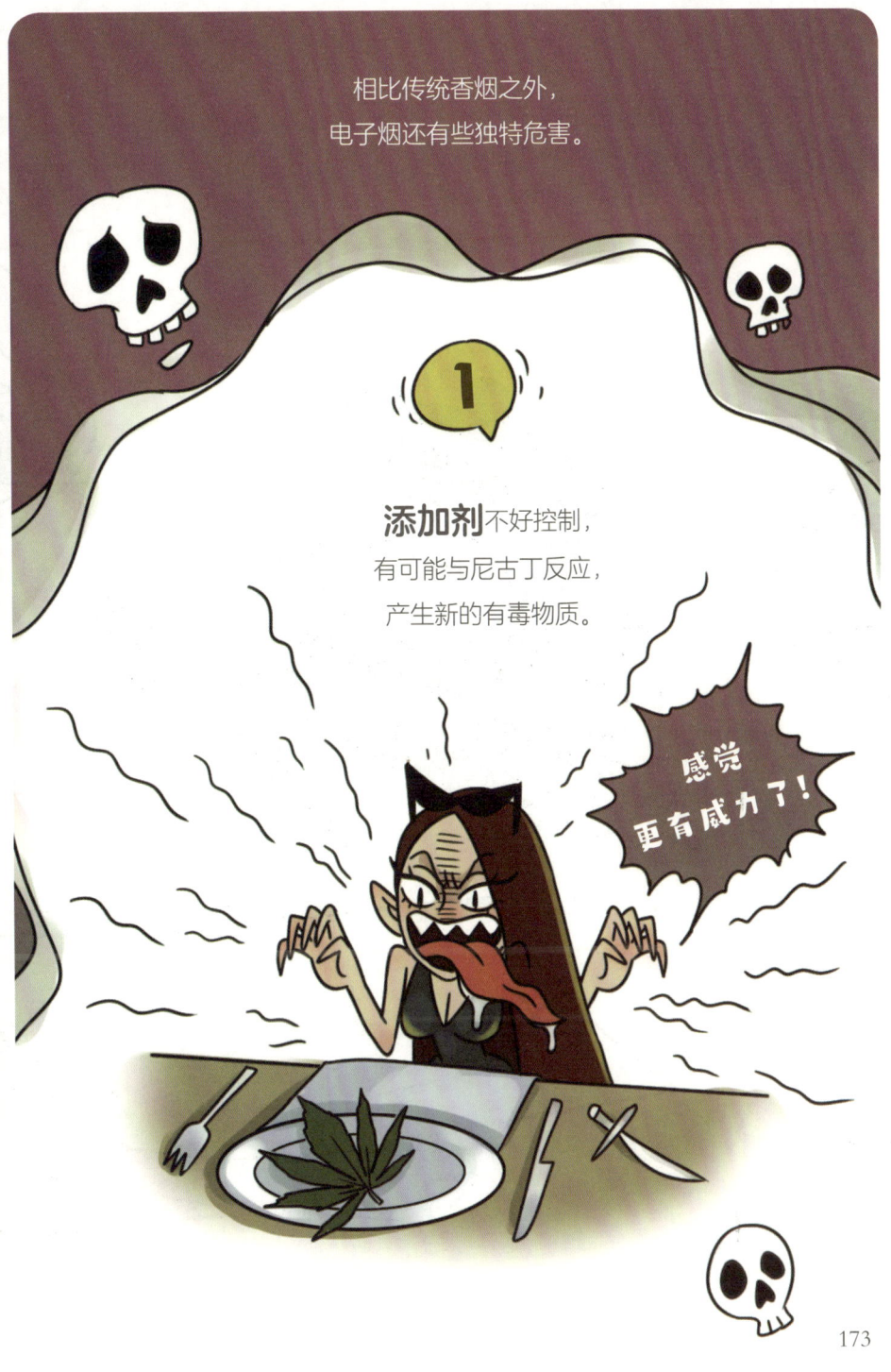

相比传统香烟之外，
电子烟还有些独特危害。

1

添加剂不好控制，
有可能与尼古丁反应，
产生新的有毒物质。

感觉
更有威力了！

2019 年 8 月，
美国因为电子烟导致 2000 多例肺损伤，
这种病症被称为**电子烟肺炎**，
专家认为与添加四氢大麻酚有关。

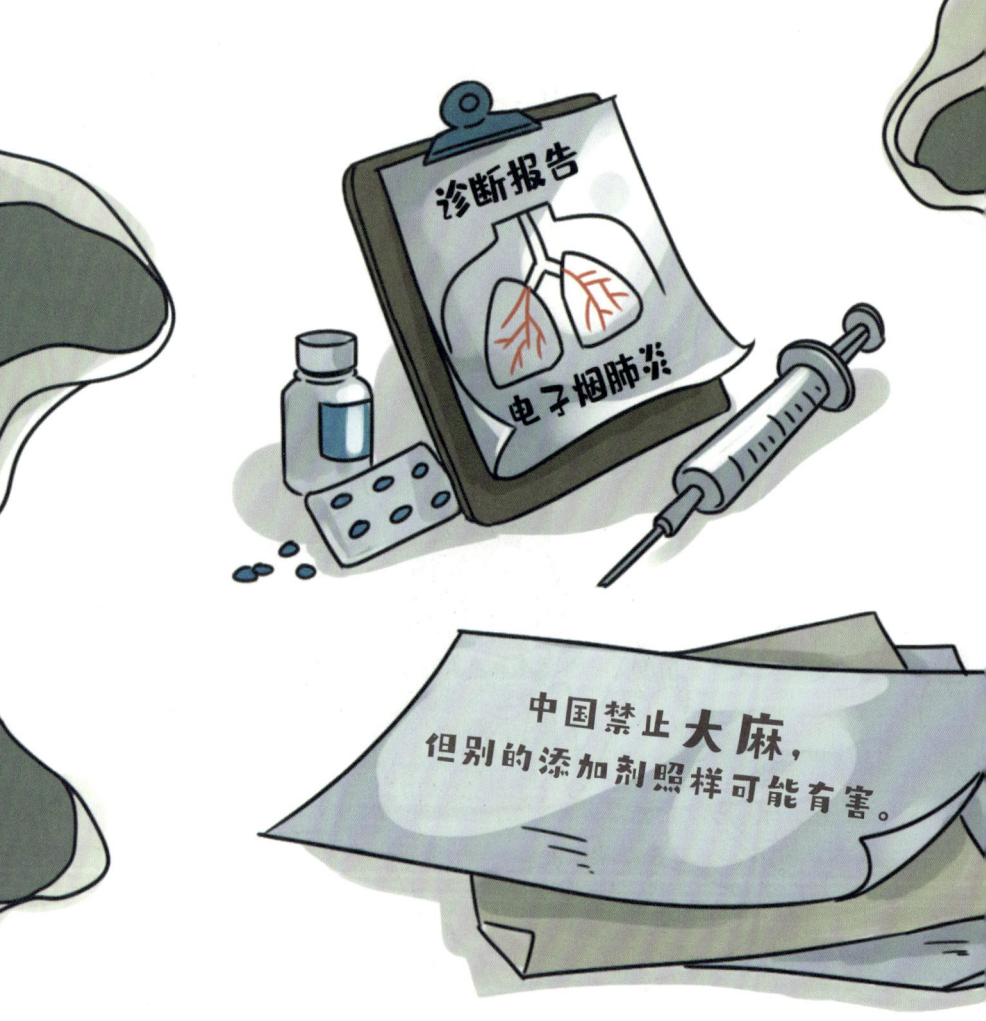

诊断报告

电子烟肺炎

中国禁止**大麻**，
但别的添加剂照样可能有害。

2 电子烟烟液中尼古丁含量高，
如有儿童误服烟液，
会导致急性中毒，
美国和澳大利亚都有过这种病例。

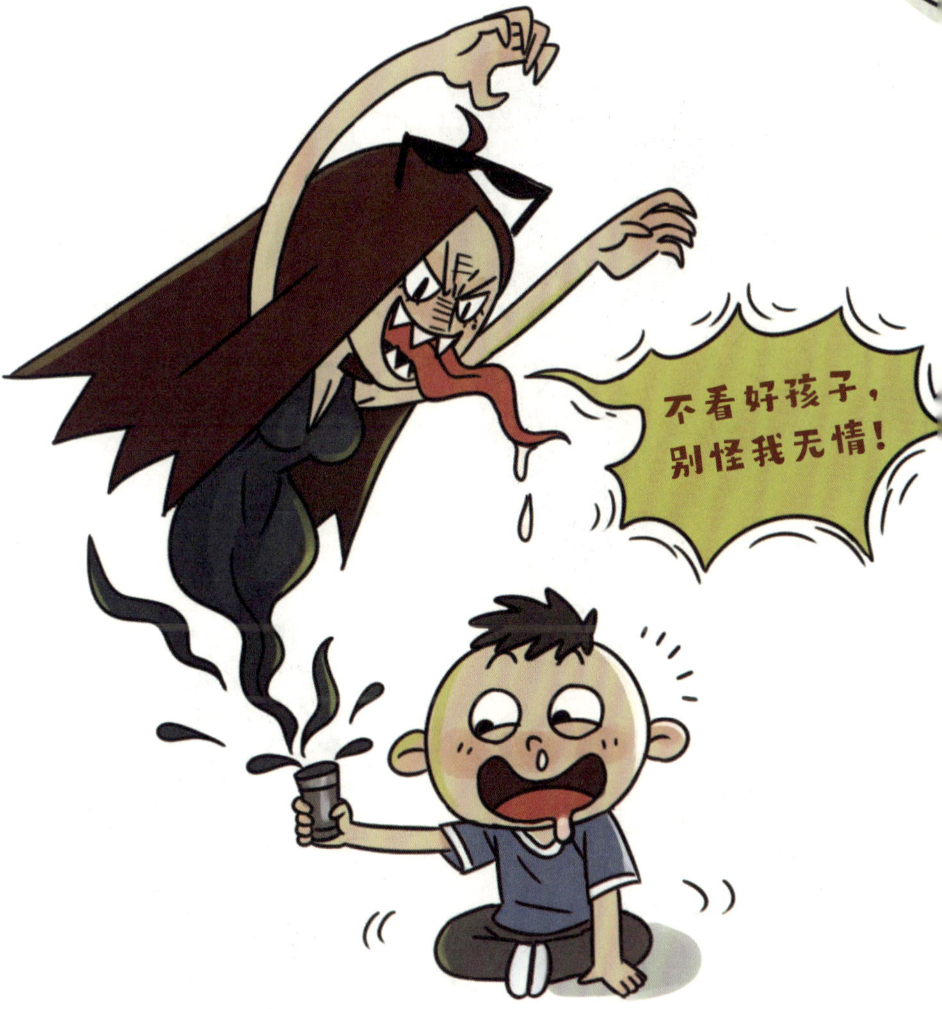

不看好孩子，
别怪我无情！

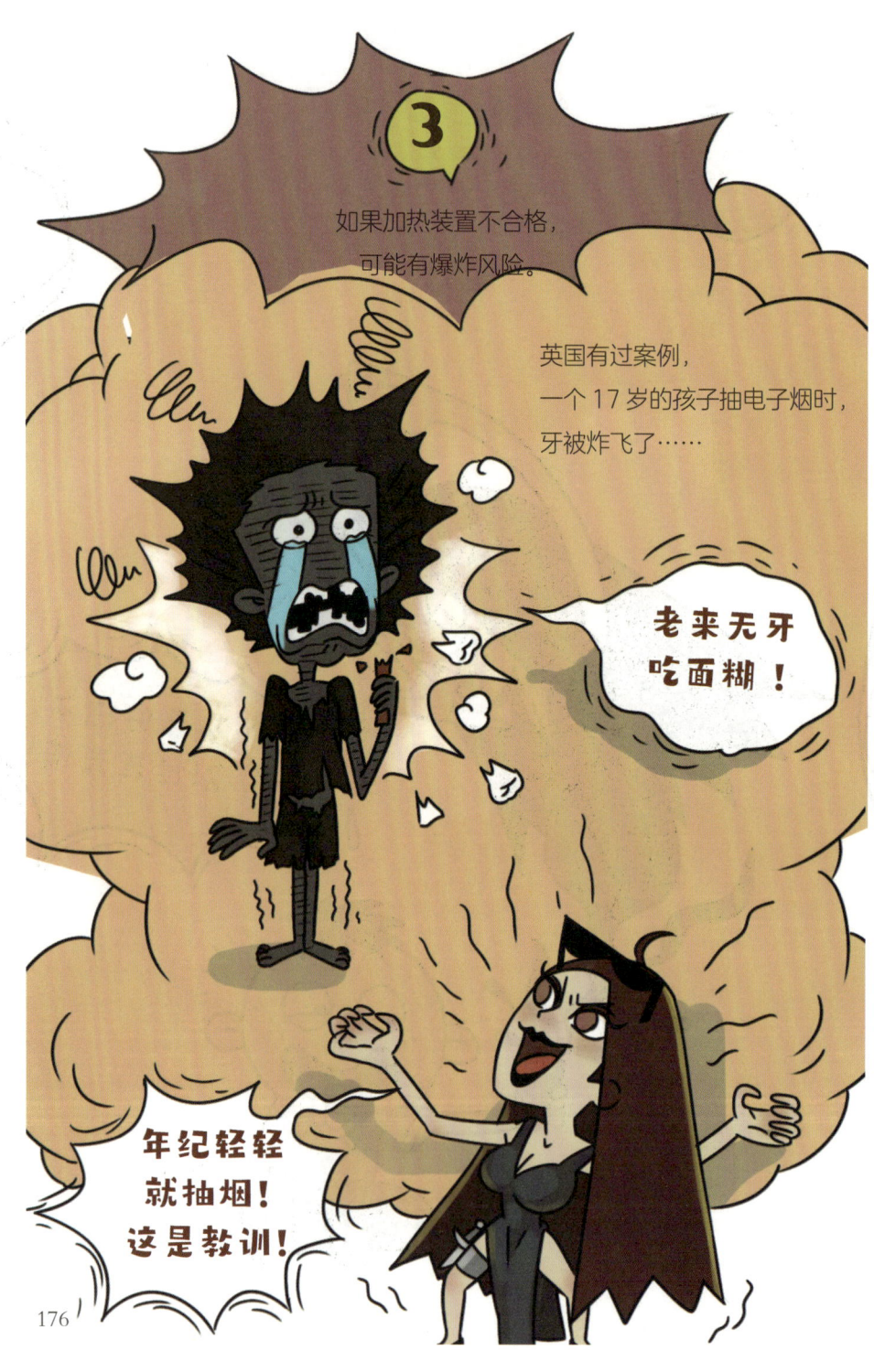

无论如何，
电子烟都应当受到严格监管，
力度不能低于传统烟草。

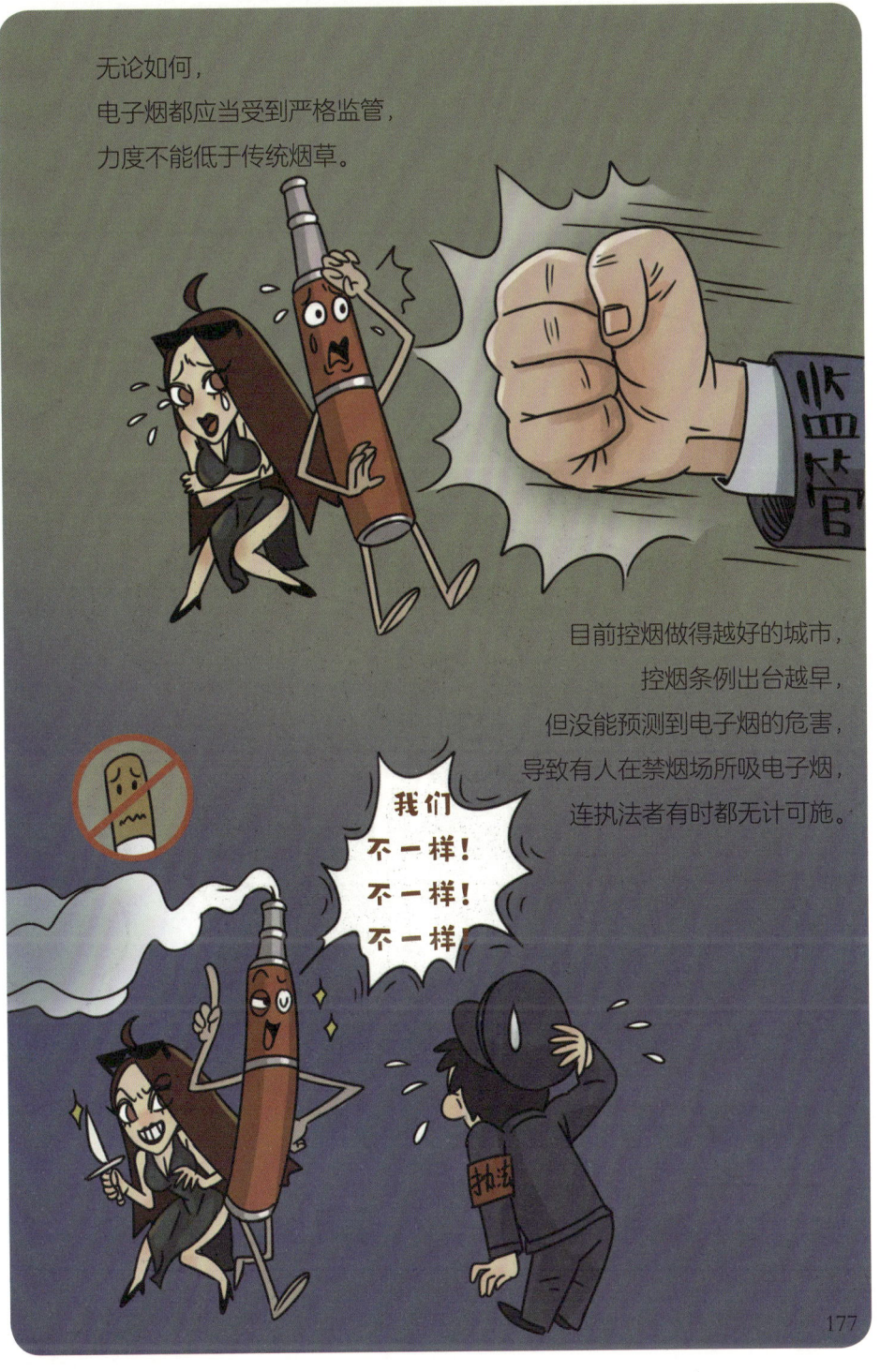

目前控烟做得越好的城市，
控烟条例出台越早，
但没能预测到电子烟的危害，
导致有人在禁烟场所吸电子烟，
连执法者有时都无计可施。

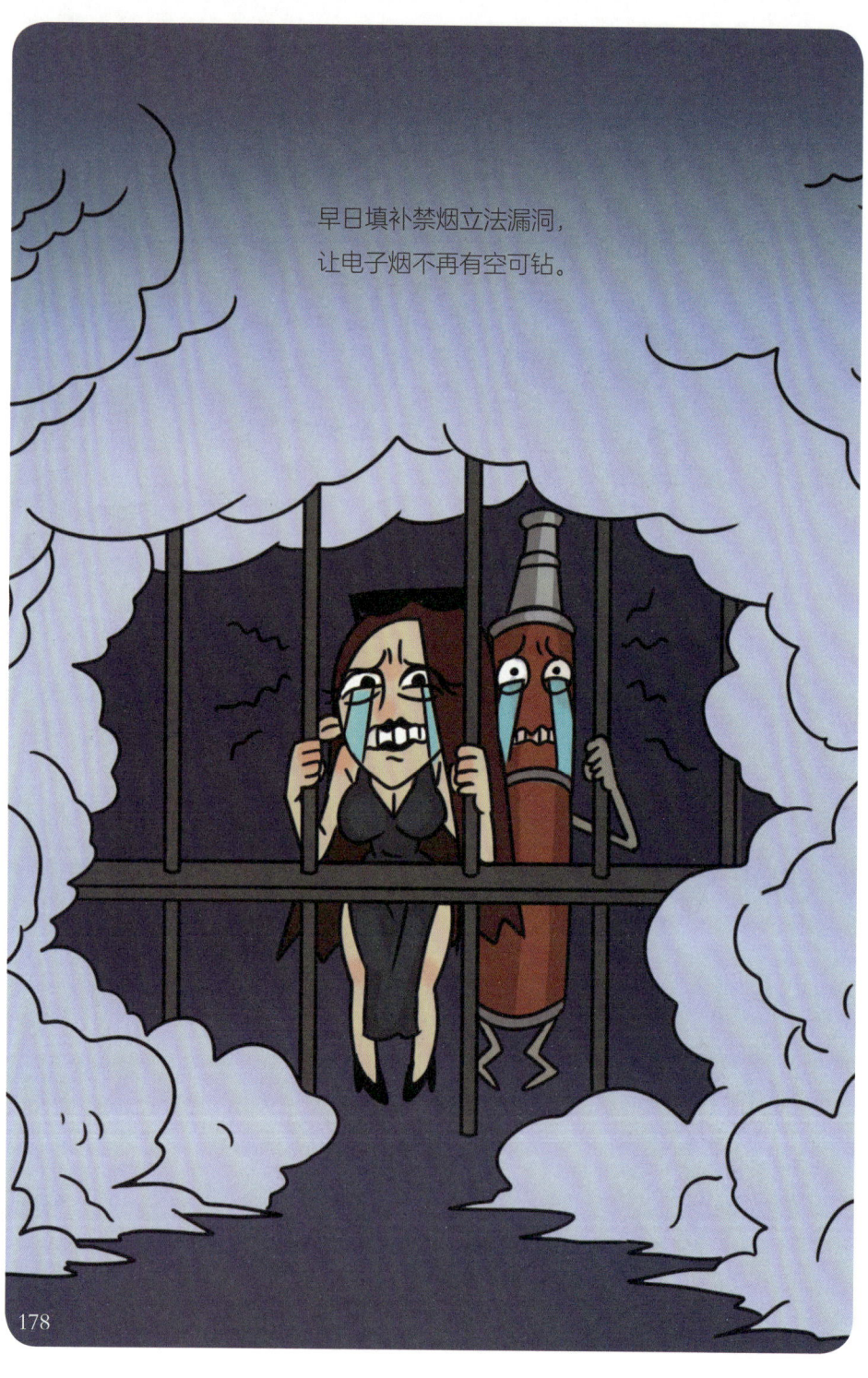

早日填补禁烟立法漏洞，
让电子烟不再有空可钻。

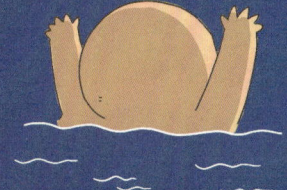
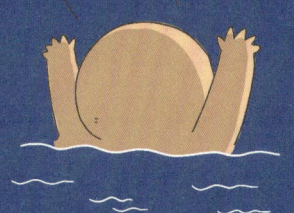
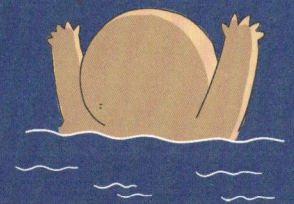

10 溺水现场还原，了解这些可以救命！

医生说

只要有水的地方，就可能发生溺水。溺水是一个发生时间短且"静默"的状态，千万不要高估自己的游泳技能，一定要远离那些不明情况的、不安全的水域和水体，要在救生员视线的安全水域里游泳，这样才是安全的状态。

——南京市第二医院全科医学科　孙思庆

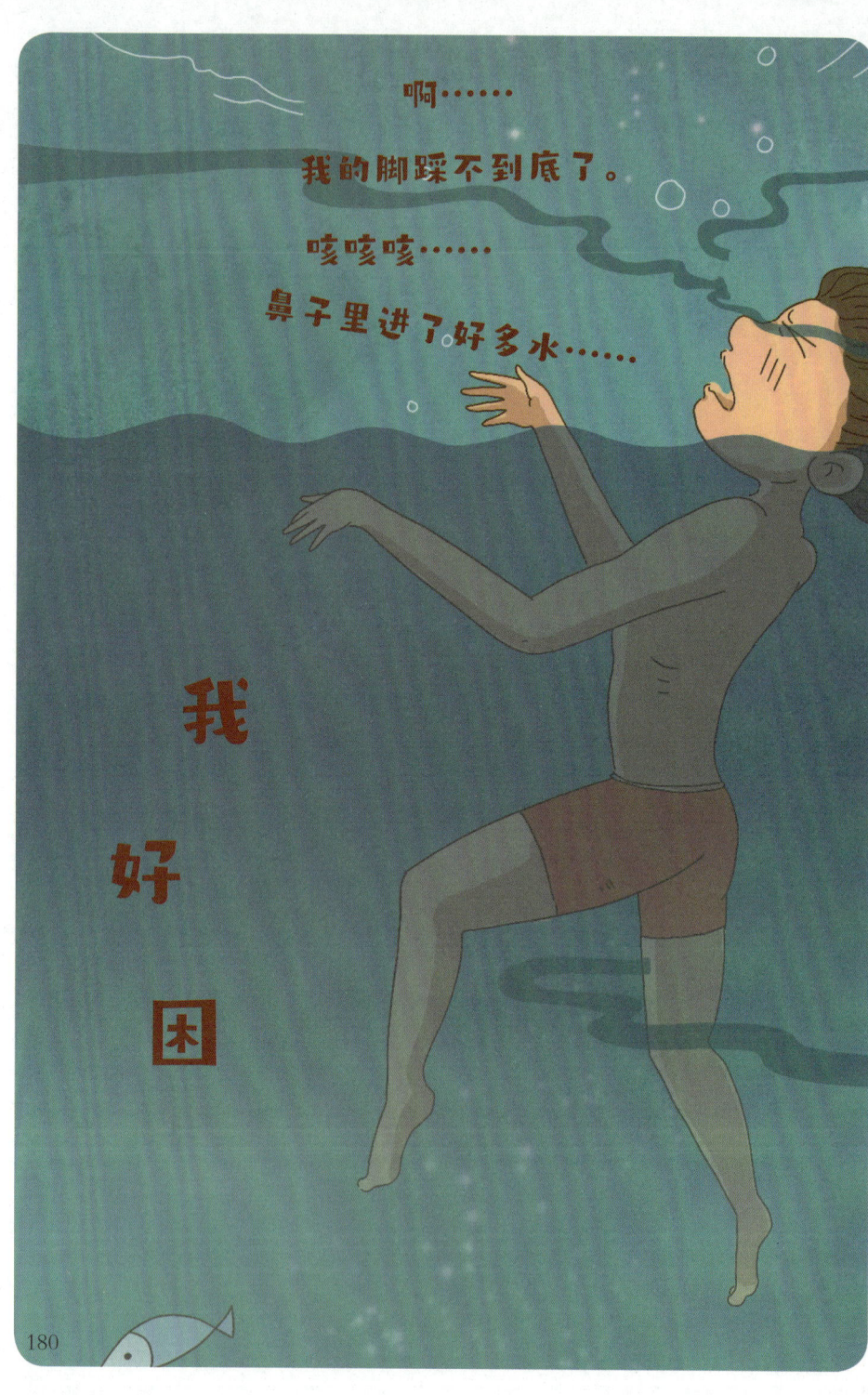

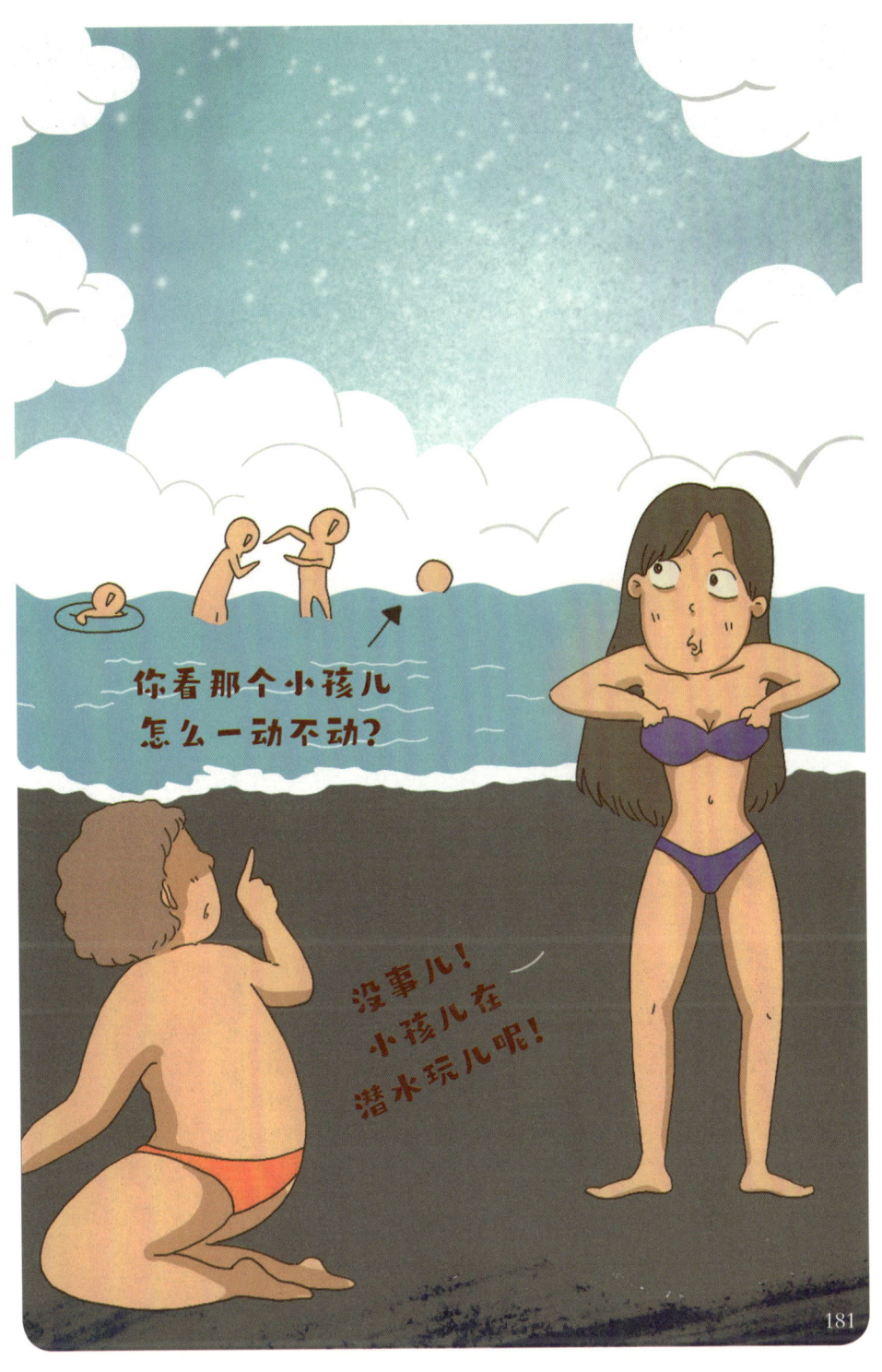

181

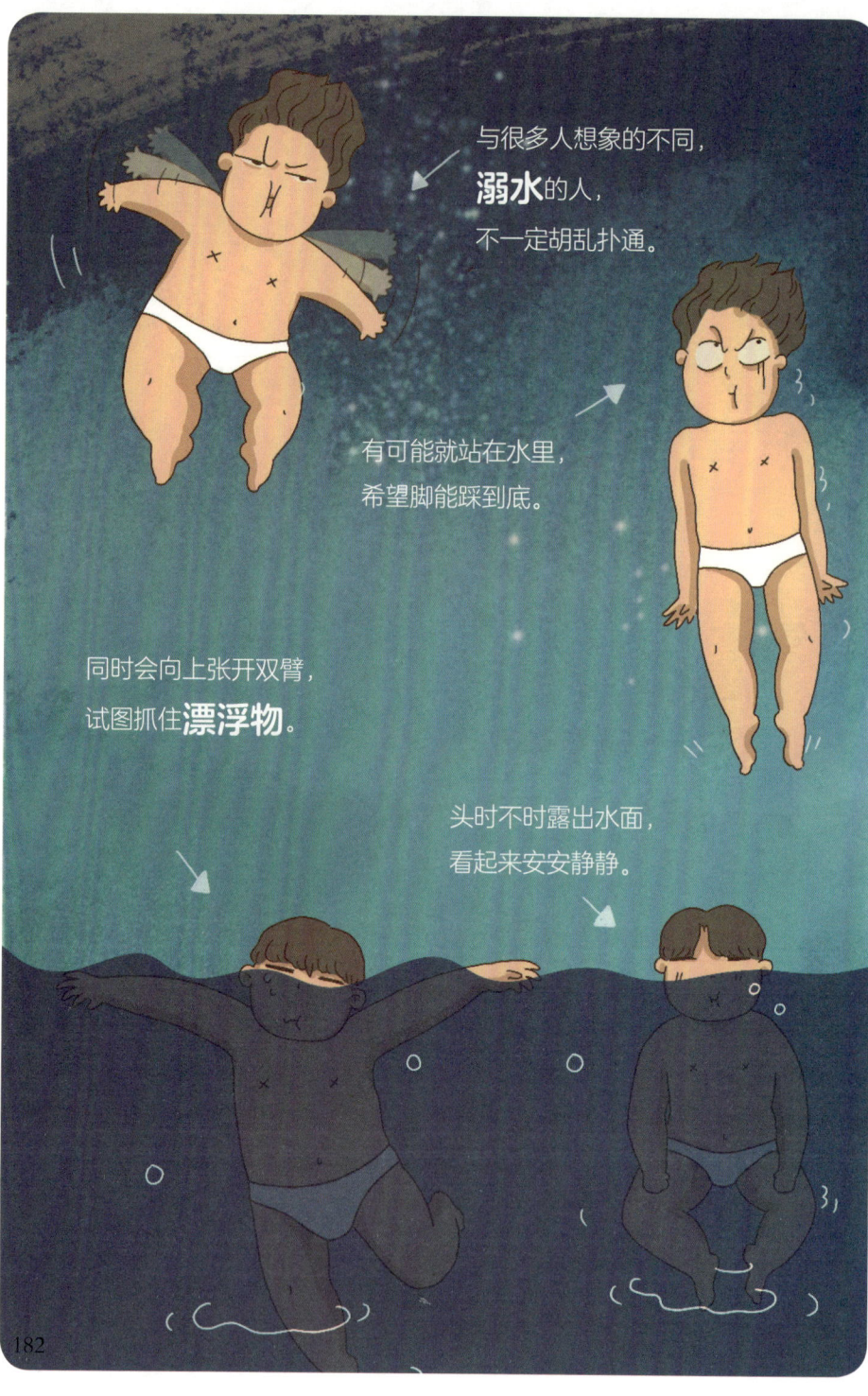

与很多人想象的不同，
溺水的人，
不一定胡乱扑通。

有可能就站在水里，
希望脚能踩到底。

同时会向上张开双臂，
试图抓住**漂浮物**。

头时不时露出水面，
看起来安安静静。

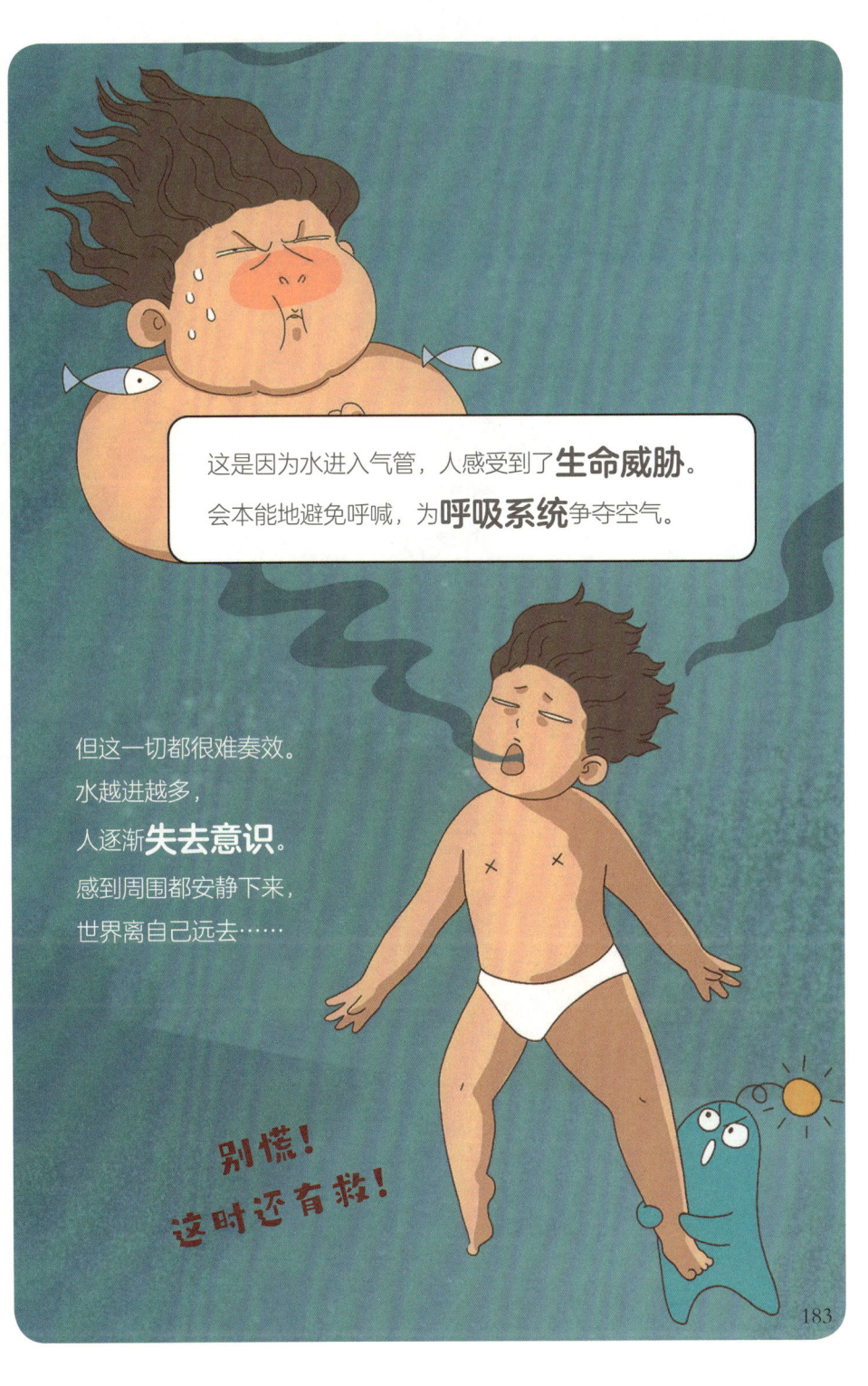

这是因为水进入气管，人感受到了**生命威胁**。
会本能地避免呼喊，为**呼吸系统**争夺空气。

但这一切都很难奏效。
水越进越多，
人逐渐**失去意识**。
感到周围都安静下来，
世界离自己远去……

别慌！
这时还有救！

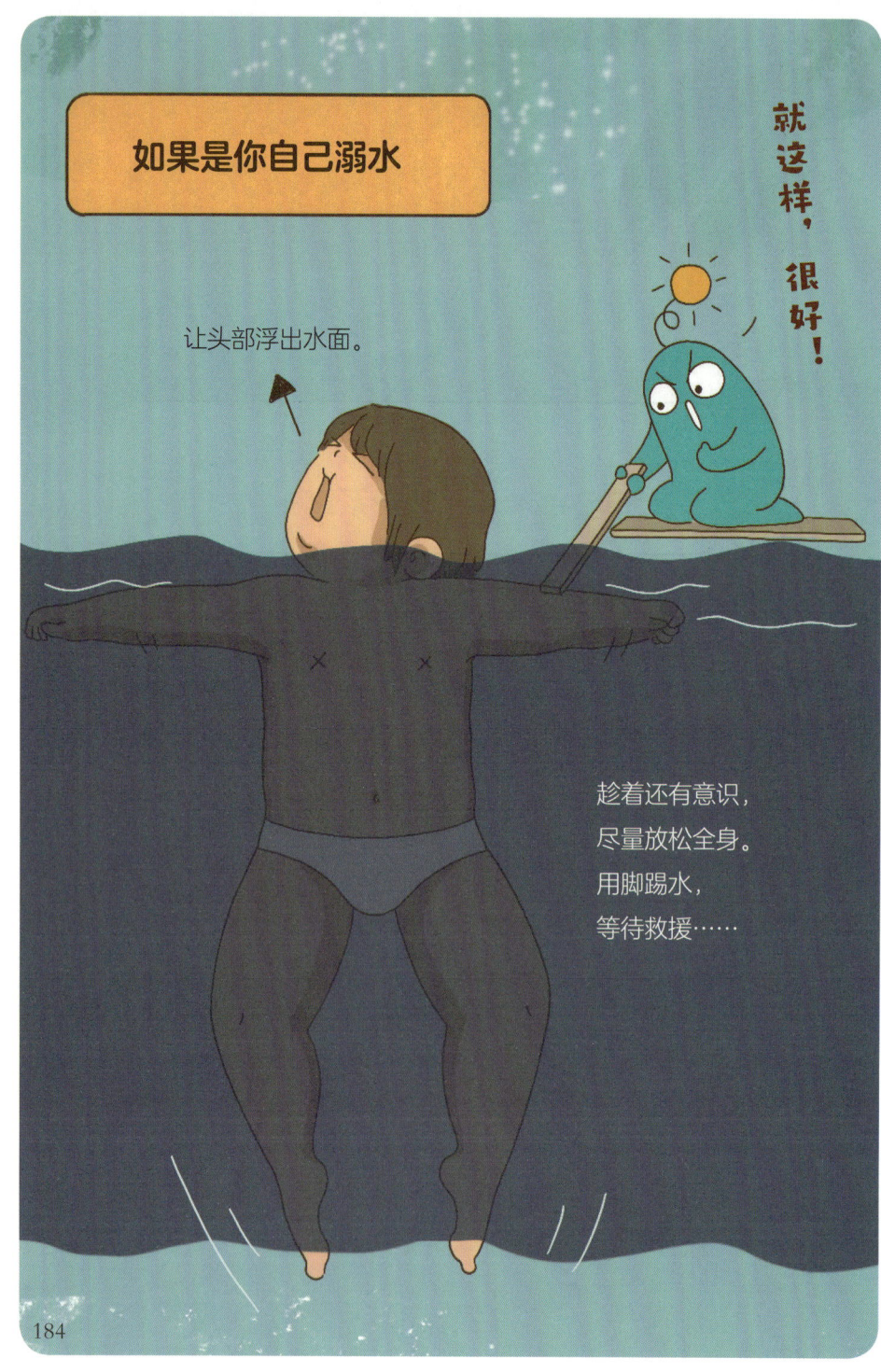

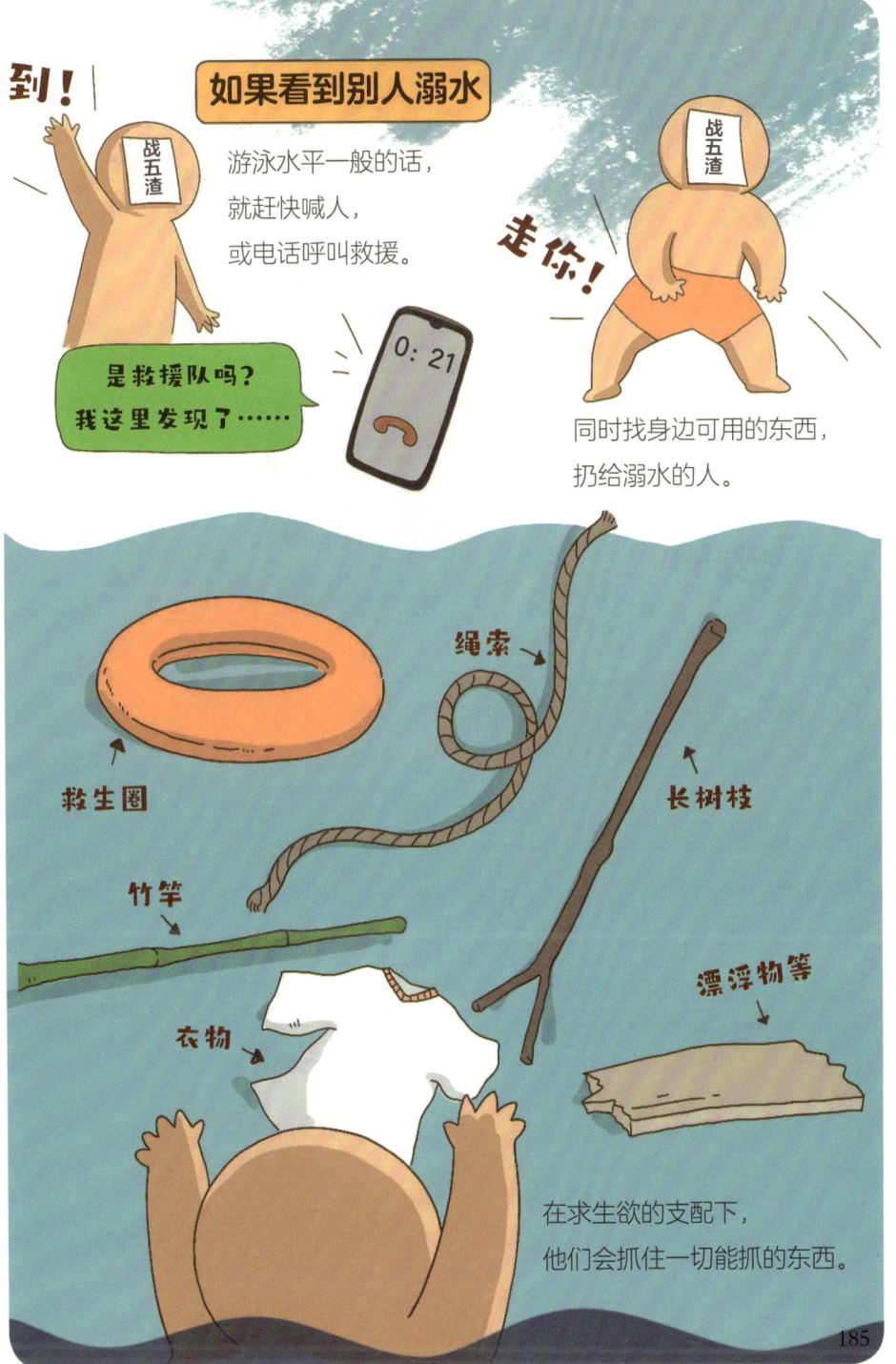

如果看到别人溺水

到！

游泳水平一般的话，
就赶快喊人，
或电话呼叫救援。

战五渣

是救援队吗？
我这里发现了……

0:21

走你！

战五渣

同时找身边可用的东西，
扔给溺水的人。

绳索

救生圈

长树枝

竹竿

漂浮物等

衣物

在求生欲的支配下，
他们会抓住一切能抓的东西。

185

千万不要因为冲动而下水救人。
在太多的悲剧中，
一个小朋友玩耍落水，
其他不会游泳的小伙伴也下去救人，
结果一个都没上来……

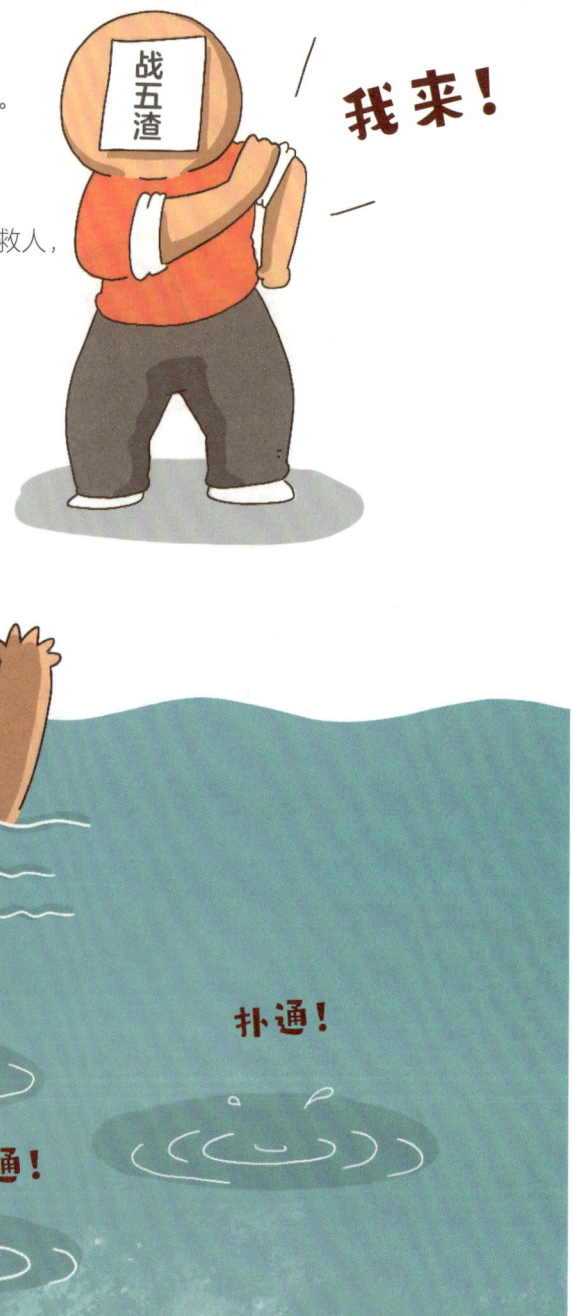

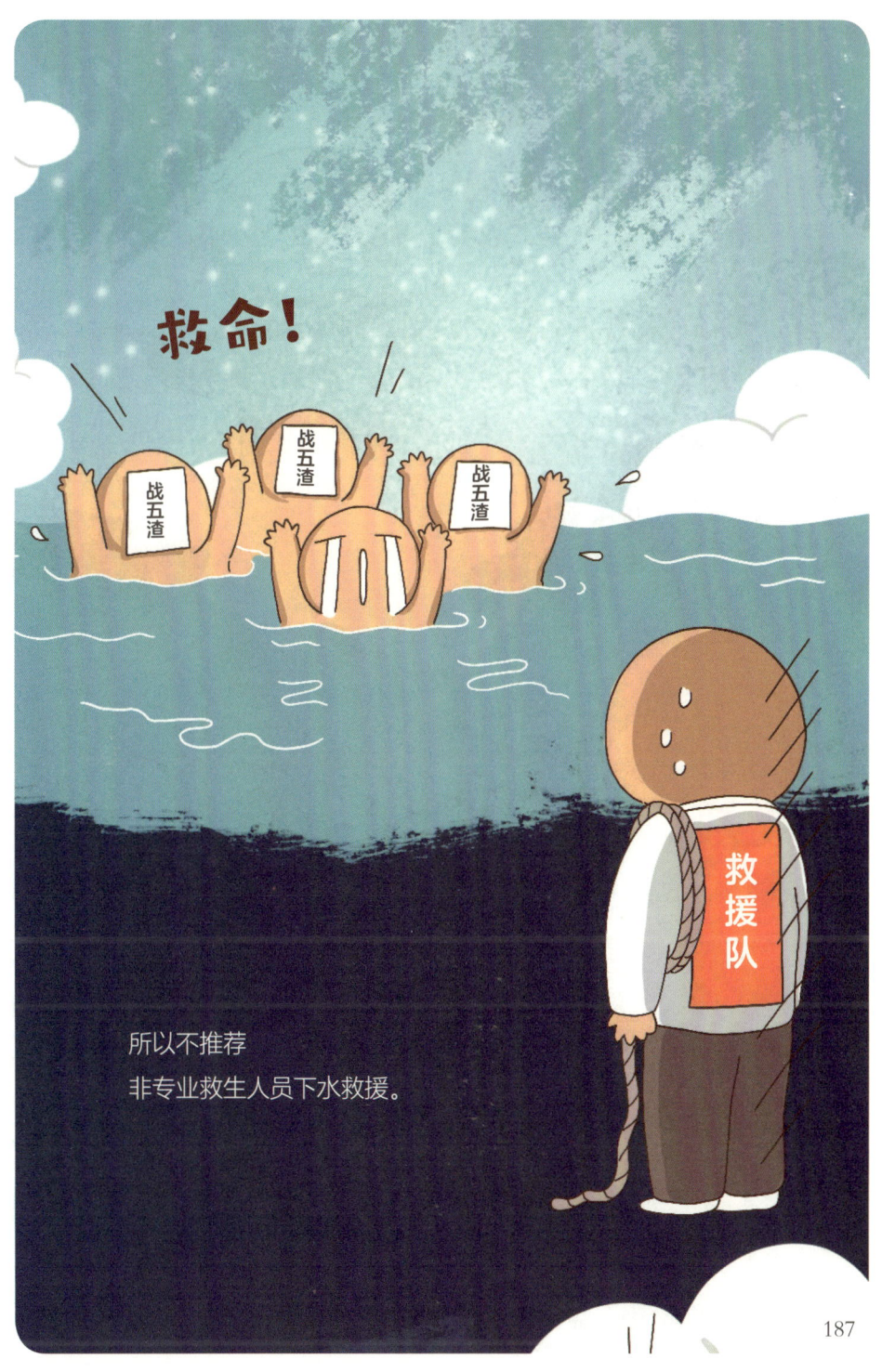

所以不推荐
非专业救生人员下水救援。

如果你水性很好、有把握，
那请跳下去救人。
但为了防止被溺水者挣扎时死死抓住，
导致一起沉底，
一定要从其背后接近。

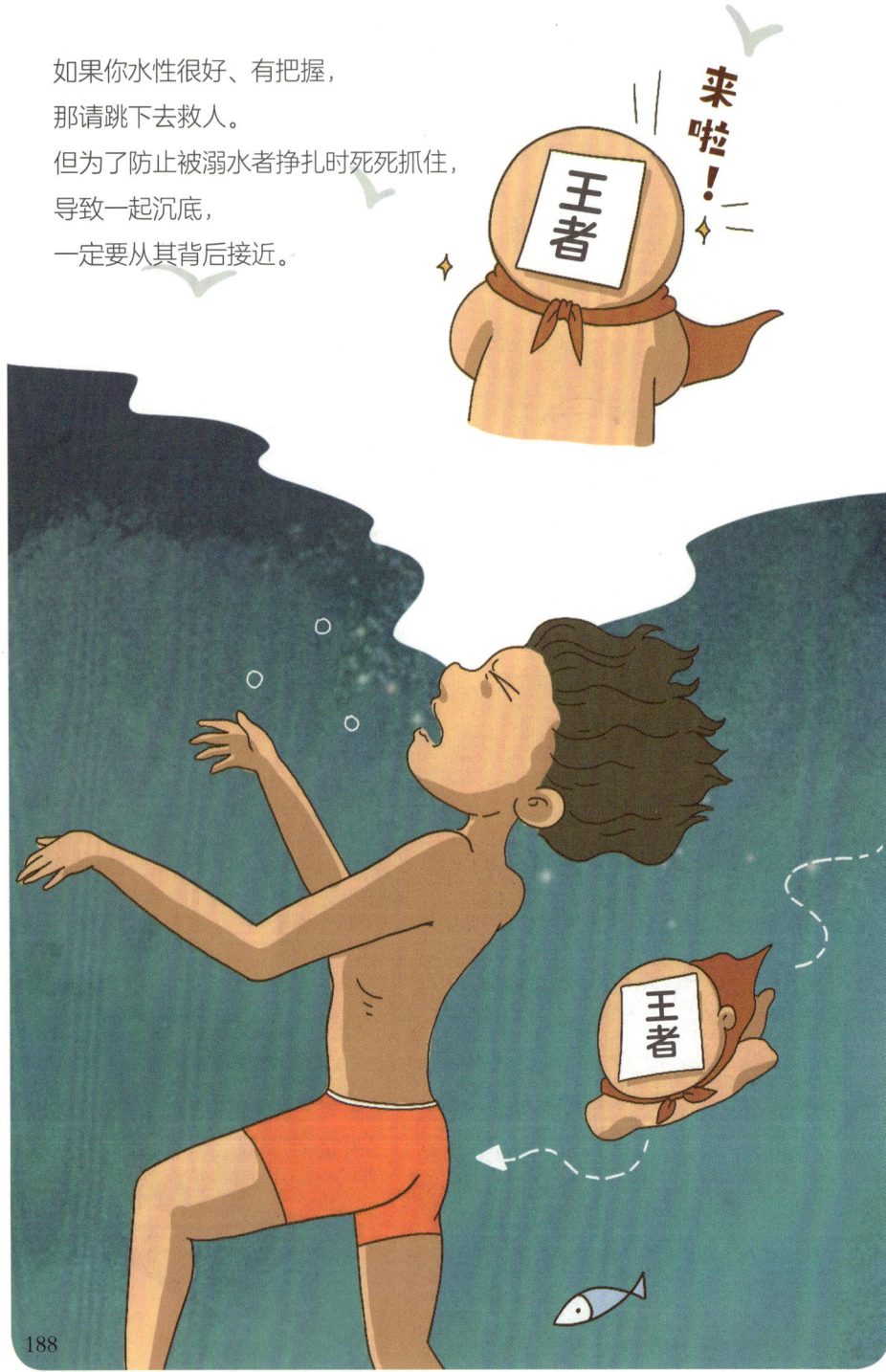

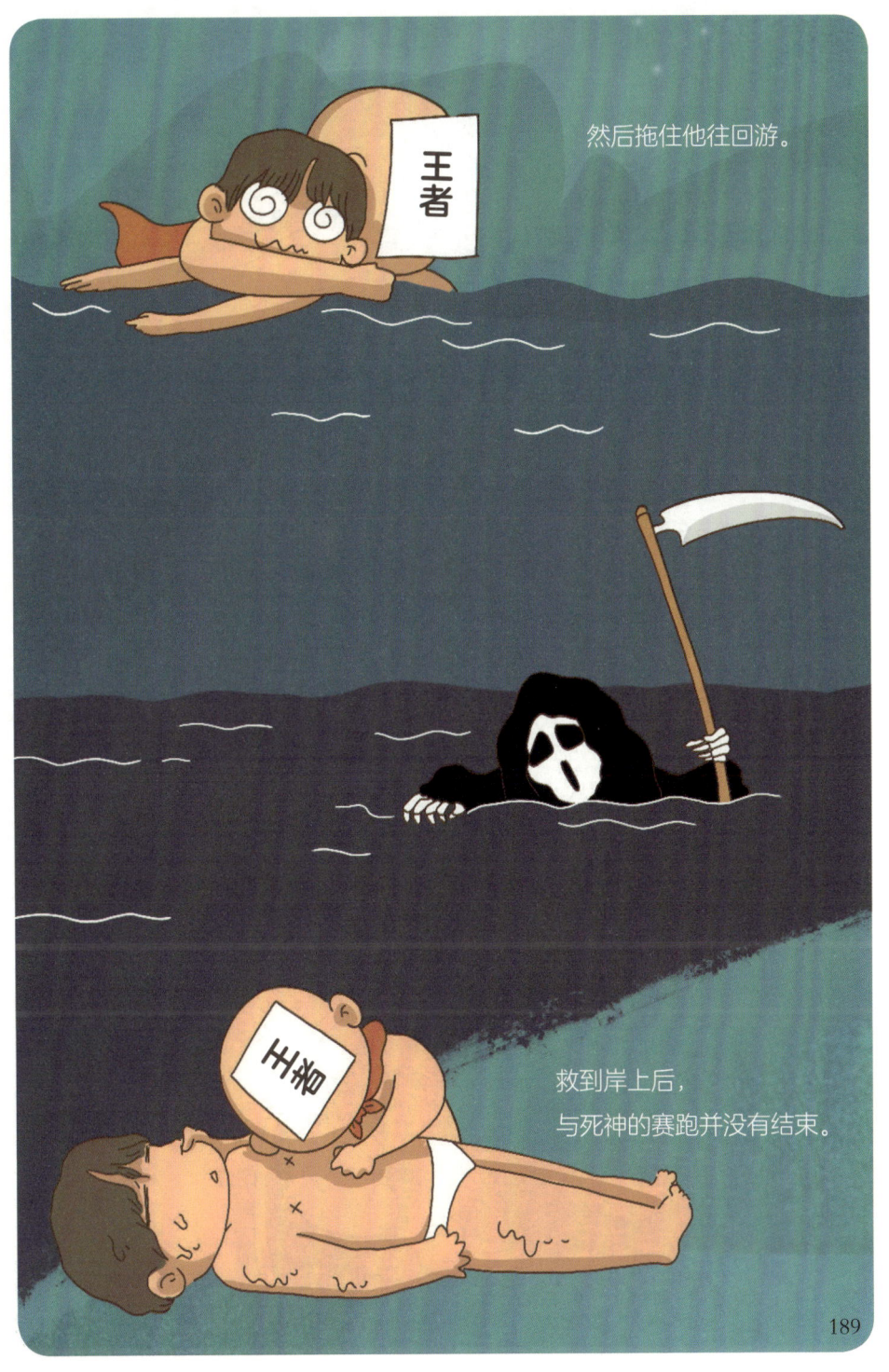

然后拖住他往回游。

救到岸上后，
与死神的赛跑并没有结束。

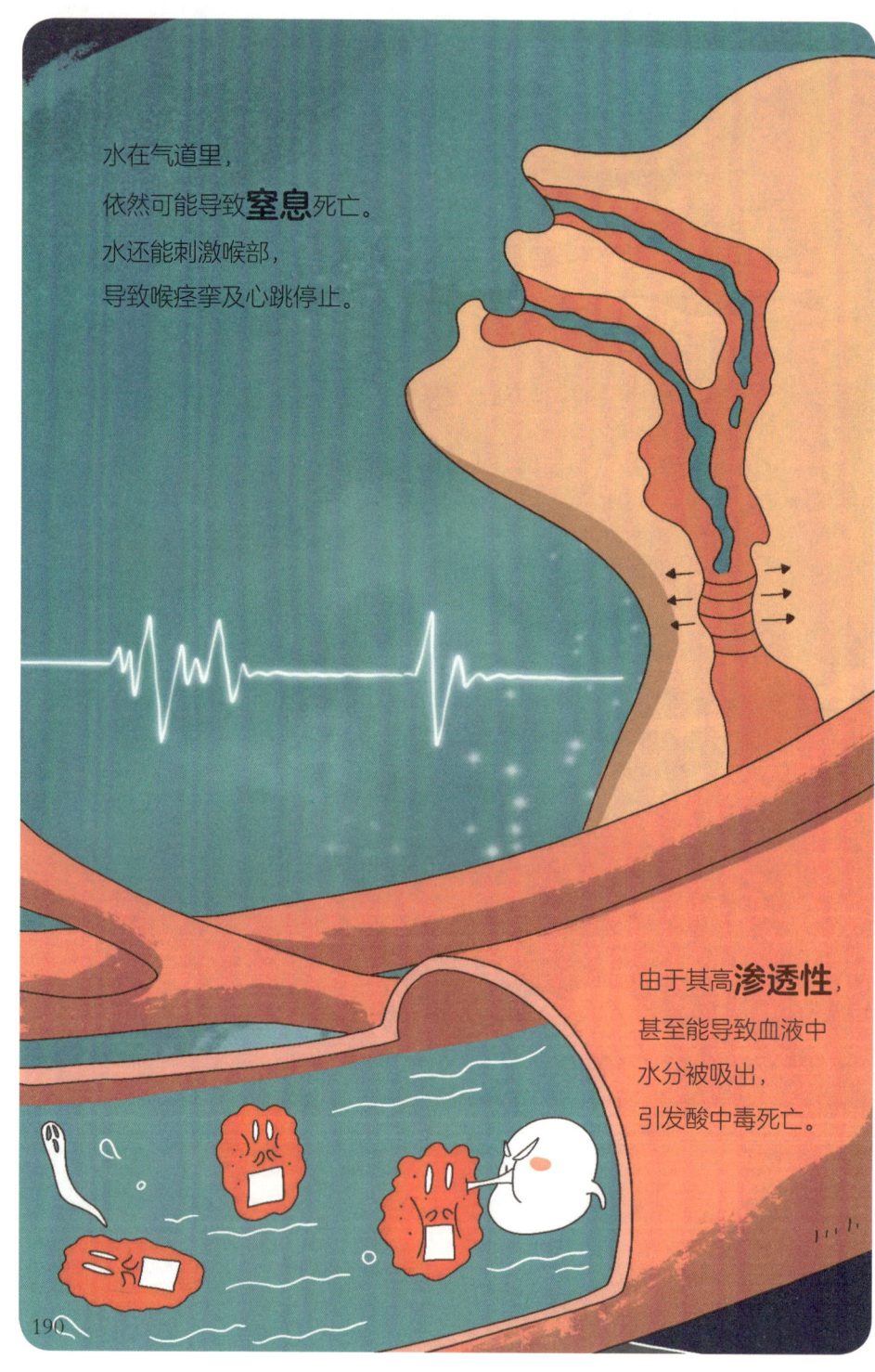

水在气道里，
依然可能导致**窒息**死亡。
水还能刺激喉部，
导致喉痉挛及心跳停止。

由于其高**渗透性**，
甚至能导致血液中
水分被吸出，
引发酸中毒死亡。

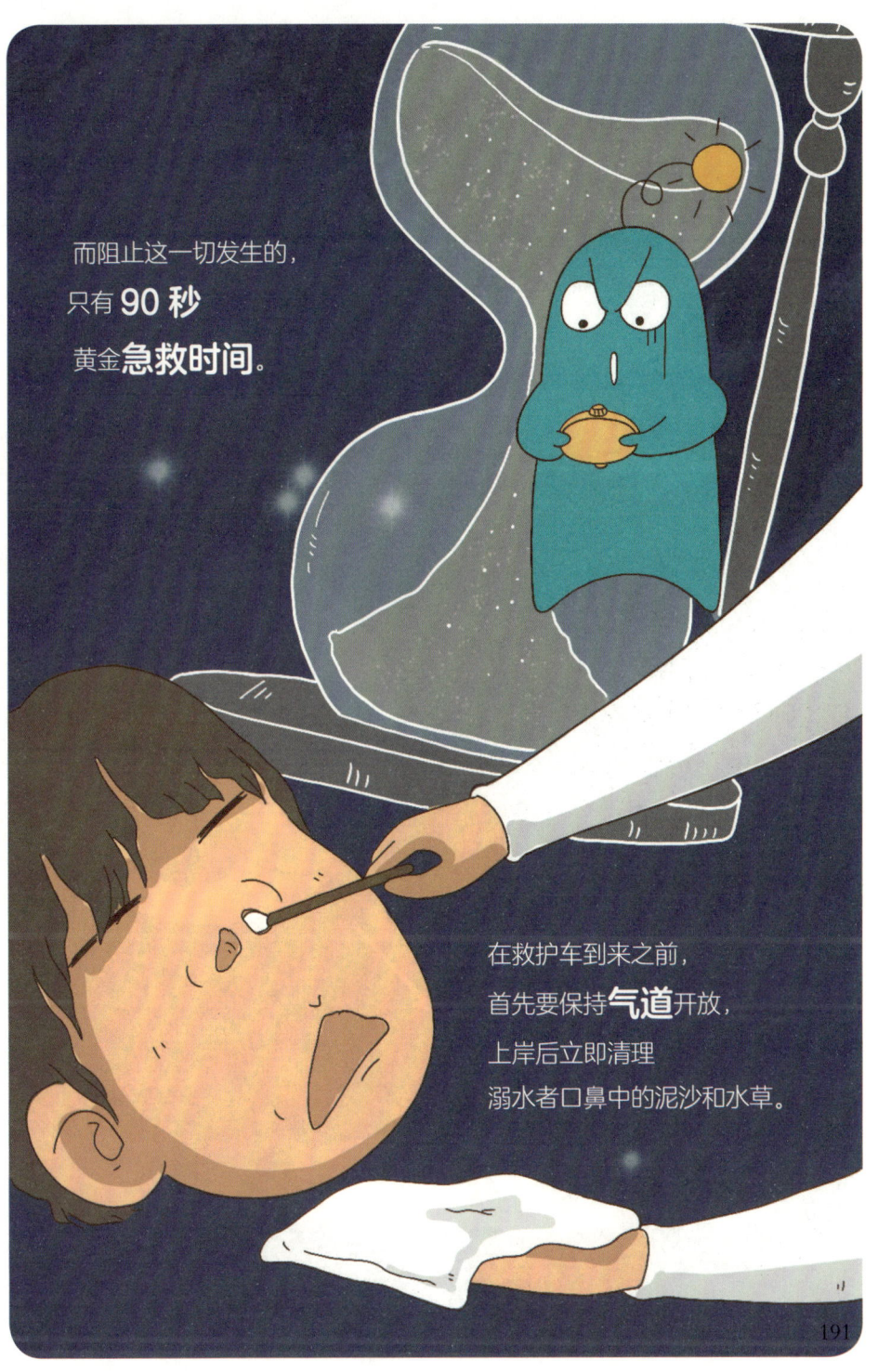

而阻止这一切发生的，
只有 **90** 秒
黄金**急救时间**。

在救护车到来之前，
首先要保持**气道**开放，
上岸后立即清理
溺水者口鼻中的泥沙和水草。

191

如果溺水者此时有呼吸，
让他侧躺着嘴朝下，
把吸进去的水排出来。

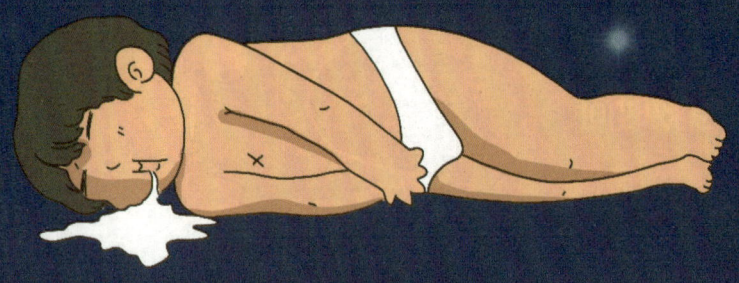

如果溺水者没有呼吸，
在开放气道后就得做
人工呼吸。

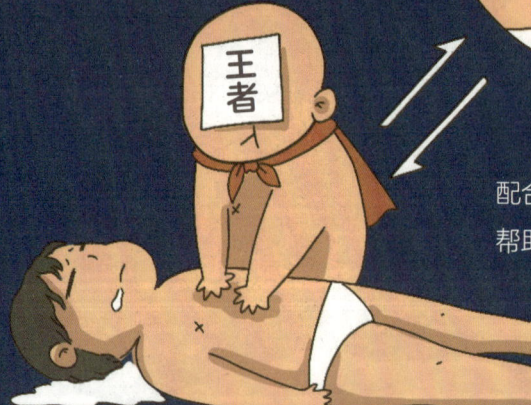

配合胸外心脏按压，
帮助呼吸，恢复心跳。

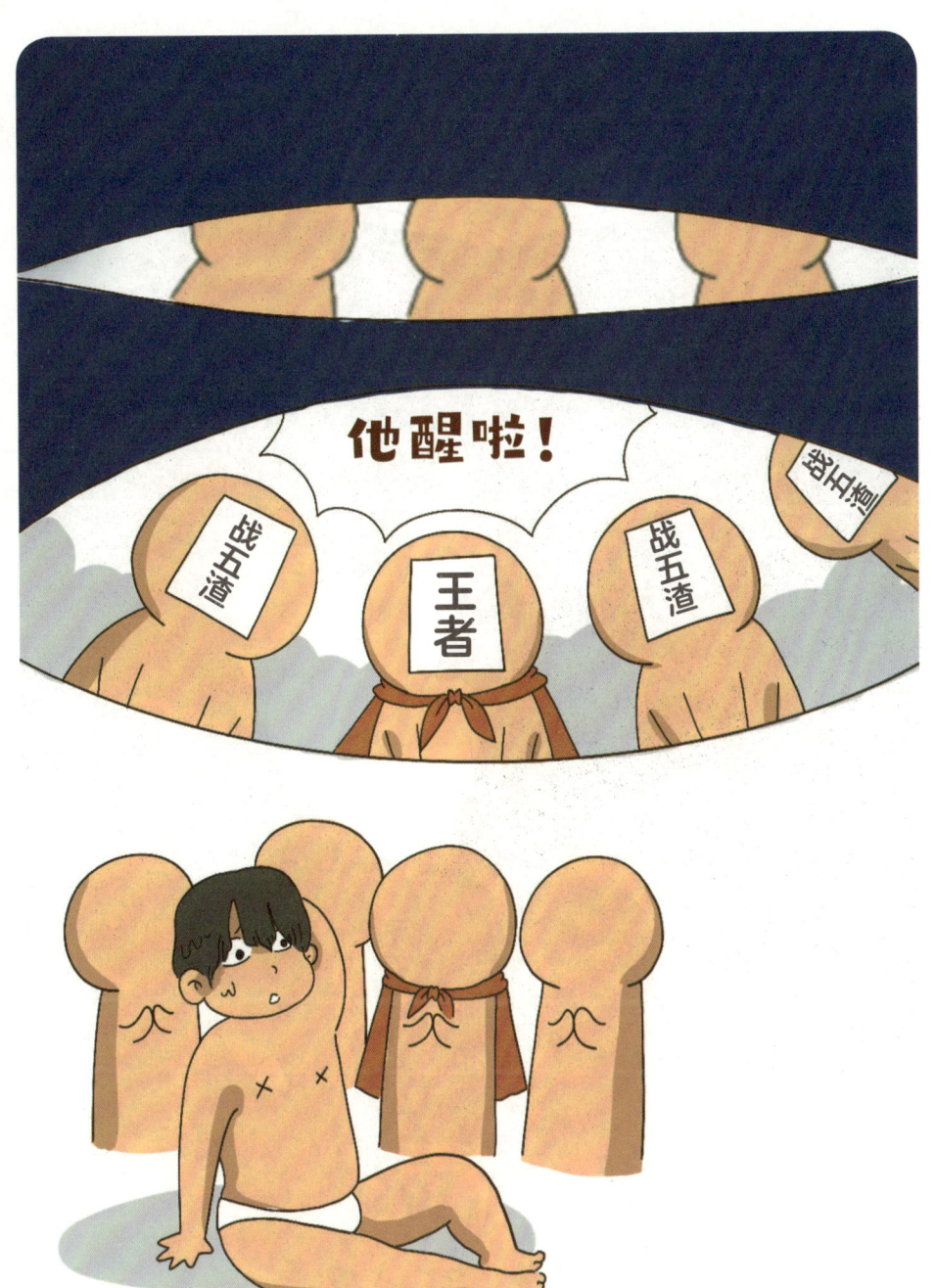

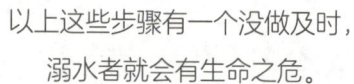

以上这些步骤有一个没做及时，
溺水者就会有生命之危。

我国仅 2017 年死于溺水者就有
4.7 万人。

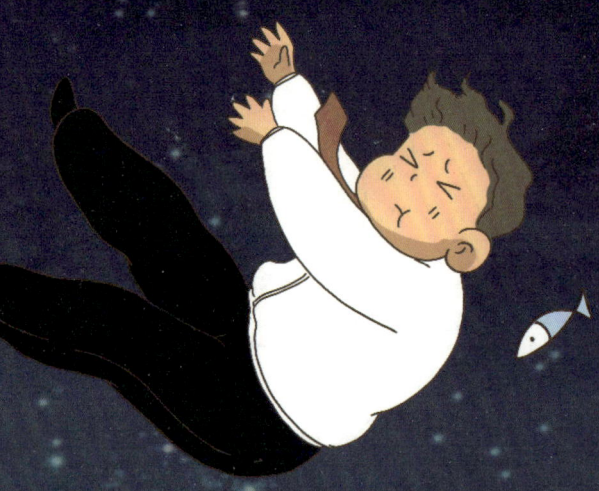

溺水已是夏日第一大杀手，
80% 以上的**溺亡人**
都是少年儿童。

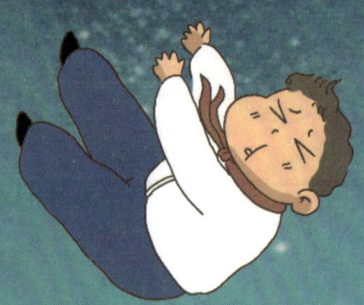

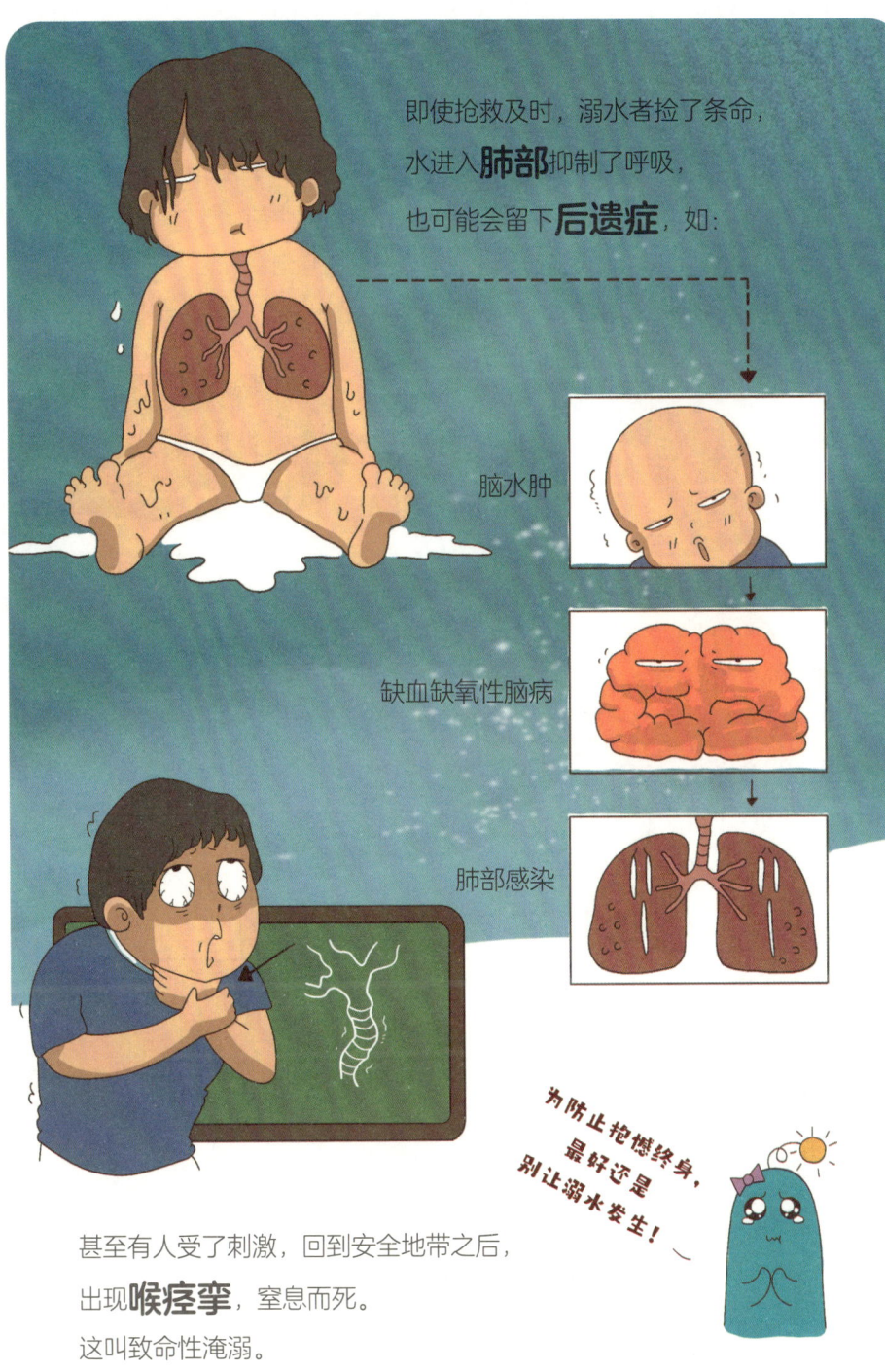

即使抢救及时，溺水者捡了条命，
水进入**肺部**抑制了呼吸，
也可能会留下**后遗症**，如：

脑水肿

缺血缺氧性脑病

肺部感染

甚至有人受了刺激，回到安全地带之后，
出现**喉痉挛**，窒息而死。
这叫致命性淹溺。

为防止抱憾终身，
最好还是
别让溺水发生！

195

其实避免溺水也不难，

绝大多数溺水事故发生前，

溺水者都说过这三句话：

去游泳馆多没劲！

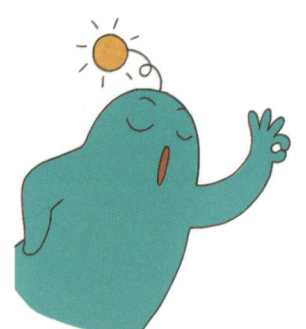

95% 以上的溺水事件，

发生在无人看管的沟渠、水库、池塘里。

水深危险

也就是**野泳**！

相比正规浴场，
这里水下地形复杂，
经常有暗流、漩涡、水草，
说吞人就吞人。
而且野外人烟稀少，
求救的人都没有。

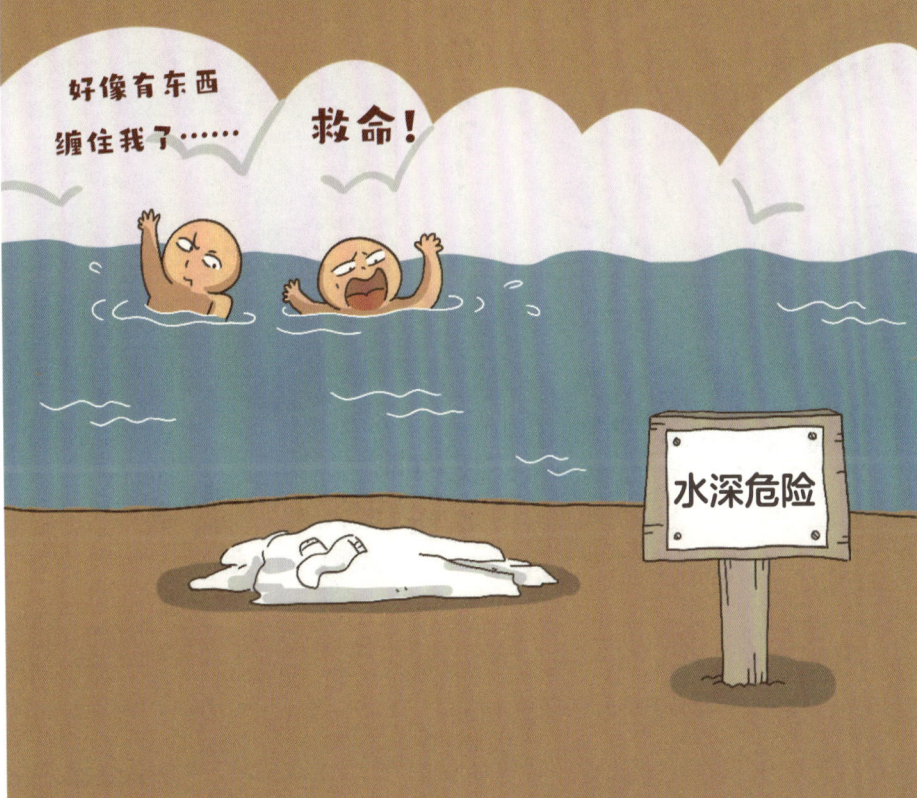

这里水浅，
没事的！

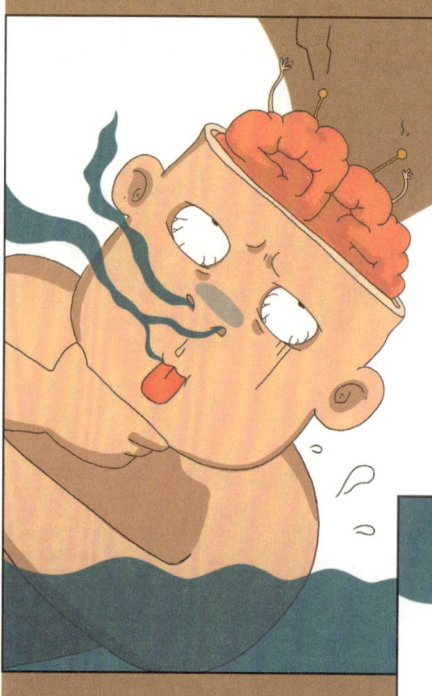

收不到信号了！

水一旦进入**鼻腔**，
可能会导致窒息，
让人失去部分意识，
慌乱中无法调整姿势。

哪怕水深只到胸部，
照样可能脚踩空，
沉入水底。

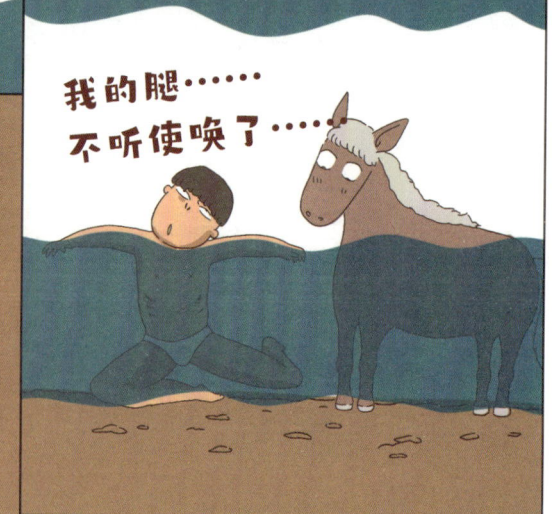

我的腿……
不听使唤了……

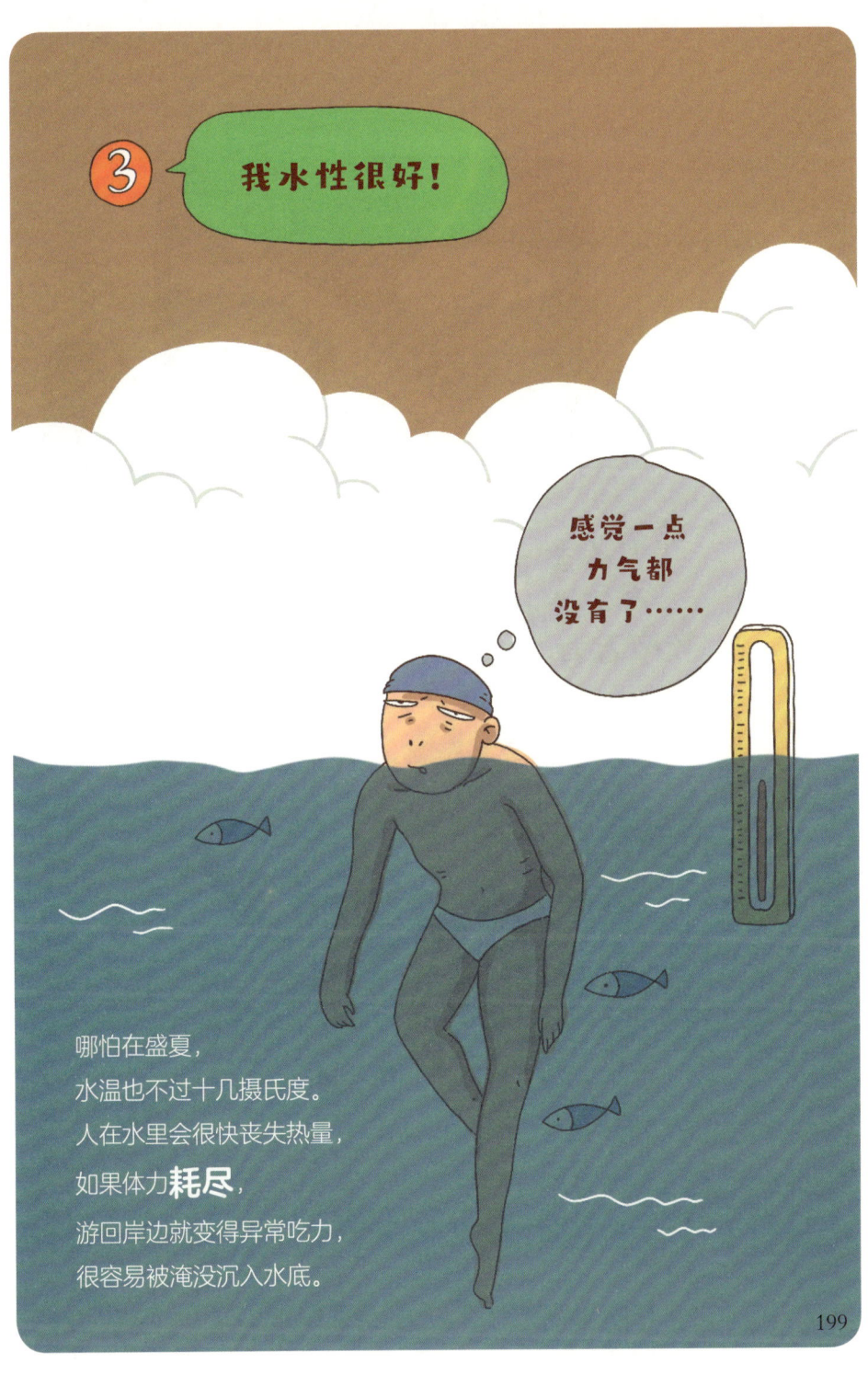

其实溺水死亡人数
最多的地方，
并不是沿海，
而是内地。
不是大江大河，
而是小沟小渠。

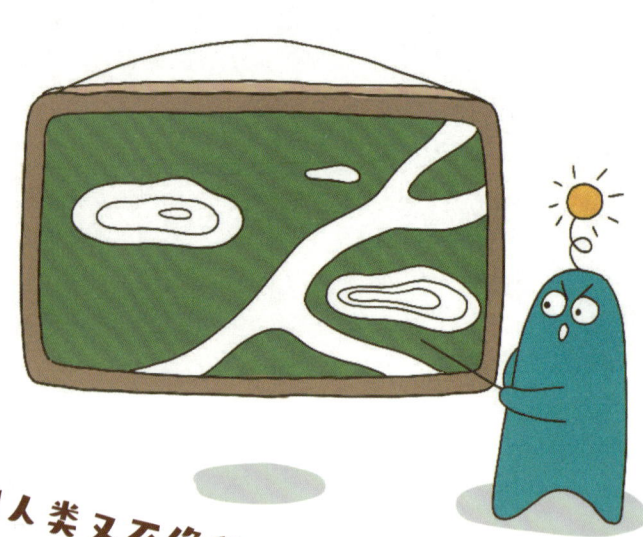

你们人类又不像我
天生会狗刨！
就别盲目自信了！

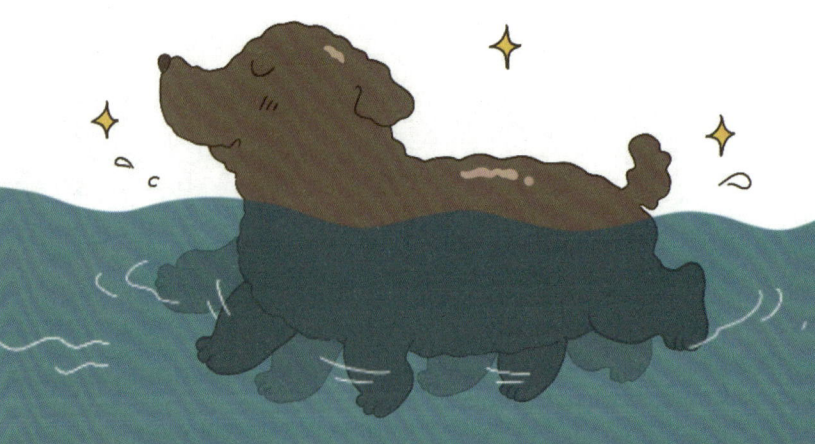

生命只有一条，
不要拿它开玩笑！

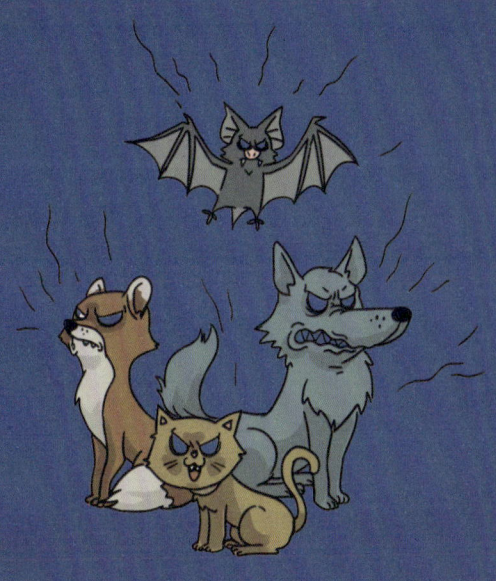

11 世界致死率最高的狂犬病毒，是怎么入侵人体的？

医生说

　　狂犬病是狂犬病毒所致的人兽共患传染病，病死率几乎100%，至今只有美国有一例发病者幸存，没有可复制性。不过，狂犬病虽不可治，却可防，给家养的猫狗打疫苗，在野外远离鼬獾、红狐、貉、狼等野生动物，万一出现暴露立即采取专业手段救治，就能避免悲剧的发生。

——衡阳市第三人民医院医务科　蒋政

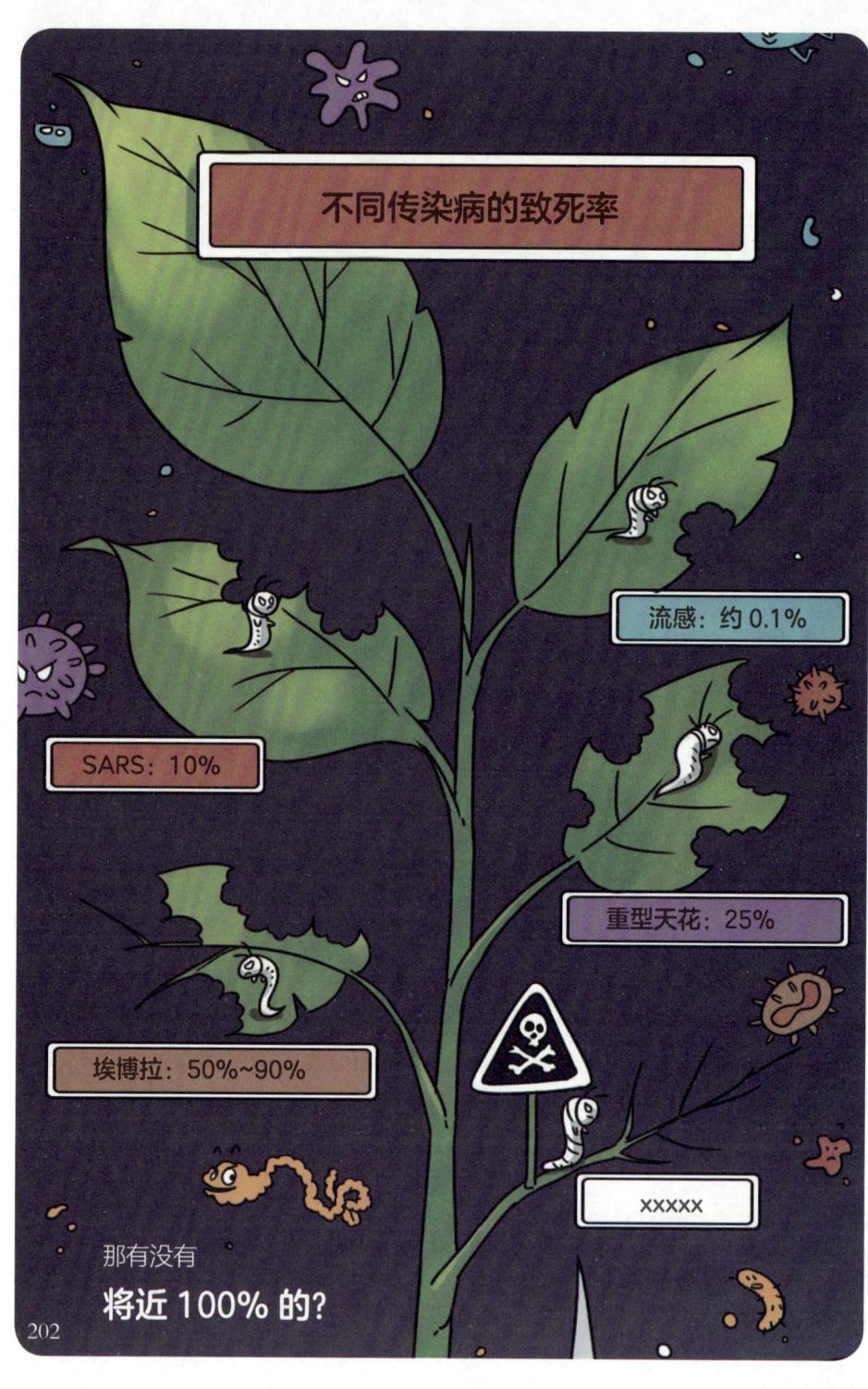

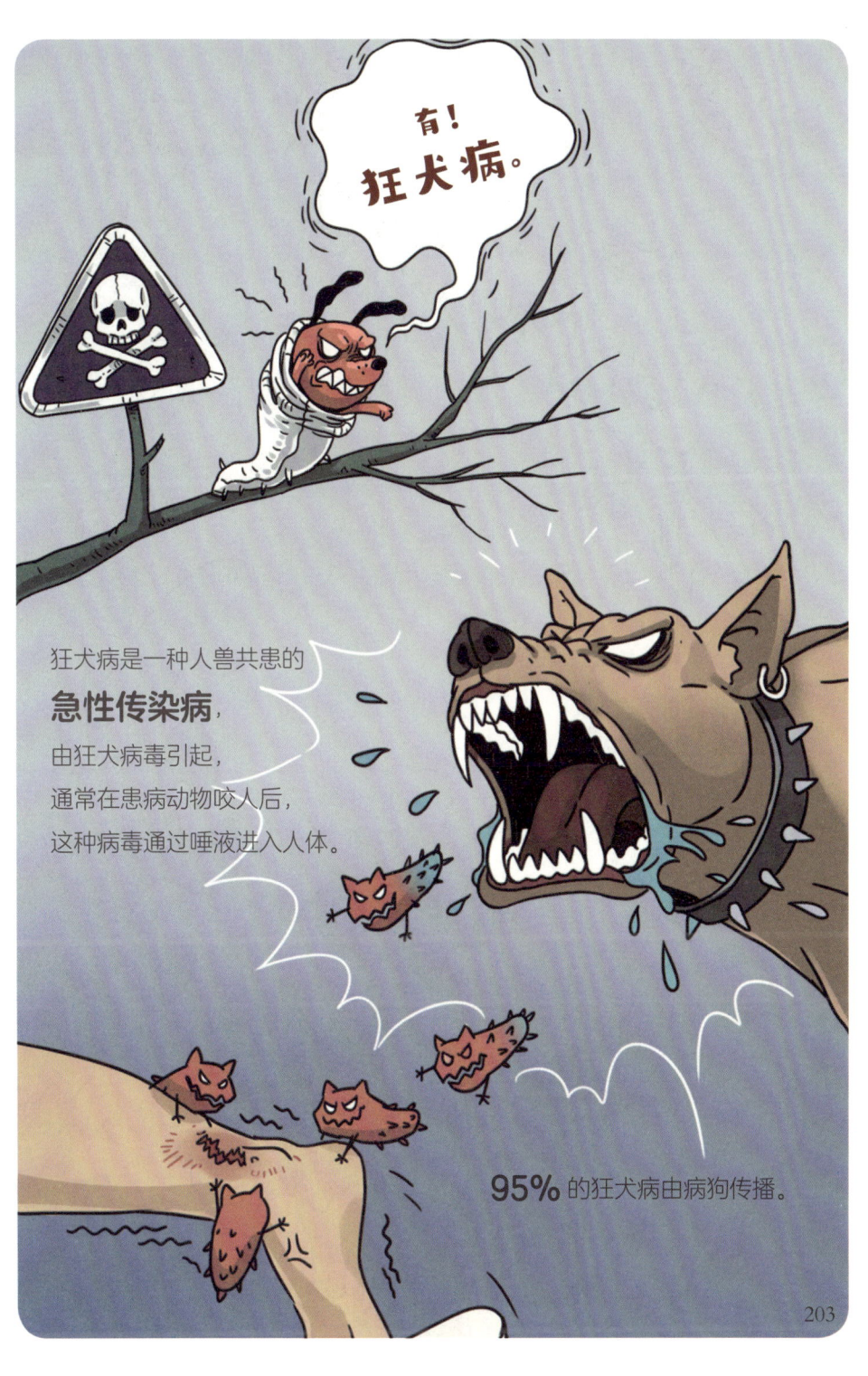

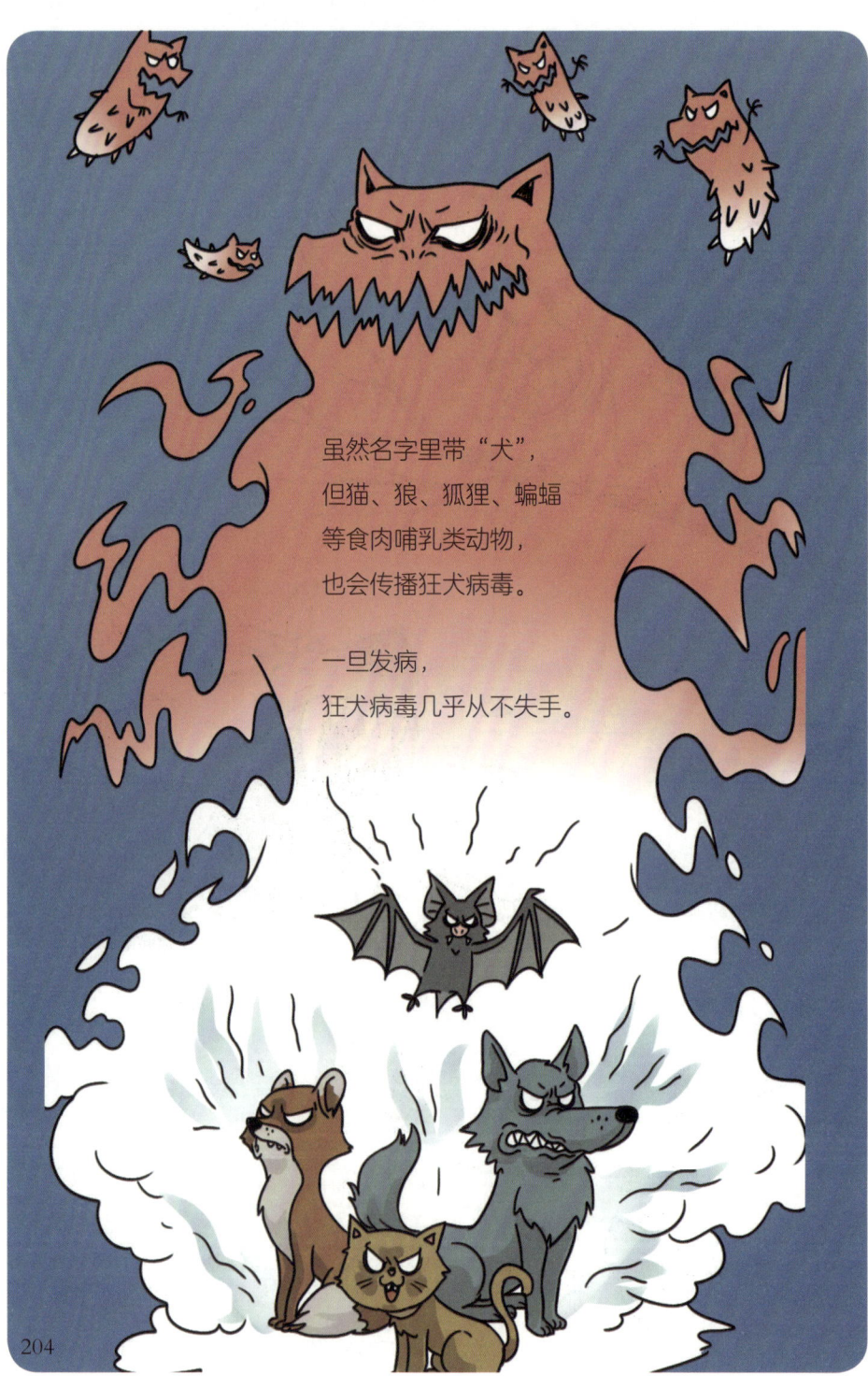

虽然名字里带"犬"，
但猫、狼、狐狸、蝙蝠
等食肉哺乳类动物，
也会传播狂犬病毒。

一旦发病，
狂犬病毒几乎从不失手。

为什么狂犬病致死率为全世界最高？

因为狂犬病毒不按套路出牌！
狂犬病毒通过咬伤与抓伤处侵入人体后，

首先，

会在肌肉组织

逗留一段时间，
短暂休整、少量复制。

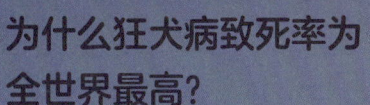

然后,
沿着神经末梢向**脊髓**
和大脑方向爬去,
每天前进几厘米。

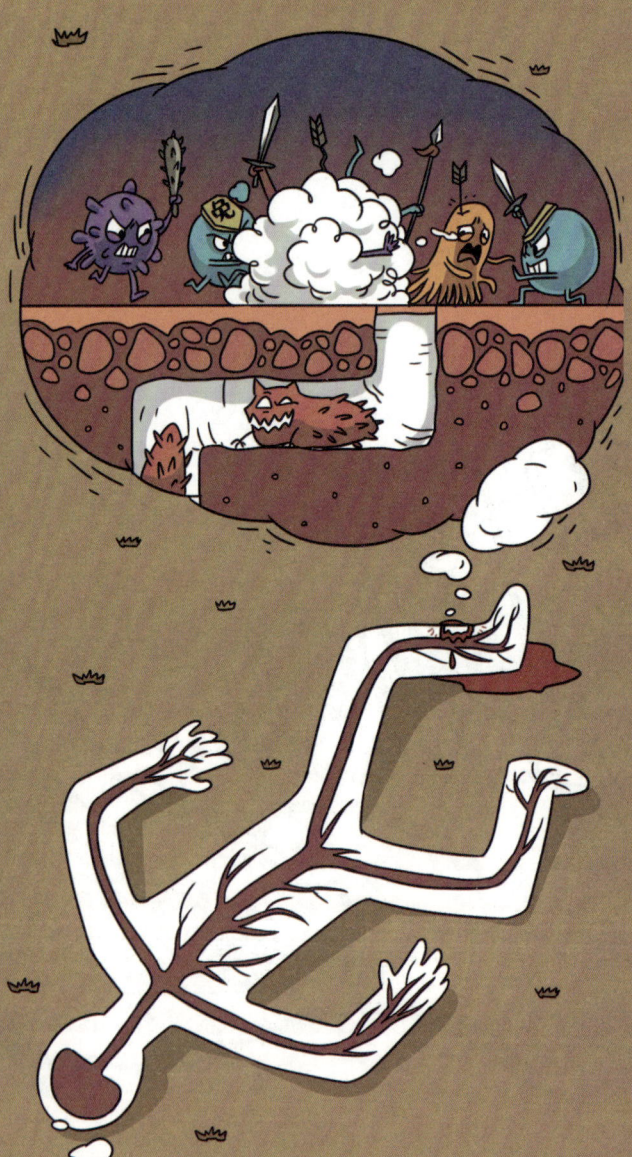

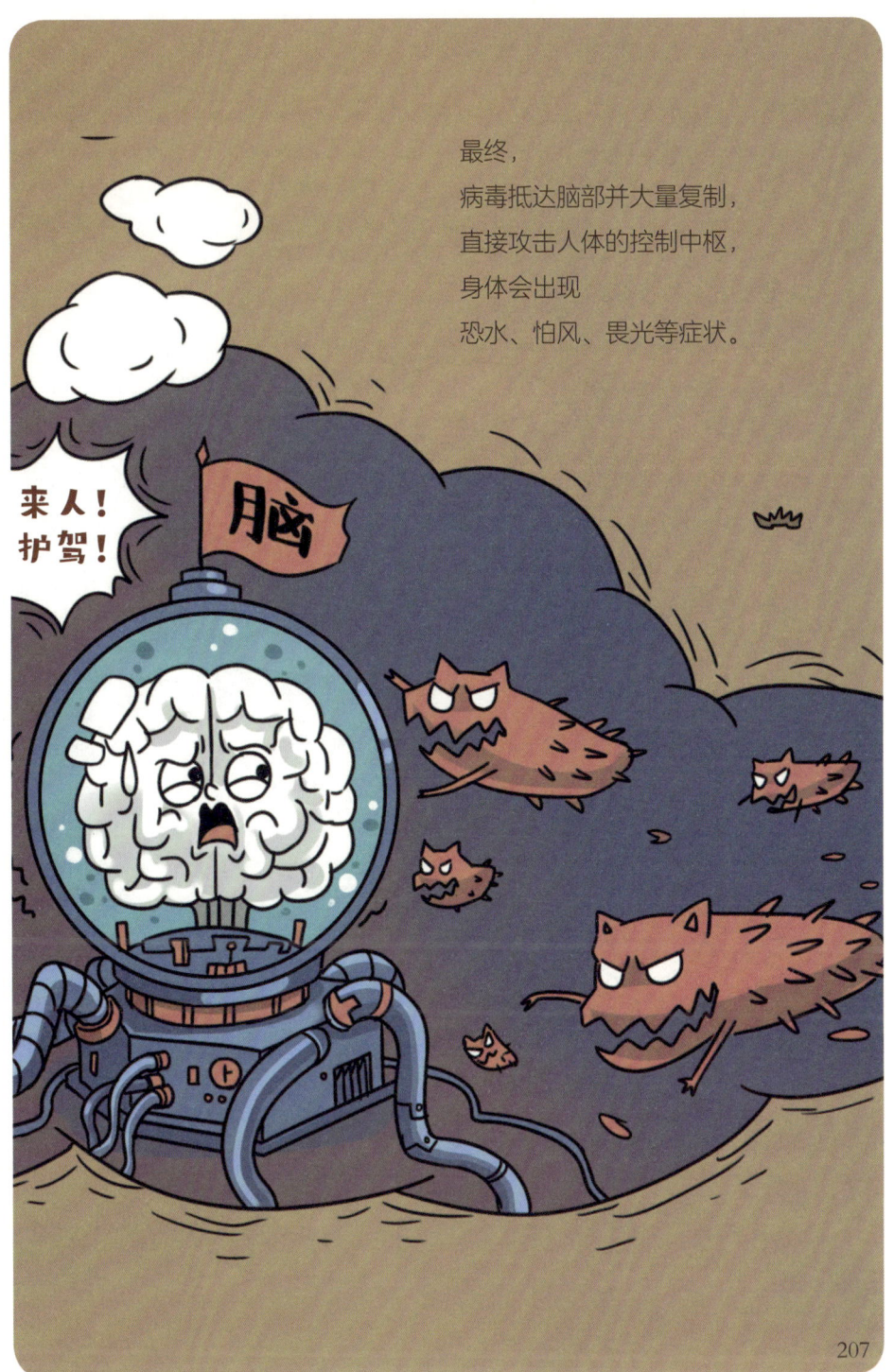

最终，
病毒抵达脑部并大量复制，
直接攻击人体的控制中枢，
身体会出现
恐水、怕风、畏光等症状。

其中，恐水最典型，
别说是喝水，就是听到水声都害怕，
因此狂犬病也被称为**"恐水症"**。

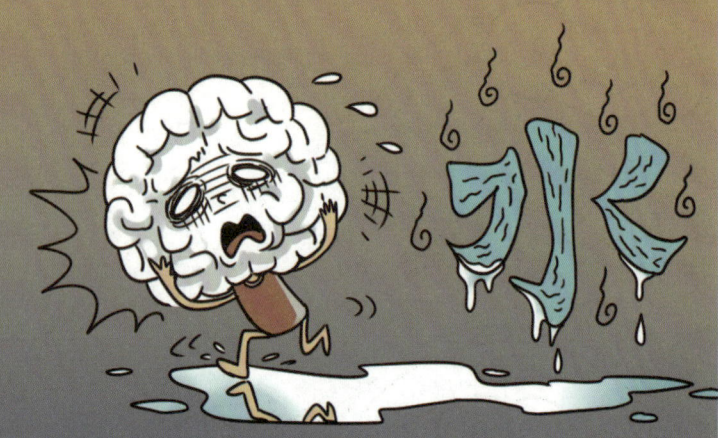

免疫系统反应过来的时候，
已经来不及了。
占领了人体指挥部的
狂犬病毒声势浩大，
从**发病**起，
一般不到 5 天就能置人于死地。

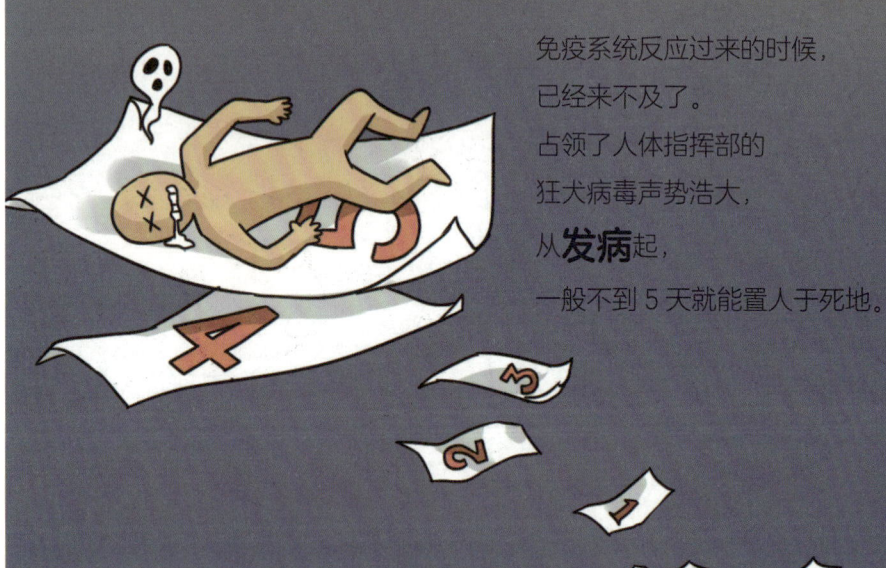

在别的病毒一路和免疫系统打打杀杀的时候，

狂犬病毒另辟蹊径，

沿神经末梢直抵大脑这个指挥部，

就像是斩首型刺客：

快！准！狠！

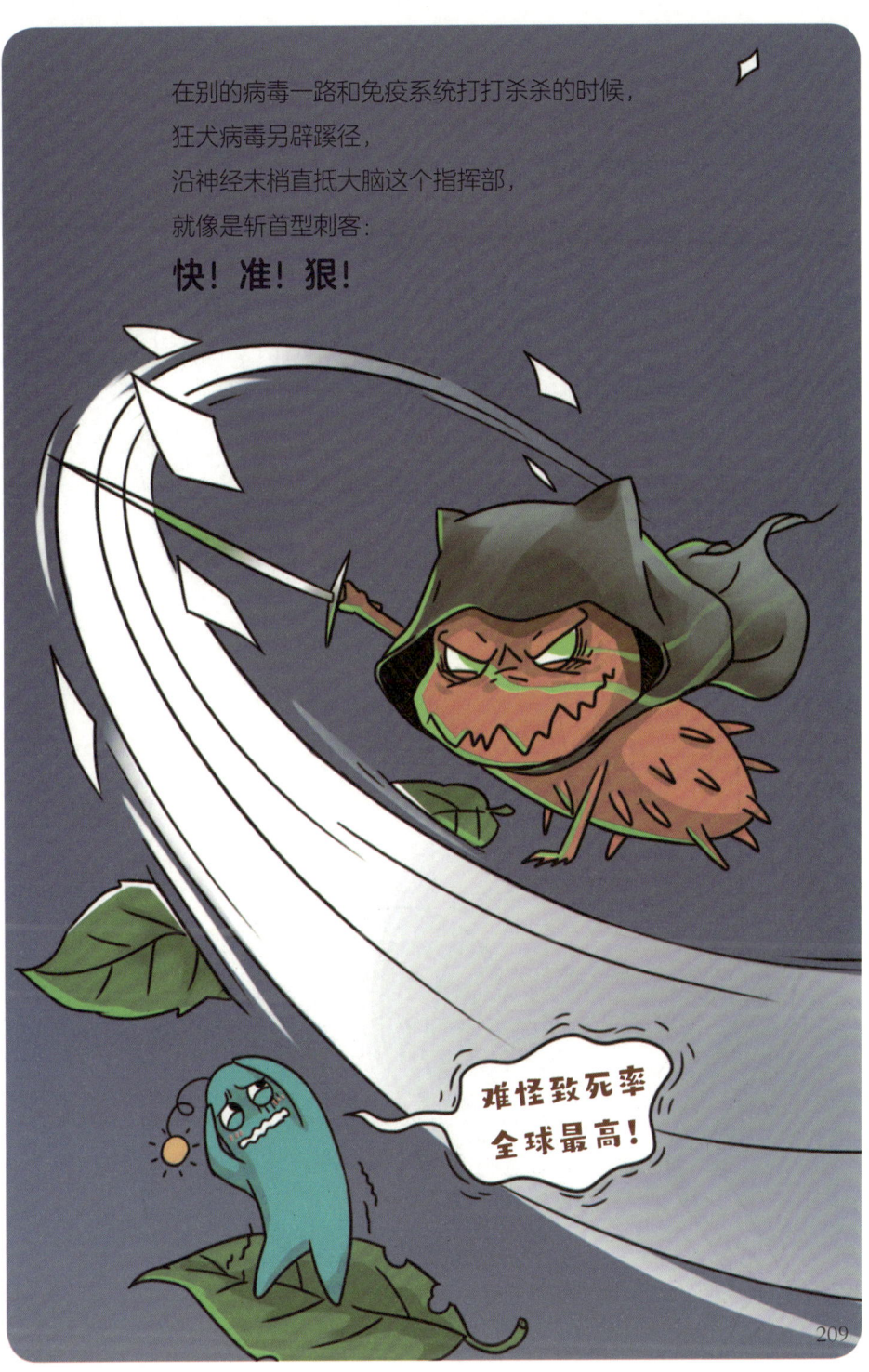

难怪致死率
全球最高！

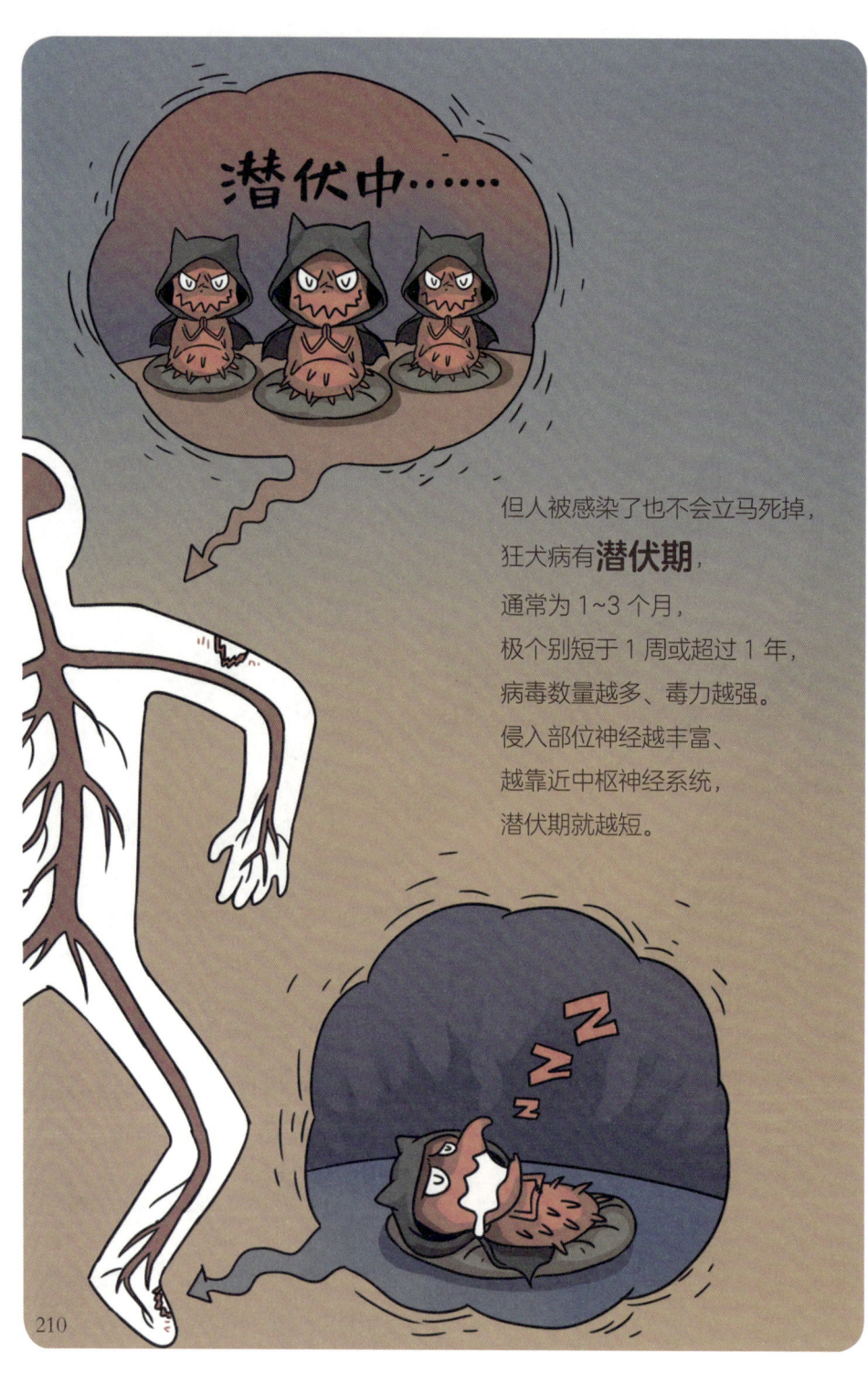

但人被感染了也不会立马死掉，

狂犬病有**潜伏期**，

通常为 1~3 个月，

极个别短于 1 周或超过 1 年，

病毒数量越多、毒力越强。

侵入部位神经越丰富、

越靠近中枢神经系统，

潜伏期就越短。

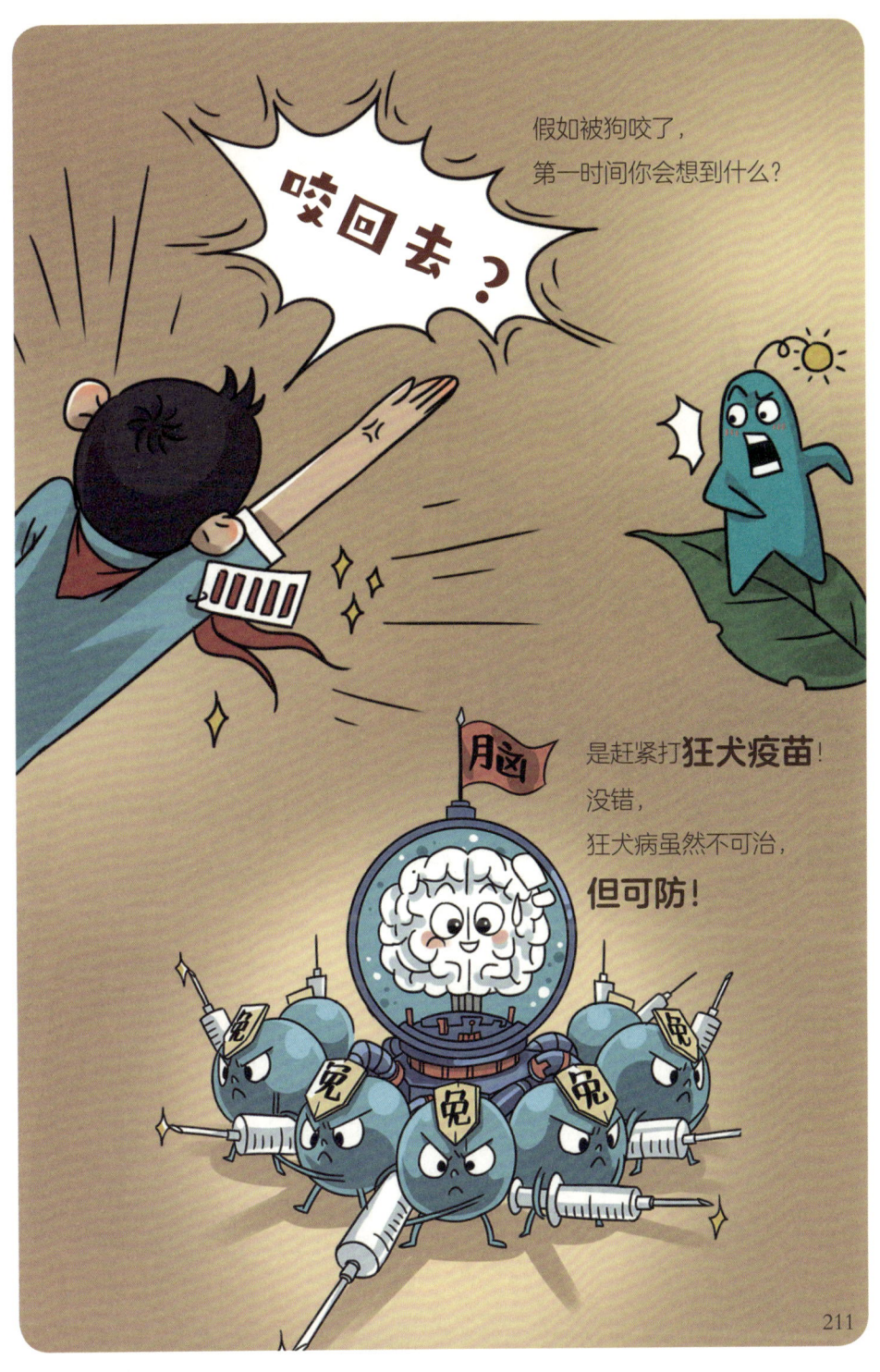

因**暴露程度**而不同。

一级暴露

触摸宠物、被宠物舔一舔，皮肤完整未出现创伤。

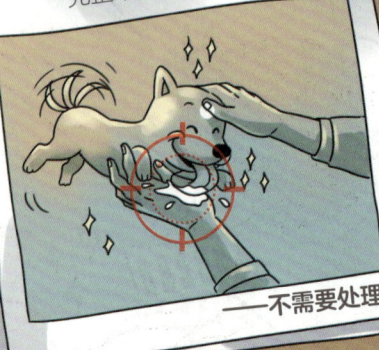

——不需要处理

二级暴露

出现牙痕、抓痕，但并无出血。

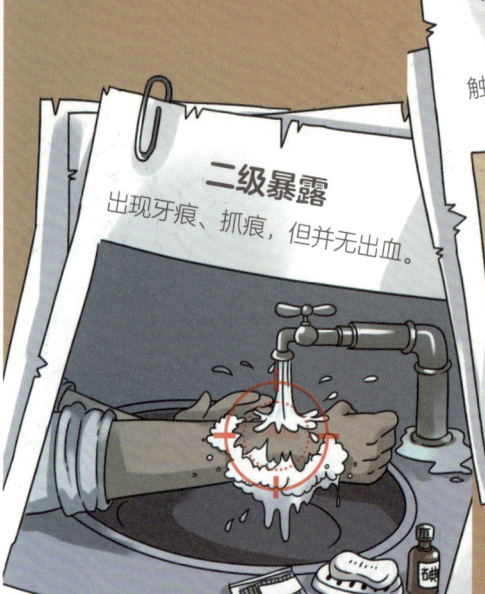

——立即处理伤口、打狂犬疫苗

三级暴露

出现流血、破皮伤口被舔、接触蝙蝠

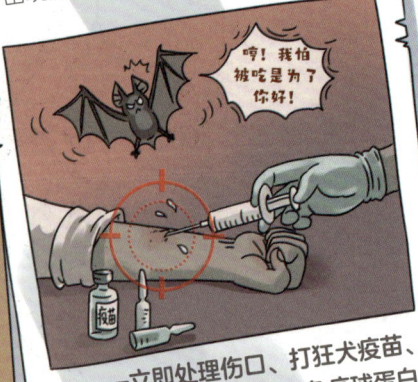

——立即处理伤口、打狂犬疫苗、注射狂犬免疫球蛋白

小贴士：
蝙蝠咬人后，留下的伤口很小，不易被发现，所以接触蝙蝠，按照三级暴露处理。

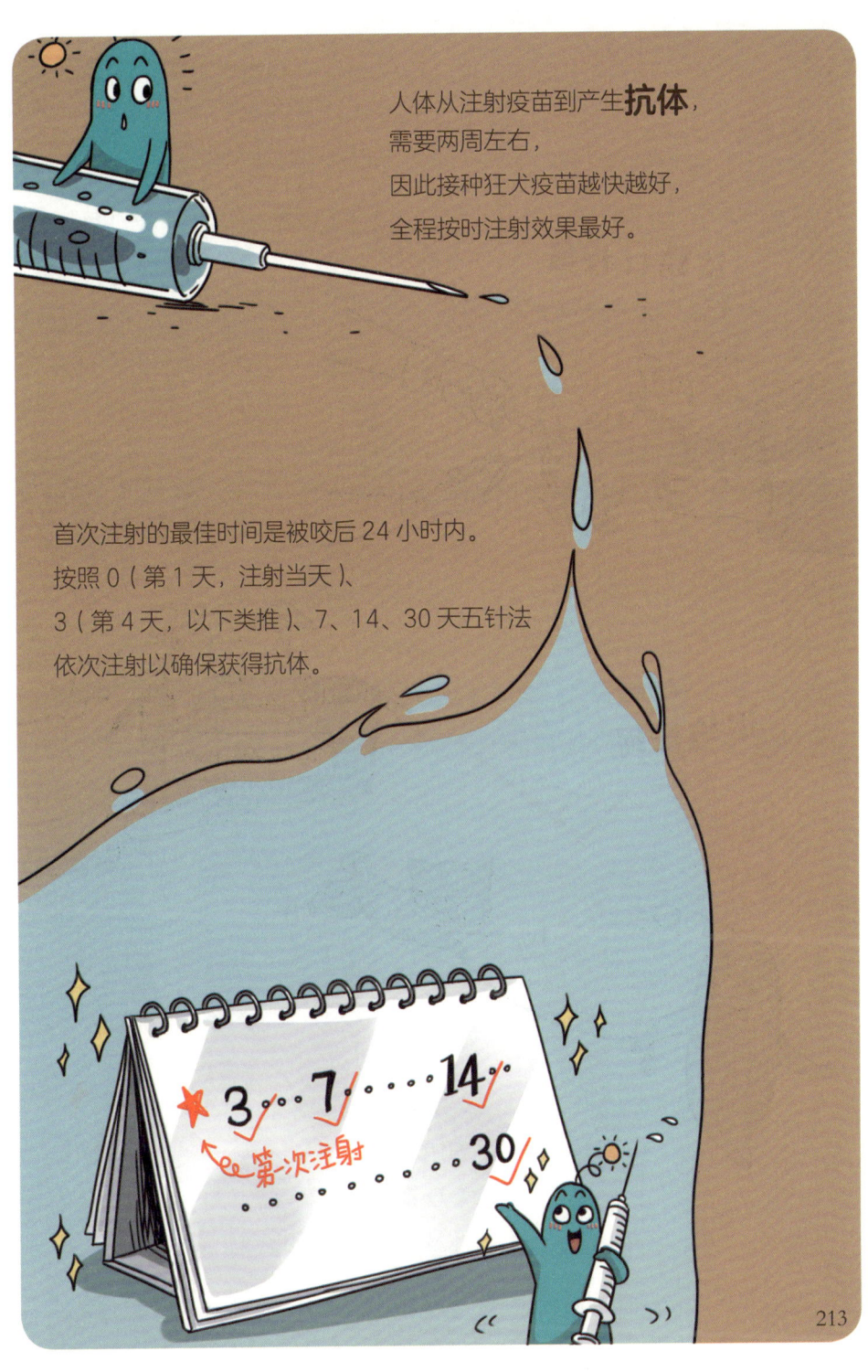

人体从注射疫苗到产生**抗体**，
需要两周左右，
因此接种狂犬疫苗越快越好，
全程按时注射效果最好。

首次注射的最佳时间是被咬后 24 小时内。
按照 0（第 1 天，注射当天）、
3（第 4 天，以下类推）、7、14、30 天五针法
依次注射以确保获得抗体。

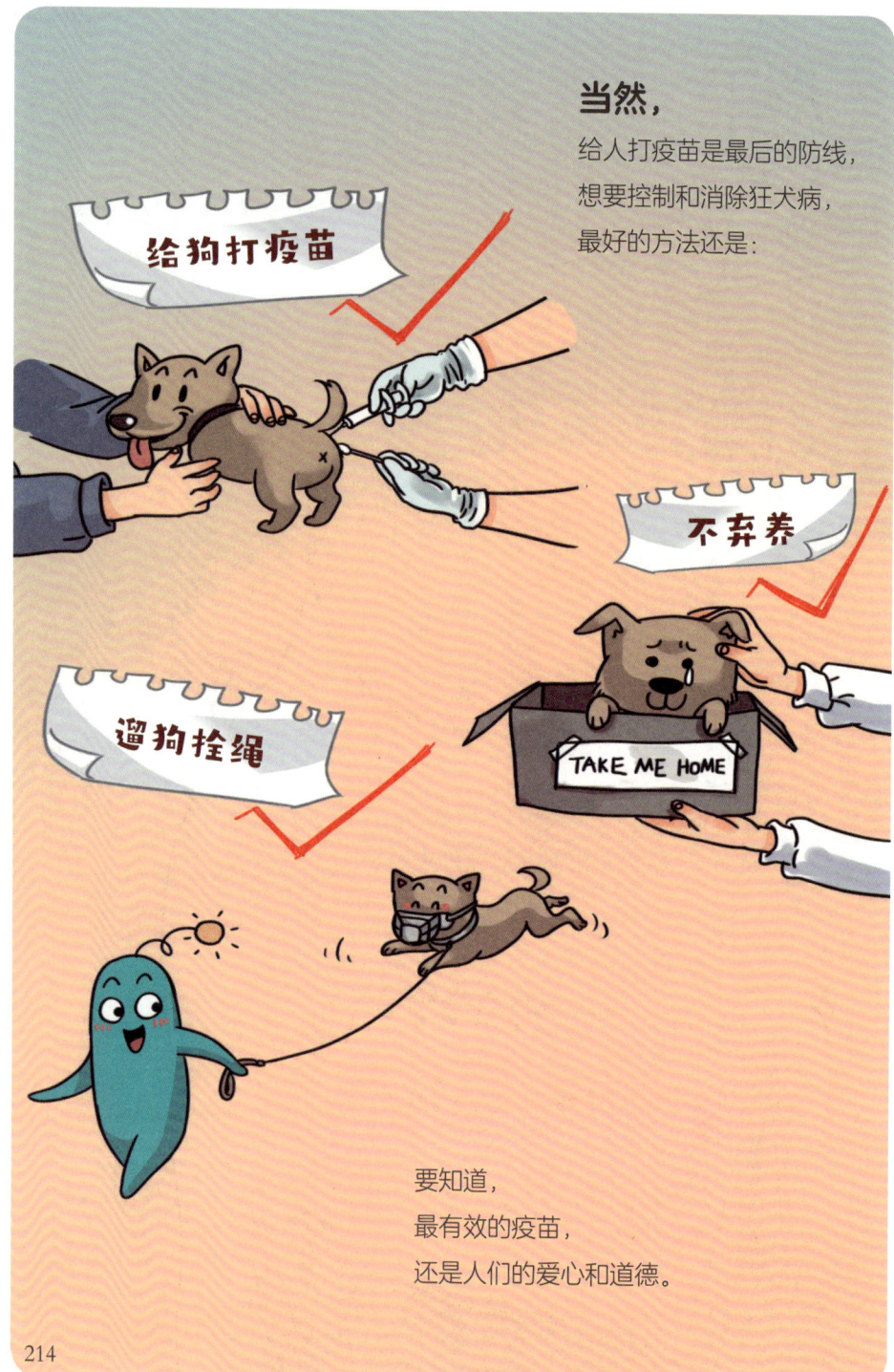

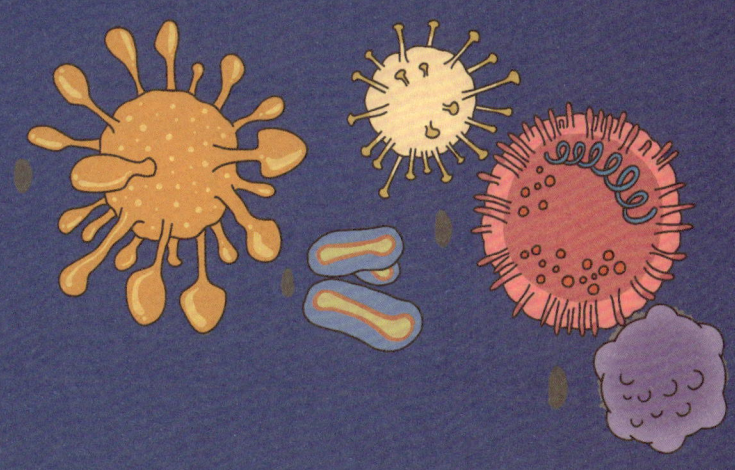

12 疫苗研制过程大揭秘

疫苗的研发
是一个复杂的过程。

"吱嘎——"

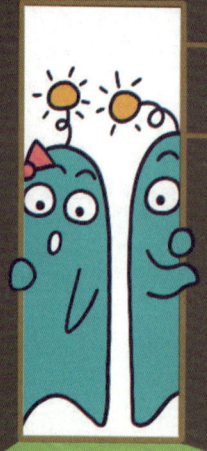

实
验
室

第一阶段

锁定病毒

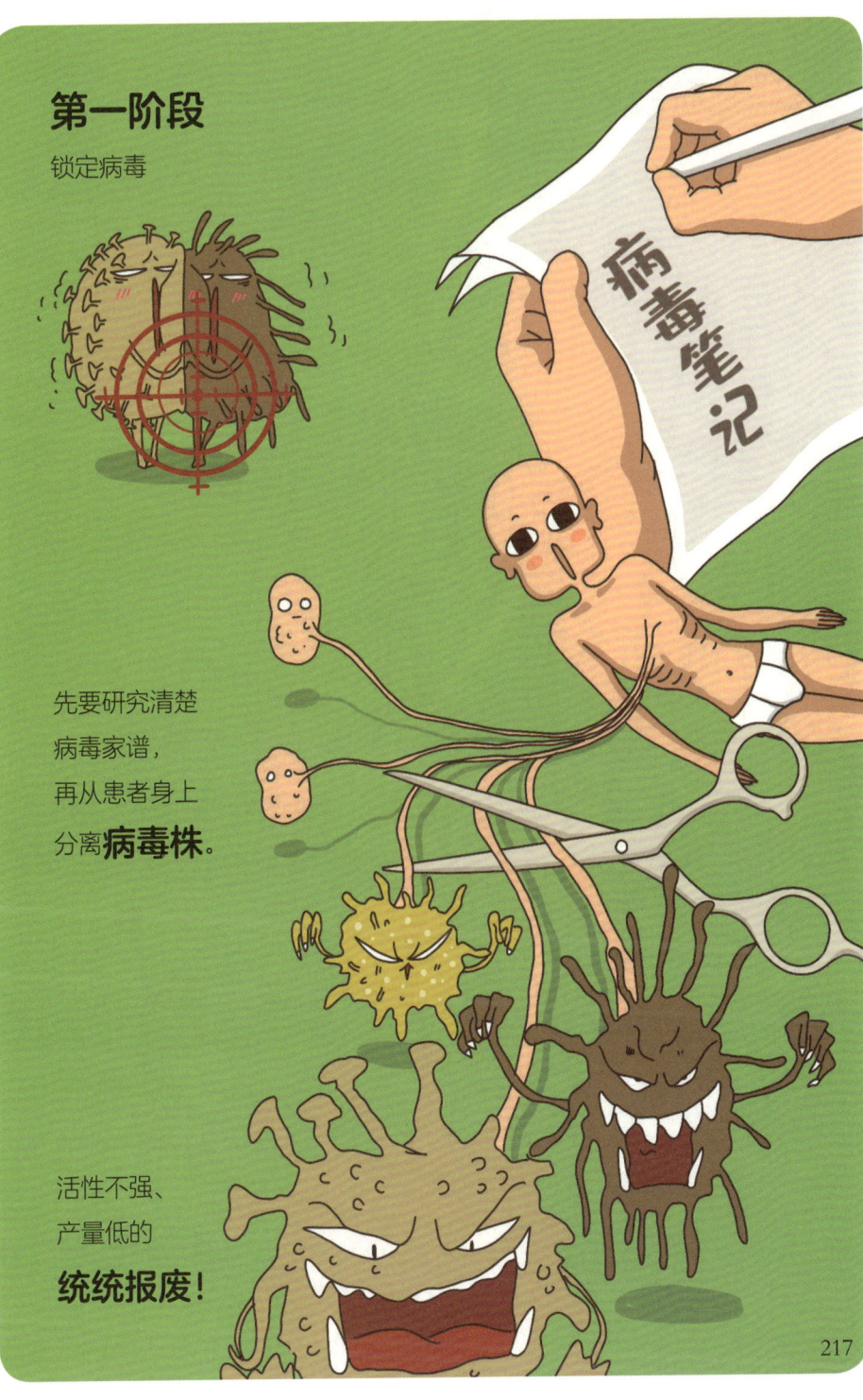

先要研究清楚
病毒家谱，
再从患者身上
分离**病毒株**。

活性不强、
产量低的
统统报废！

217

第二阶段

疫苗初制备

筛选出来的病毒，
有的**灭活**处理，

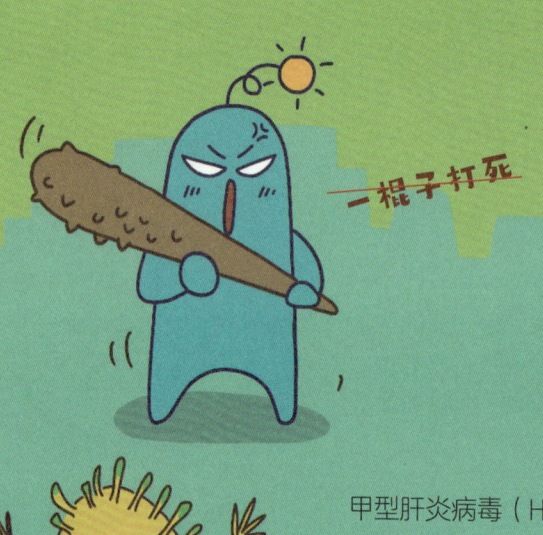

一棍子打死

甲型肝炎病毒（HAV）

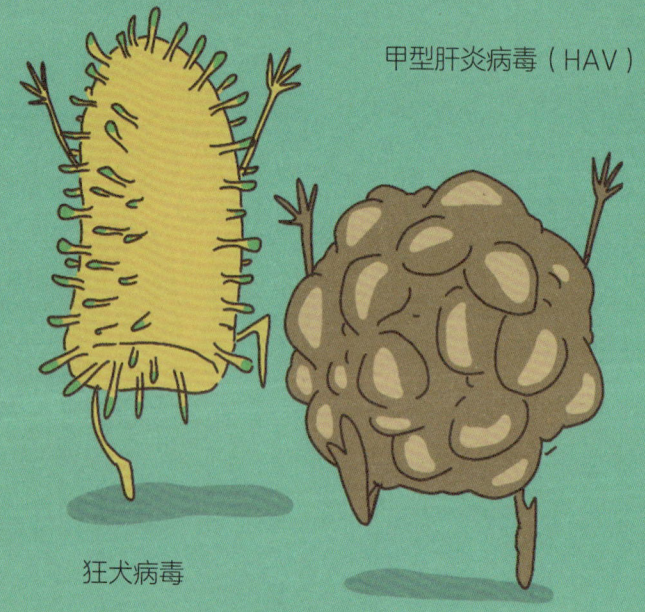

狂犬病毒

有的**减毒**处理。

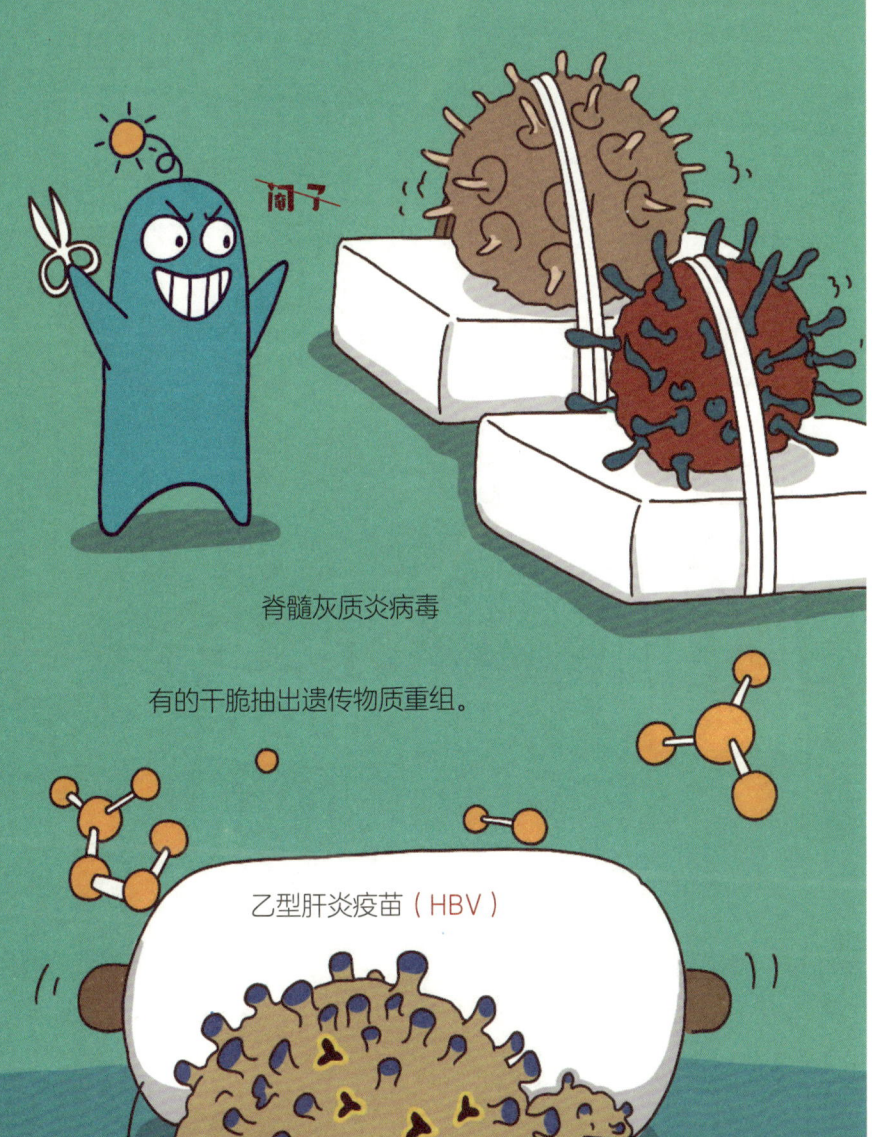

水痘 – 带状疱疹病毒（vzv）

阉了

脊髓灰质炎病毒

有的干脆抽出遗传物质重组。

乙型肝炎疫苗（HBV）

219

总之不能让病毒作妖，
但能被人体**免疫系统**记住，

从而得到**临床前疫苗**。

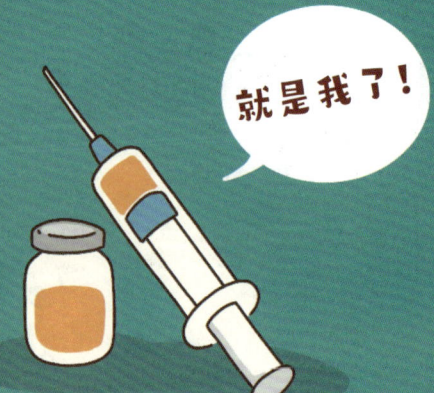

第三阶段

动物实验

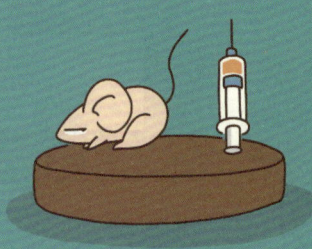

安全性测试

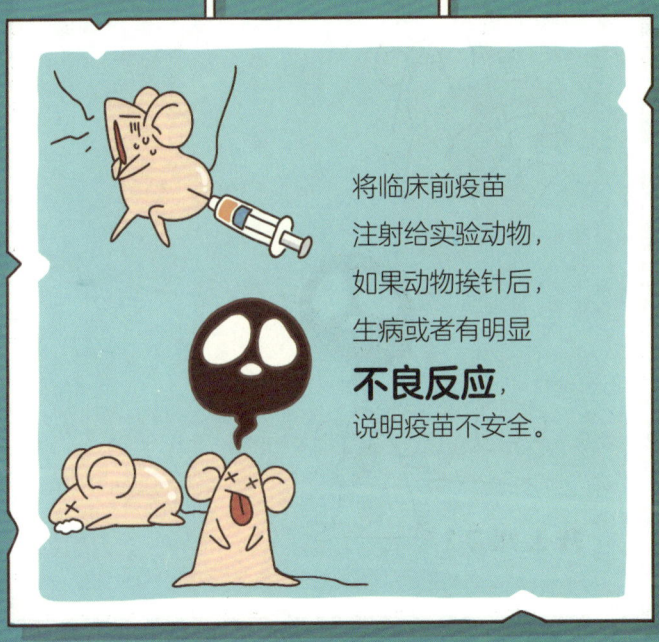

将临床前疫苗注射给实验动物，如果动物挨针后，生病或者有明显**不良反应**，说明疫苗不安全。

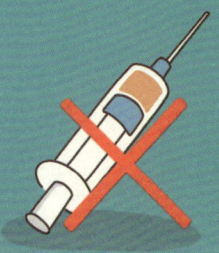

报废！

有效性测试

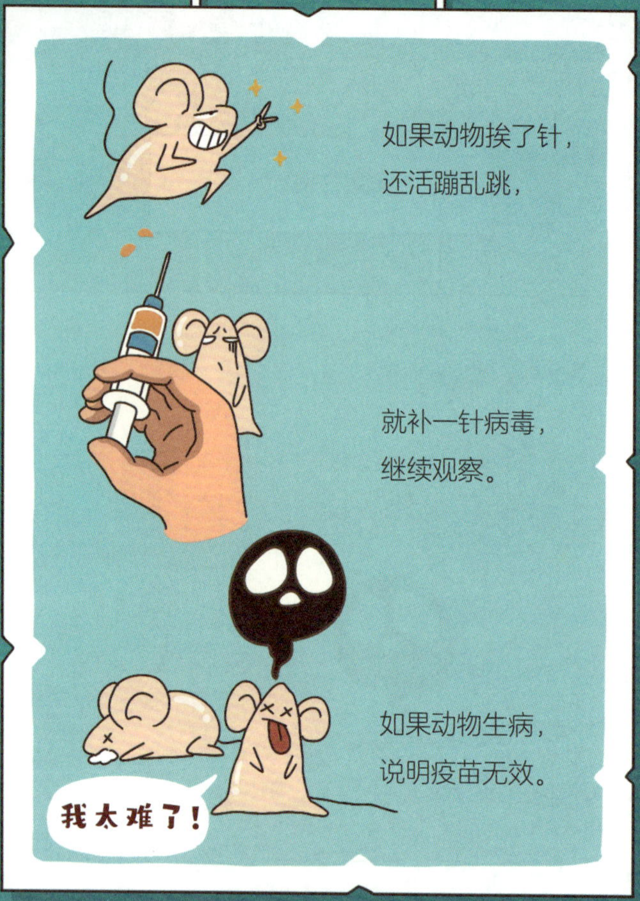

如果动物挨了针，
还活蹦乱跳，

就补一针病毒，
继续观察。

如果动物生病，
说明疫苗无效。

我太难了！

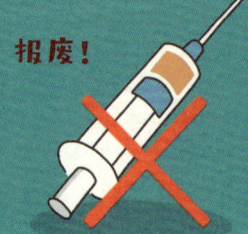

报废！

以上测试全通过后，
疫苗才能进入人体试验阶段。

第四阶段
临床研究

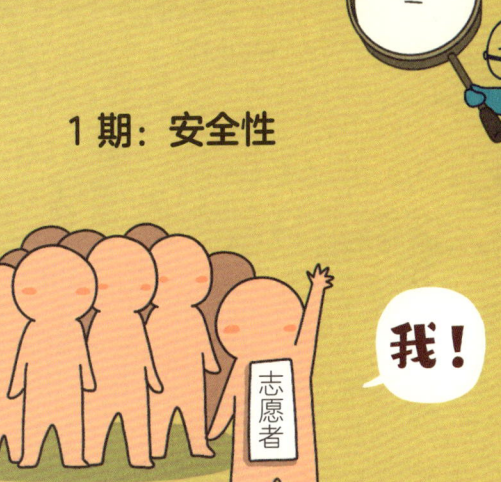

1 期：安全性

接种给勇敢的志愿者，
如果接种后有人发烧、过敏，

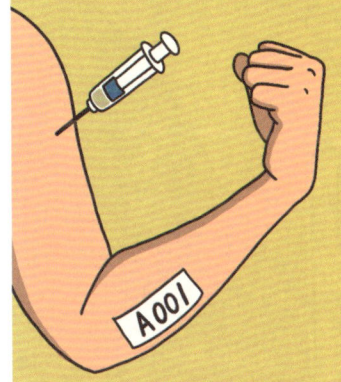

发烧

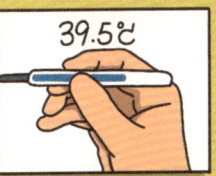

过敏

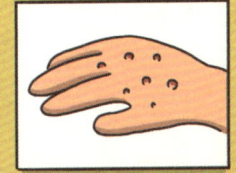

疫苗都可能报废！

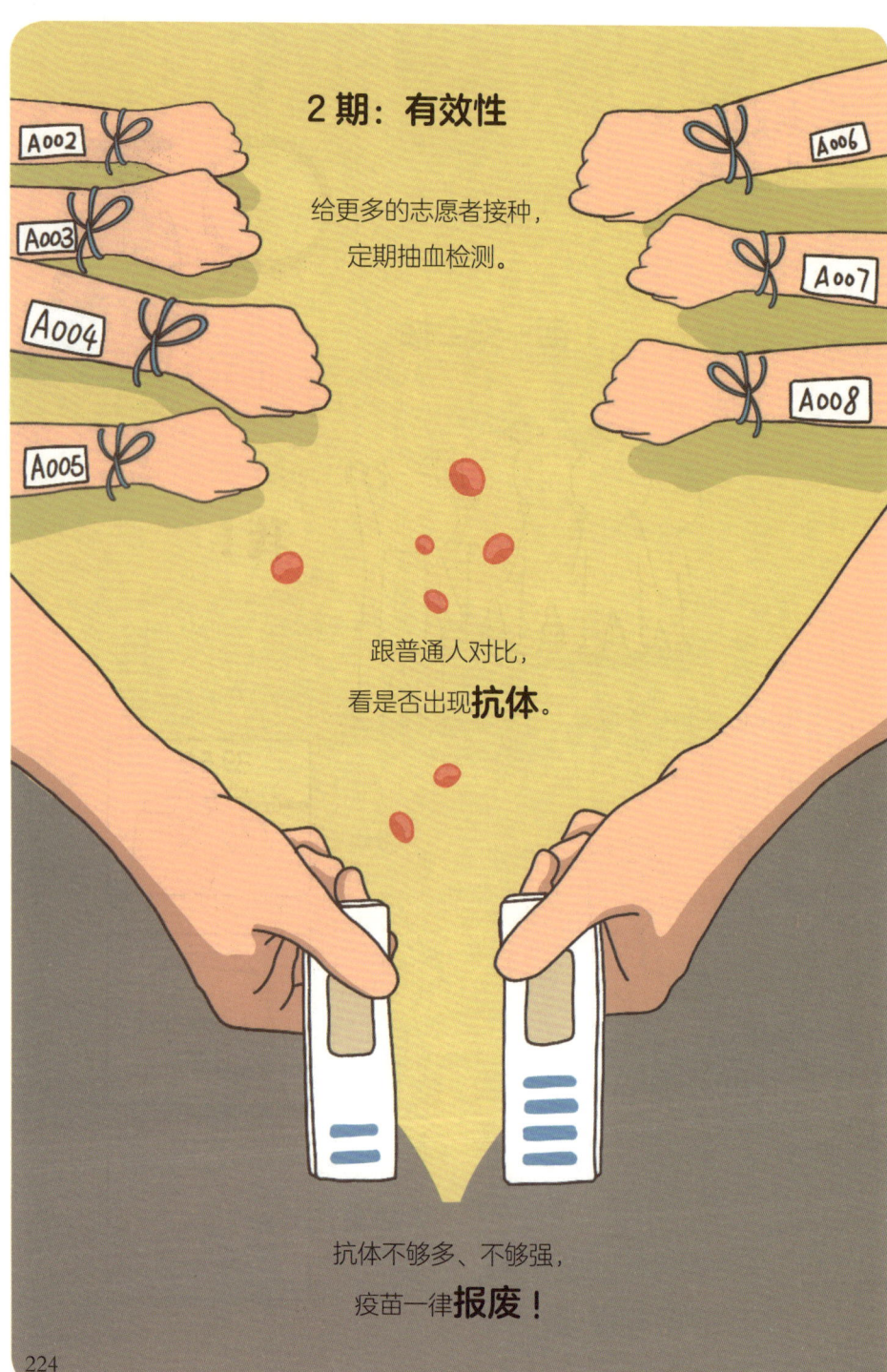

3期：扩大接种范围

进一步评估疫苗的安全性
和有效性，
这也是最后一道关卡。

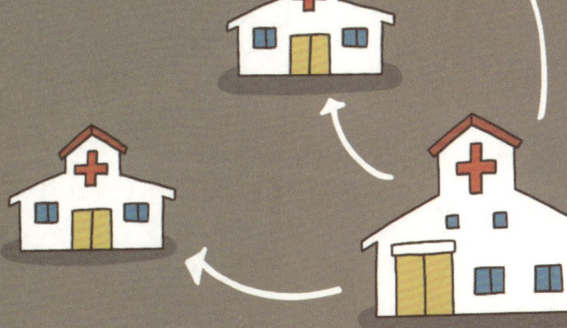

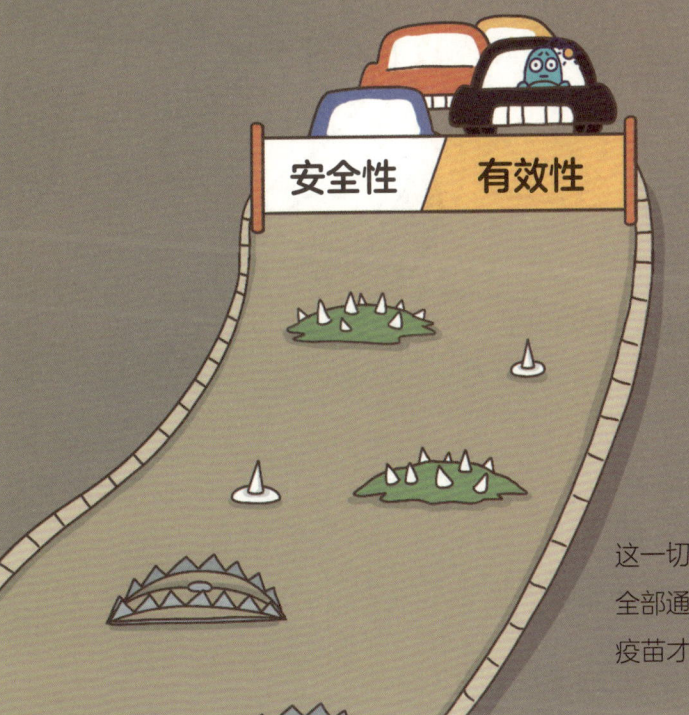

安全性　有效性

这一切需要 8~20 年，
全部通过后，
疫苗才能报批生产。

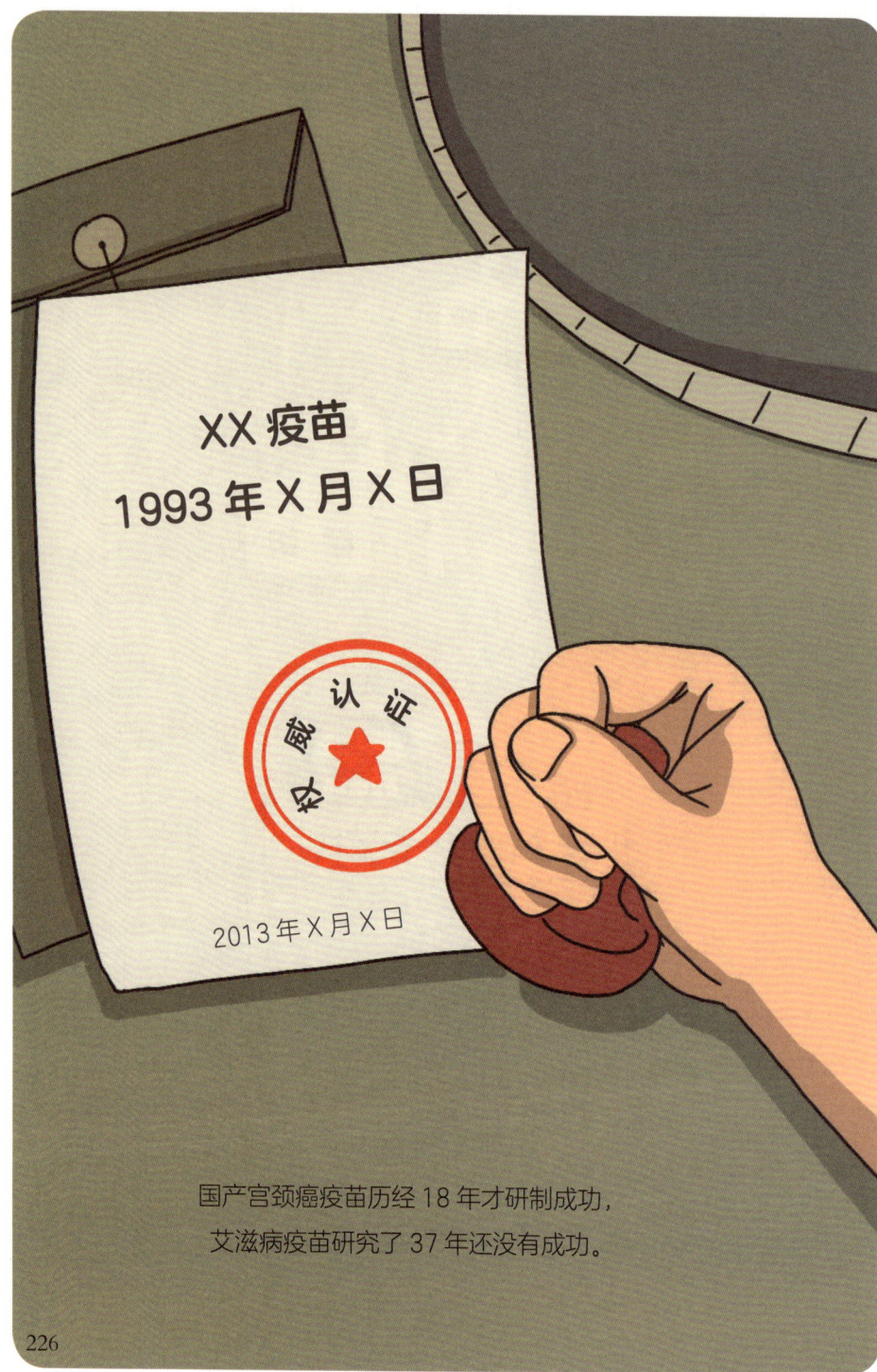

国产宫颈癌疫苗历经 18 年才研制成功，
艾滋病疫苗研究了 37 年还没有成功。

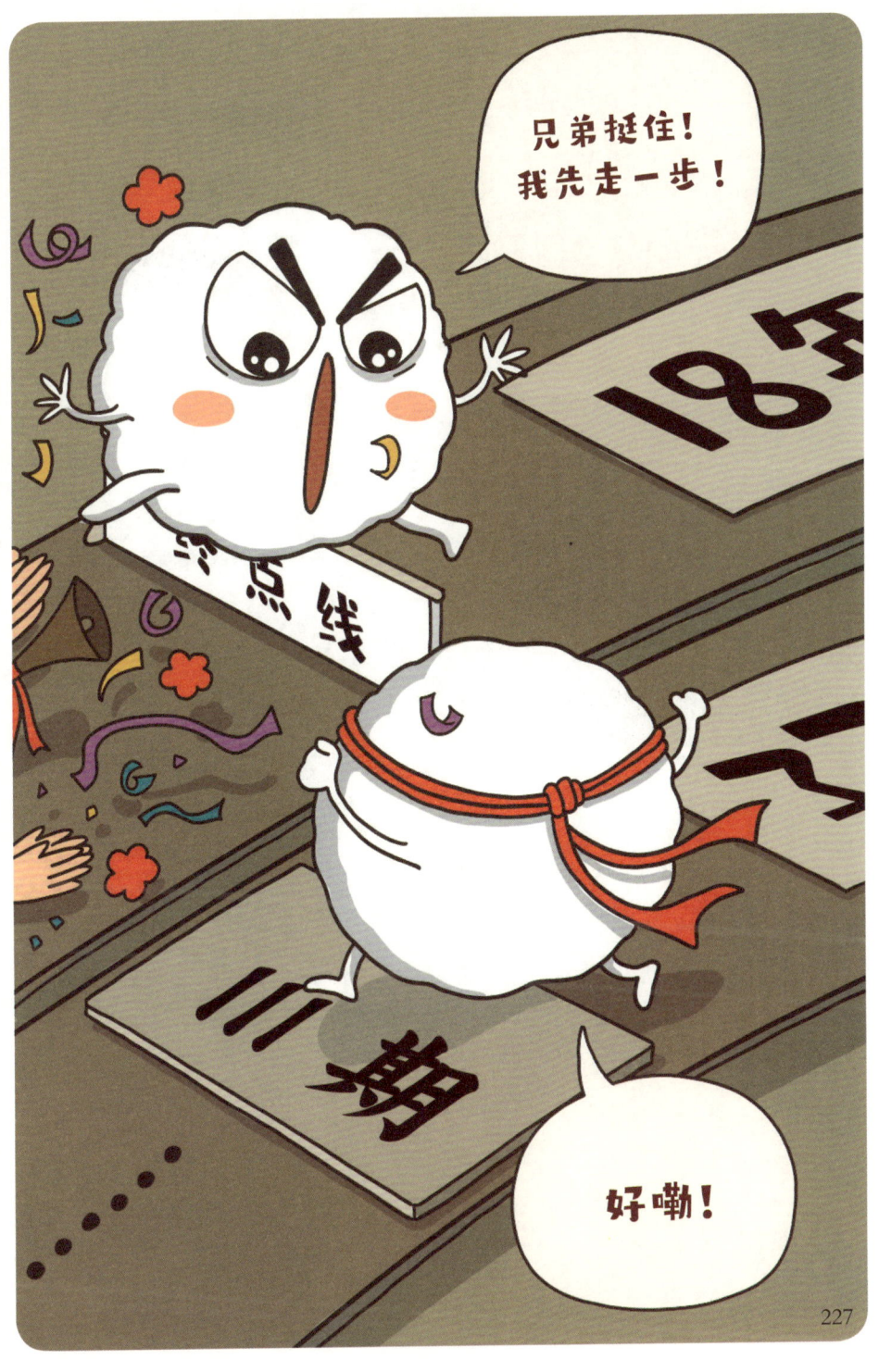

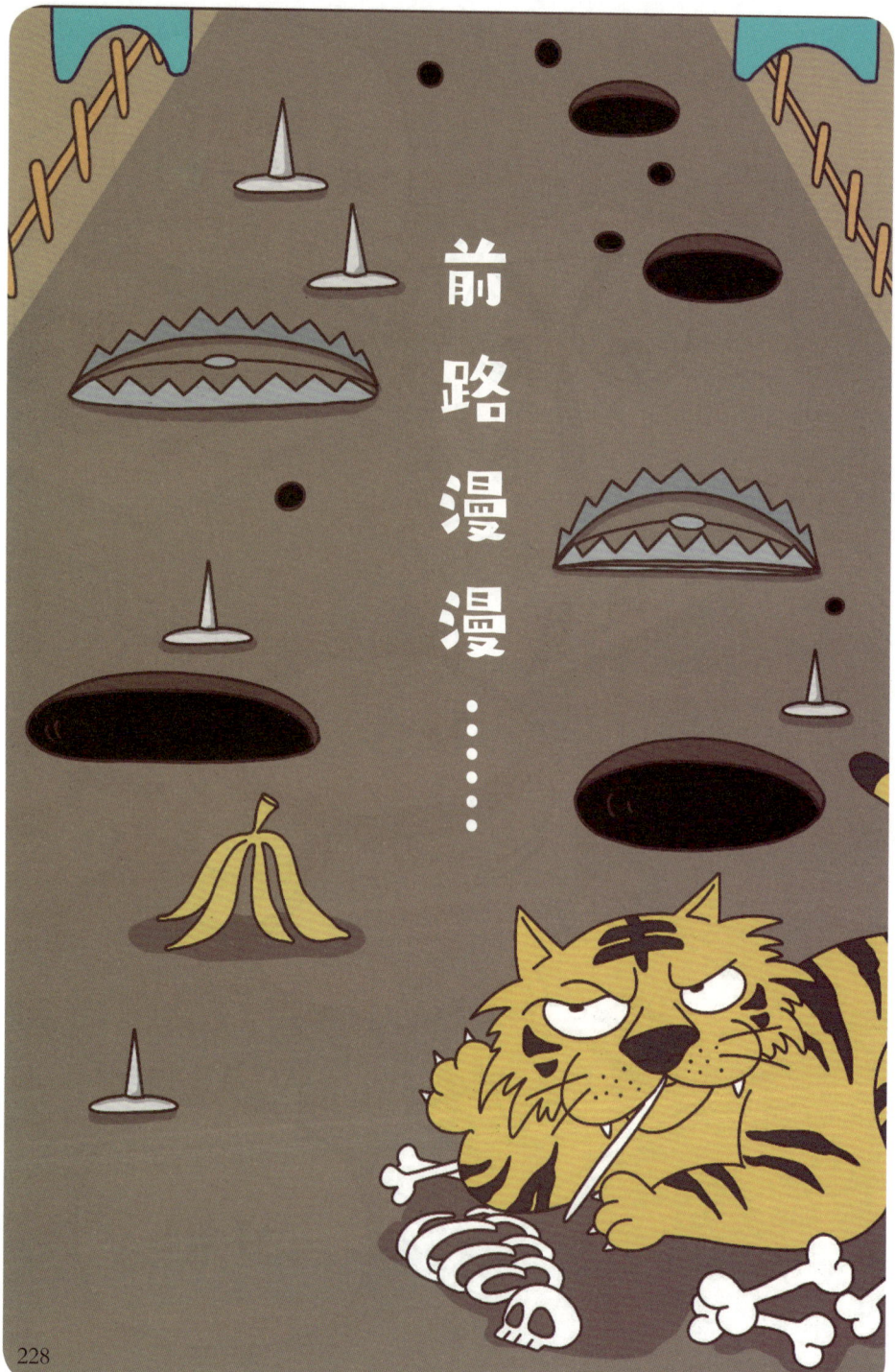

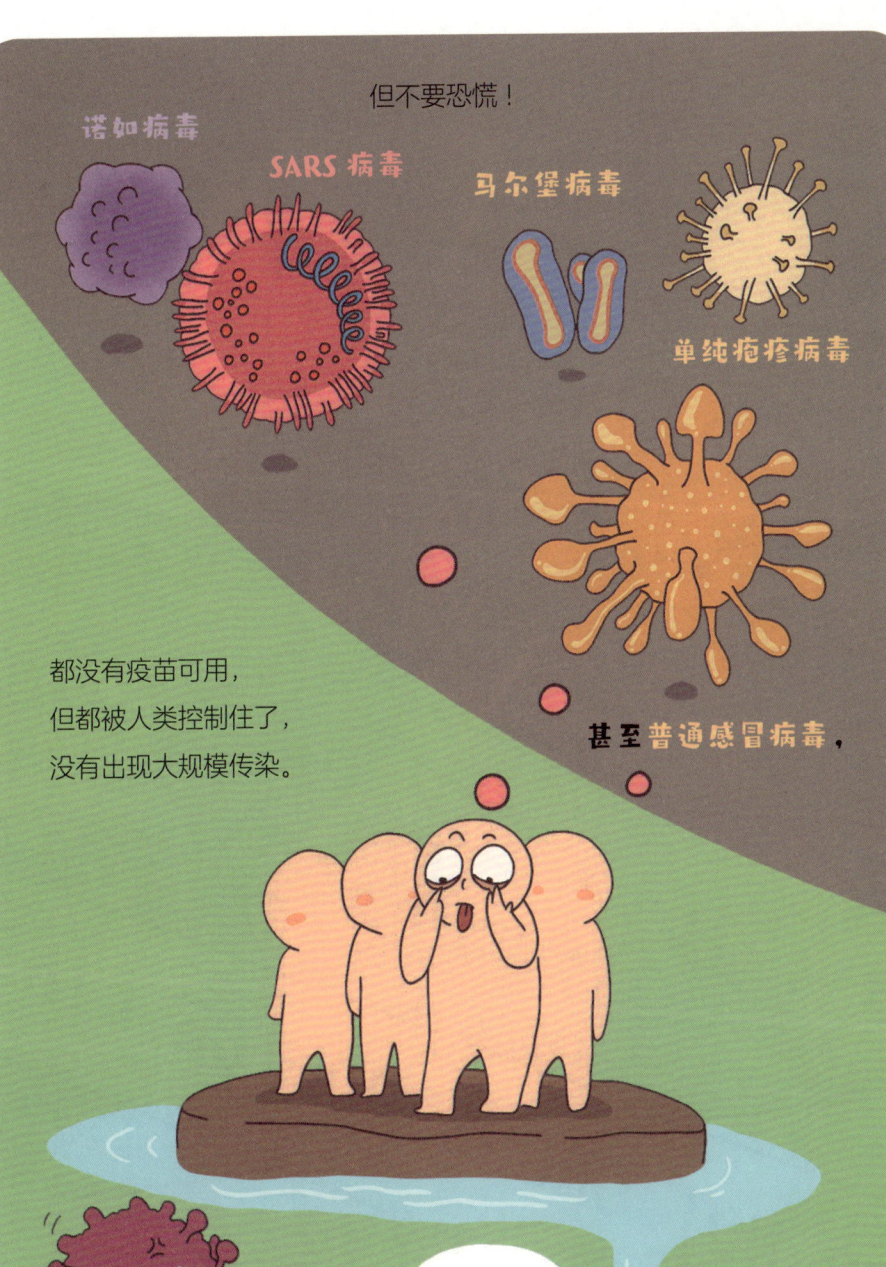

但不要恐慌！

诺如病毒

SARS 病毒

马尔堡病毒

单纯疱疹病毒

都没有疫苗可用，
但都被人类控制住了，
没有出现大规模传染。

甚至普通感冒病毒，

过不去……

229

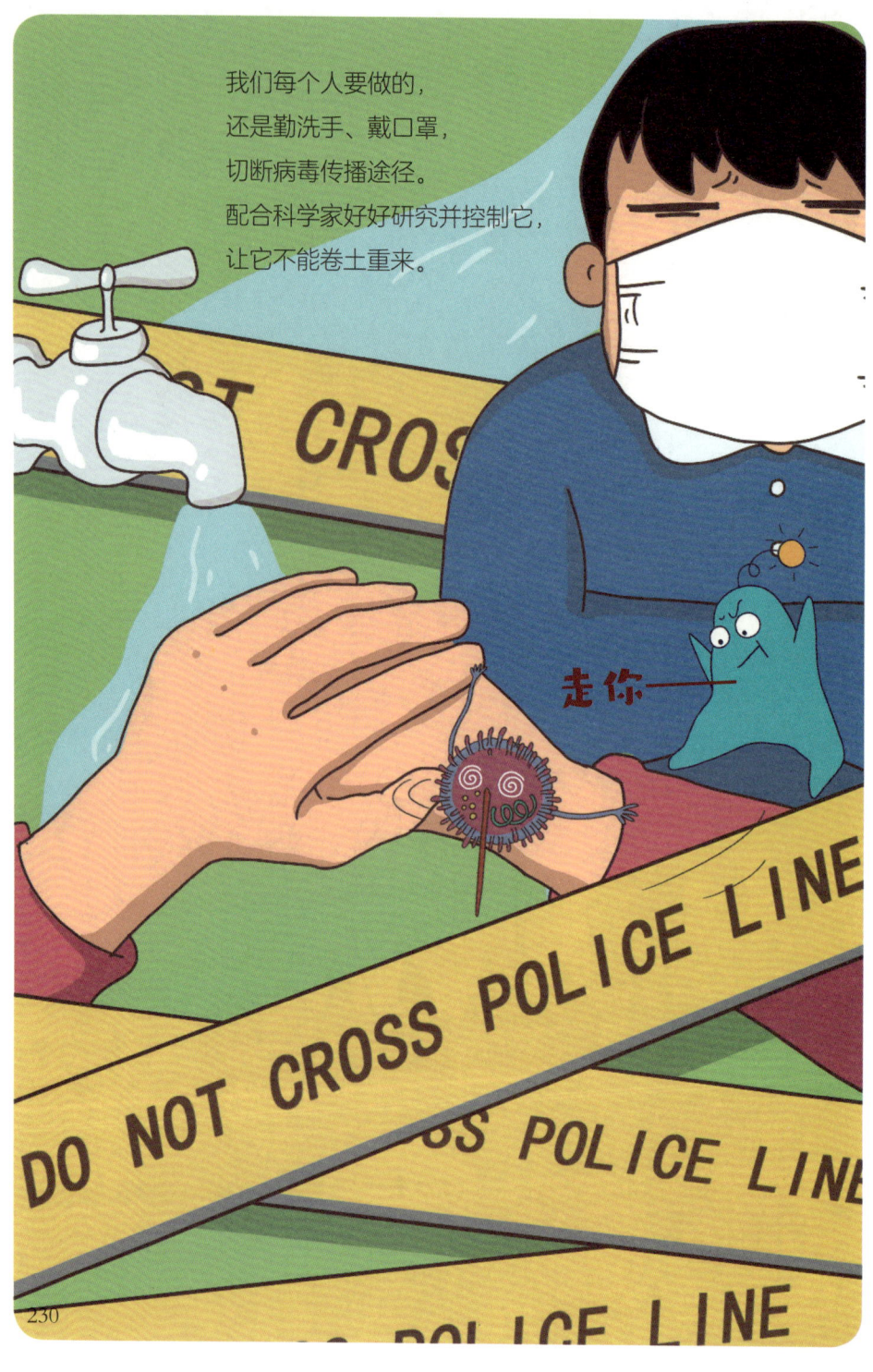

图书在版编目（ＣＩＰ）数据

图图医漫.12堂极简健康课 / 中国日报新媒体著. 一 长沙：湖南科学技术出版社,2021.11
ISBN 978-7-5710-1207-6

Ⅰ．①图… Ⅱ．①中… Ⅲ．①保健－普及读物 Ⅳ.①R-49

中国版本图书馆 CIP 数据核字(2021)第 175179 号

TUTU YIMAN 12 TANG JIJIAN JIANKANGKE

图图医漫 12堂极简健康课

著　　者：中国日报新媒体
出 版 人：潘晓山
责任编辑：邹　莉 刘羽洁
出版发行：湖南科学技术出版社
社　　址：长沙市芙蓉中路一段 416 号泊富国际金融中心
网　　址：http://www.hnstp.com
湖南科学技术出版社天猫旗舰店网址：
　　　　　http://hnkjcbs.tmall.com
邮购联系：0731-84375808
印　　刷：长沙超峰印刷有限公司
　　　　　（印装质量问题请直接与本厂联系）
厂　　址：宁乡市金洲新区泉洲北路 100 号
邮　　编：410600
版　　次：2021 年 11 月第 1 版
印　　次：2021 年 11 月第 1 次印刷
开　　本：880mm×1230mm　1/32
印　　张：7.5
字　　数：51 千字
书　　号：ISBN 978-7-5710-1207-6
定　　价：49.00 元